퇴근 후, 홈트

Youky 조유경

퇴근 후,
홈트

아침에 일어나서 해가 지고 잠들기 전까지 대부분의 시간은 '하고 싶은 것을 하는 시간' 보다는 '해야 할 것을 하는 시간'에 더 많은 에너지를 쏟아냅니다. 사무실에 앉아 일하면서, 아이를 키우면서, 공부하면서, 고객을 응대하면서 각자의 방식으로 에너지를 쏟아내기 위해 뇌는 쉴 틈 없이 계속 가동돼야 하고, 몸은 긴장의 끈을 놓지 못하고 하루를 보냅니다.

오롯이 자신을 위한 시간은 언제였을까요? 바쁜 하루를 끝내고 집에 돌아오면 몸을 노곤하게 풀어줄 술로 하루를 마무리하거나 소파 위에서 TV를 보며 '이제 좀 쉬어야지' 하며 하루를 끝냅니다. 그러는 동안 어제보다 더 나이 든, 오늘보다 더 나이 들 나의 몸과 마음은 반복된 삶에서 약해지고 지쳐만 갑니다. 대부분은 살이 찌거나, 통증을 느껴 운동을 시작하는 경우가 많습니다. 살이 쪄서 싫은 이유는 입던 옷이 안 들어가서 내 눈에 보기 '불편하기 때문' 이고, 통증을 느껴서 싫은 것도 마찬가지로 불편하기 때문입니다.

우리가 더 크게 숨 쉬고 더 폭넓게 움직이는 이유는 불편함 없이 평범한 행복을 누리기 위해서입니다. 퇴근 후 홈트를 통한 작은 움직임부터 큰 움직임까지 다양한 운동을 통해 신체와 정신의 회복과 활력을 기대할 수 있습니다. 필라테스, 요가, 무용, 피트니스 등 다양한 움직임 중 가장 효율적이고 부담 없는 동작으로 내용을 구성했습니다.

한 가지 꼭 기억할 것은, 우리는 불편한 것이 싫어서 운동하는데 운동하는 과정마저 불편해서도 안 됩니다. 감정과 정신이 하루 중 가장 편안한 상태에서 매트 위 움직임이 이루어져야 합니다. 충분히 준비된 환경과 마음으로 시작하고 절대 무리한 동작은 강행하지 않아야 합니다. 매트 위에서 긴장한 몸과 마음을 풀고 정신과 신체를 단단하게 만들어 봅니다.

운동은 '힘든 것', '살 빼기 위해 하는 것' 이 아닌 무기력한 어제를 버리고 활력으로 보낼 내일을 위한 과정입니다.

Youky 조유경

목 차

● exercise #3 소도구 운동법 …

exercise #5 맞춤 운동 코스 …

준 비 하 기

exercise #1

건강하기 위한 움직임을 익히기 전, 가장 중요한 것은 받아들일 수 있는 마음입니다. '준비하기' 파트에서는 홈트레이닝을 시작하기 전 준비해야 할 마음, 생각, 계획을 만들고 불필요한 생각은 버릴 수 있도록 도와주고, 다양한 호흡을 익히며 첫 단추를 끼웁니다.

1. 운동 습관 만들기

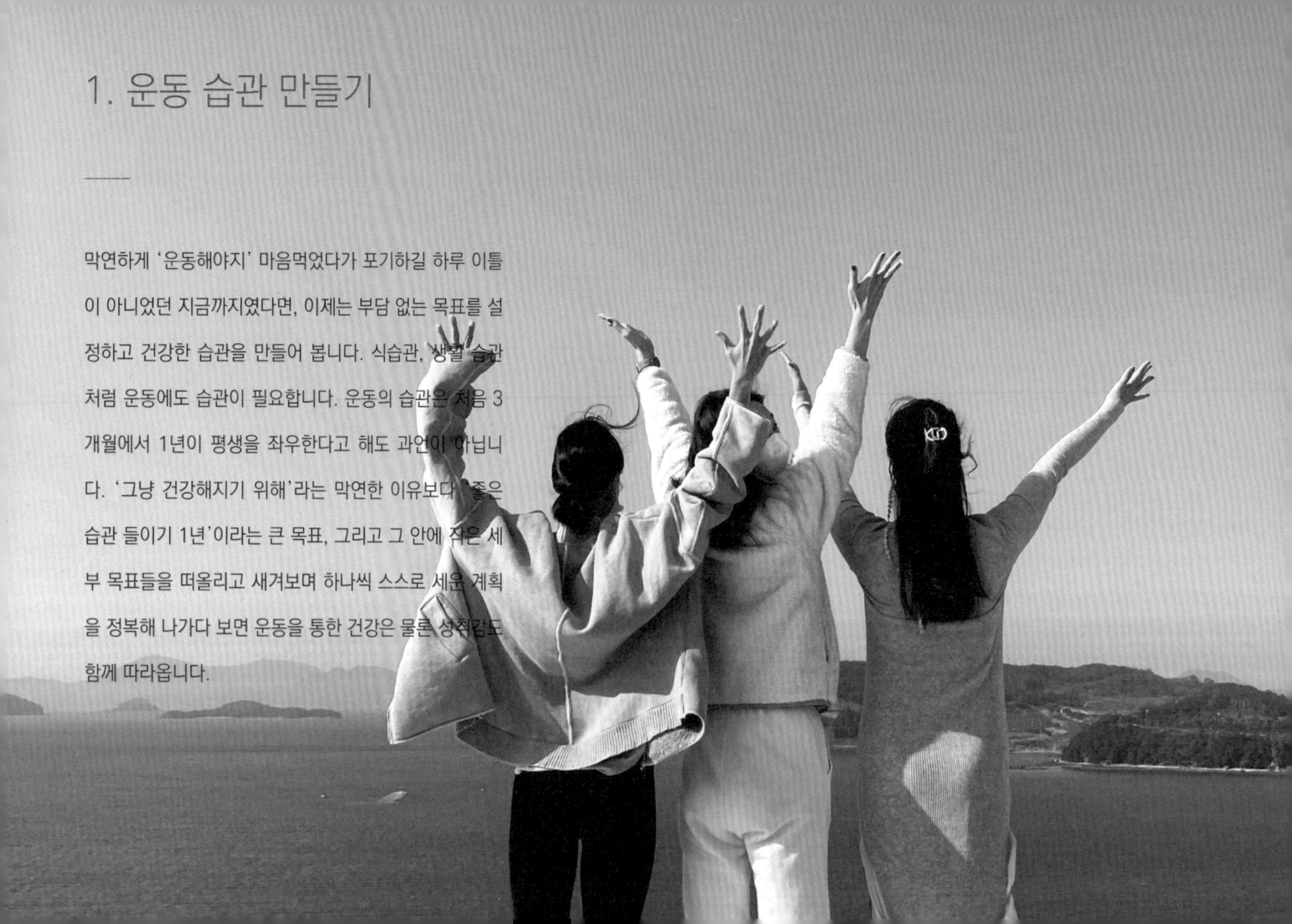

막연하게 '운동해야지' 마음먹었다가 포기하길 하루 이틀이 아니었던 지금까지였다면, 이제는 부담 없는 목표를 설정하고 건강한 습관을 만들어 봅니다. 식습관, 생활 습관처럼 운동에도 습관이 필요합니다. 운동의 습관은 처음 3개월에서 1년이 평생을 좌우한다고 해도 과언이 아닙니다. '그냥 건강해지기 위해'라는 막연한 이유보다 '좋은 습관 들이기 1년'이라는 큰 목표, 그리고 그 안에 작은 세부 목표들을 떠올리고 새겨보며 하나씩 스스로 세운 계획을 정복해 나가다 보면 운동을 통한 건강은 물론 성취감도 함께 따라옵니다.

최종목표를 설정합니다. 얼마나 장기적인 계획으로 할지, 최종적으로 어떤 것을 얻고 싶은지 구체적으로 적습니다.

01 목표 설정하기

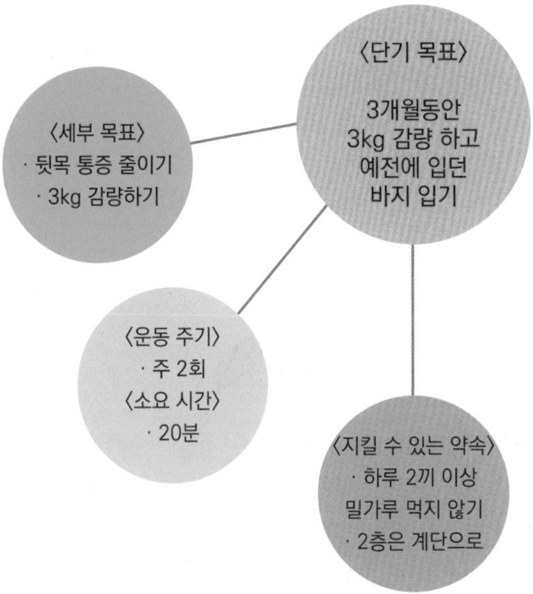

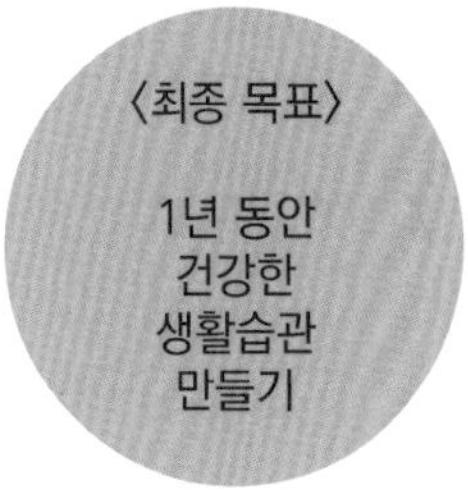

최종 목표를 위해서 현실적으로 해낼 수 있는 단기 목표와 기간을 설정한 다음, 단기 목표를 위해 얻고 싶은 결과를 다시 써봅니다. 지킬 수 있는 운동 주기와 소요 시간, 그리고 약속을 정해봅니다.
운동을 통해 내가 원하는 모습을 큰 목표로 세우고 단기 목표로 무엇이 불편한지 생각하여 개선을 목표로 정합니다. 세부적으로 원하는 목표를 구체적으로 적습니다. 운동 주기와 소요 시간은 막연한 계획보다는 스스로 약속할 수 있는 주기와 시간을 설정하는 것이 좋습니다.

02 운동 도구 및 준비물

준비되지 않은 환경은 집중력을 떨어트리는 주범입니다.
운동보다 더 중요한 운동 전 준비사항을 알아봅니다.

01 복장

복장은 넉넉한 옷보다는 불편하지 않은 수준에 타이트한 운동복으로 입습니다. 움직일 때 몸에 과하게 끼거나 제한이 있는 운동복은 피해 주세요.

02 머리카락

눕고 엎드리고 네발 자세와 같이 머리카락이 바닥을 향해있는 동작에서 시야를 방해해 집중력이 떨어질 수 있으니 최대한 머리는 흘러내리지 않게 묶고 시작합니다.

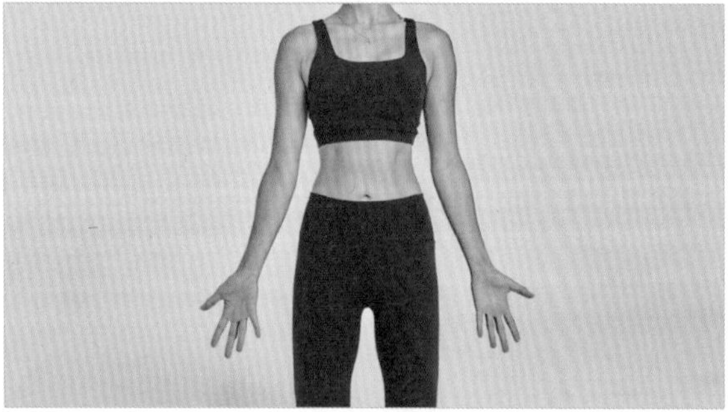

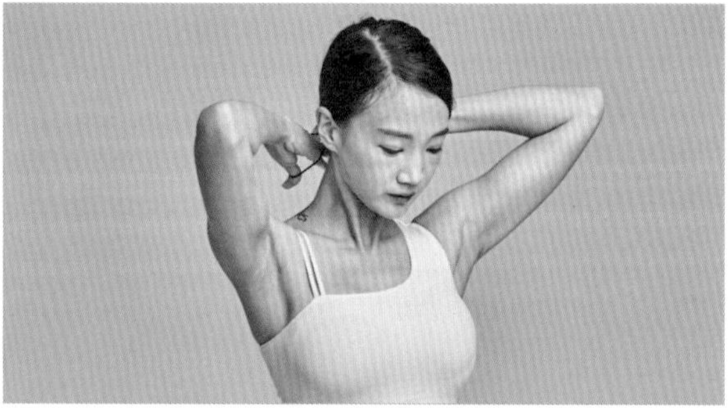

03 적정한 온도

운동하는 실내 온도가 여름에는 너무 습하거나 덥지 않게, 겨울에는 춥지 않게 적정 온도를 유지하며 운동합니다.

04 컨디션

피곤한 날은 강행하지 않도록 합니다. 식사는 1시간 전, 소화를 끝낸 후 홈트레이닝을 시작합니다.

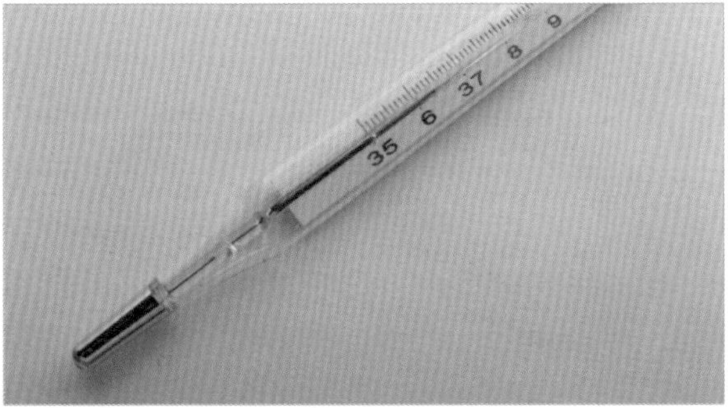

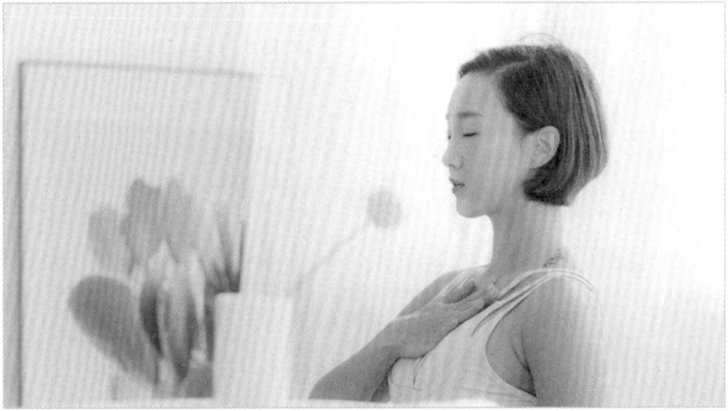

05 매트

홈트 필수용품입니다. 누워서, 무릎 짚고, 엎드리는 등 다양한 동작이 매트 위에서 진행됩니다. 너무 얇은 매트보다 척추에 부담이 없는 두께감이 있는 매트의 사용을 권장합니다. 매트는 사용 후에 꼭 가볍게 닦아 청결을 유지합니다.

06 리커버링

리커버링은 우드 재질로 만들어진 근막 이완에 용이한 소도구입니다. 누웠을 때 척추를 보호해 줄 수 있는 이중 굴곡의 디자인으로 4개의 압박 점이 뭉친 근육을 이완시키는 데 효과적이고, 가로 앳지 부분은 셀룰라이트 제거에도 효과적입니다. 리커버링을 볼록하게 두고 큰 공간으로 발을 신발 신듯 넣어서 정강이까지 끌어올린 후 종아리를 덮어주듯 감싸주거나 링 고리를 사용해 리커버링을 착용하면 쉽습니다.

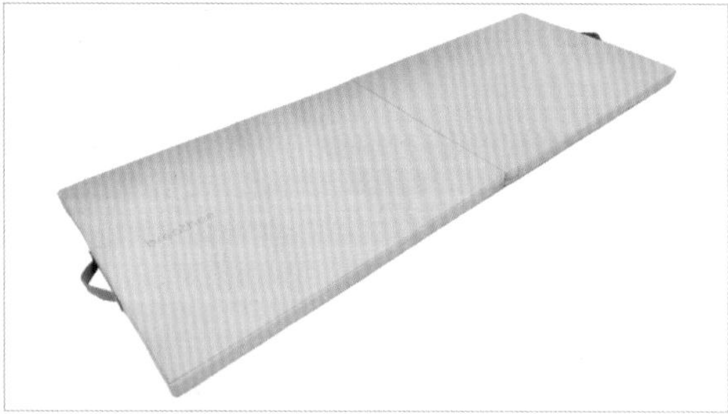

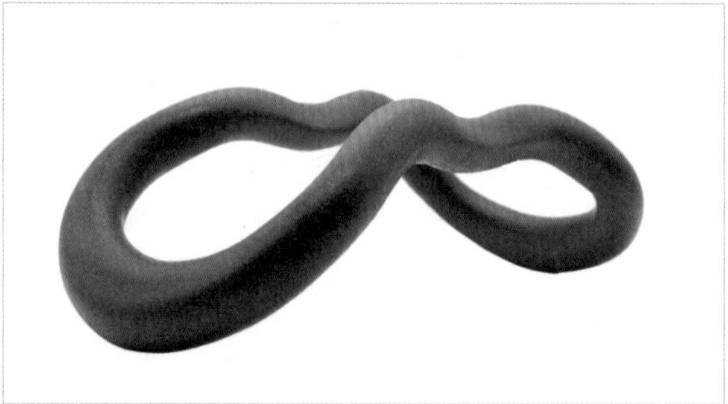

07 보수팟

보수팟은 작은 반원 모양의 공으로 유산소, 밸런스, 스트레칭, 근력운동을 할 수 있는 소도구입니다. 운동신경을 끌어올리는데 탁월하며 손목 관절을 보호하며 운동할 수 있습니다. 20년이 넘은 보수사의 보수를 축소한 새로운 소도구로 기존의 커다란 보수보다 훨씬 더 작고 실용적입니다. 허리가 불편한 사람에게는 받침대 역할이 될 수 있고, 유연성이 떨어지는 사람에게는 조금 더 수월한 스트레칭 도구가 될 수 있습니다. 사용 후에는 가볍게 물티슈나 수건으로 닦아서 청결히 사용합니다.

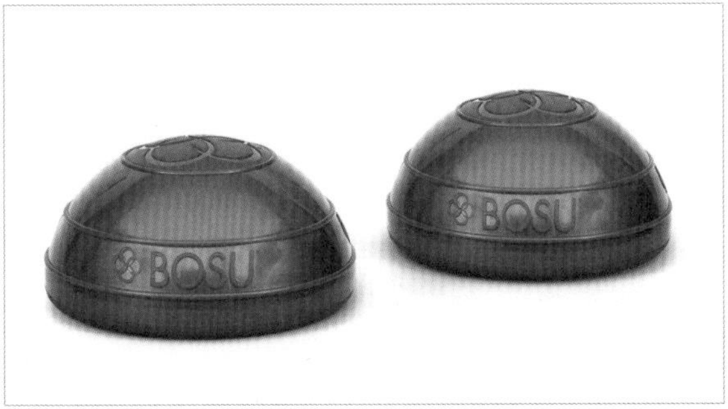

08 수건

수건은 가장 가까이서 쉽게 활용할 수 있는 소도구로 뻣뻣한 사람에게 아주 유용한 스트레칭 도구입니다. 수건을 이용하면 더 많은 스트레칭을 할 수 있습니다. 넉넉하게 긴 사이즈로 준비하여 뻣뻣해진 팔과 다리에 닿기 쉽지 않은 동작을 조금 더 수월하게 몸을 연결하여 풀 수 있도록 합니다. 혼자서 하기 힘들었던 스트레칭을 수건을 활용하여 묵은 피로를 풀어주세요.

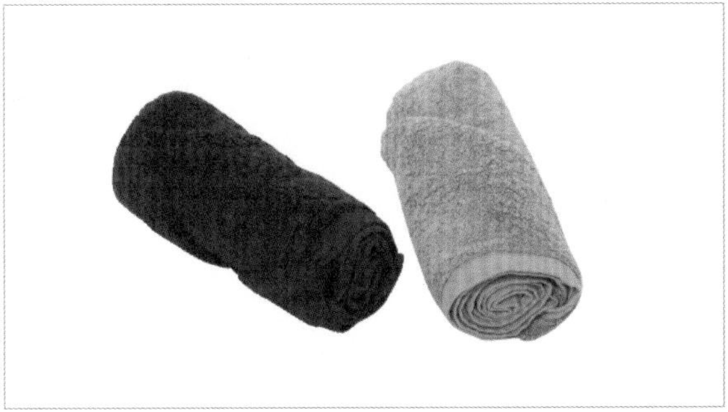

03 숨 쉬면서 마음 다스리기

호흡은 살아있음을 증명하는 가장 첫 번째입니다. 우리의 심폐는 생각보다 기능이 뛰어나지만 구부정한 자세를 변명으로 생존을 위한 호흡조차 제대로 못 하는 경우가 많습니다. 스트레스가 많을 때 속이 답답하고 소화가 안 되는 이유는 평상시보다 호흡이 원활하지 못하기 때문이기도 합니다. 올바른 자세에서의 호흡은 호흡 기능을 활발히 하여 혈액순환을 돕고, 편안한 수면, 소화불량까지 개선할 수 있도록 도와줍니다.

초급자 또는 평상시 예민하거나 피로감이 크다면, 누운 자세에서의 호흡을 권장합니다. 누운 자세에서의 호흡은 척추 정렬을 올바르게 둔 상태에서 몸의 긴장을 최소화한 상태에서 할 수 있으며, 여기서 눈을 감으면 더더욱 호흡에만 집중할 수 있습니다.

코호흡

코는 숨을 쉬기 위한 가장 첫 번째 수단입니다. 공기 중의 먼지와 이물질을 걸러주는 코의 구조 덕분에 우리는 호흡하며 살아갈 수 있습니다.

입호흡

운동 시 내쉬는 호흡은 입을 통해서 하면 수월합니다. 입은 코보다 훨씬 더 자유롭게 크기를 조절할 수 있으며 운동을 통해 반응하는 만큼 빠르거나 느리게 내쉴 수 있다는 장점이 있습니다.

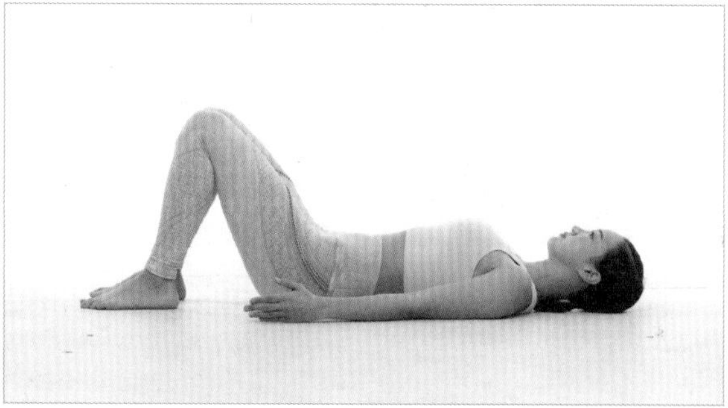

호흡에는 흉식, 흉복식 호흡, 복식 호흡 세 가지 방법이 있습니다.
각 호흡법의 방법과 언제 권장되는지 알아봅니다.

01 흉식

양손을 교차해 갈비뼈 주변에 올려둡니다. 천천히 코로 마시며 갈비뼈 주변을 열어 주며 손으로 호흡을 전달합니다. 내쉬는 호흡에 갈비뼈가 다시 제자리로 돌아가며 몸통을 잘록하게 만들어줍니다. 심벌즈 치는 모습을 상상하며 흉곽을 열었다 닫으며 호흡합니다. 주로 고강도 운동, 몸통이 열려 허리에 부담이 갈 때 권장합니다.

02 흉복식 호흡

한 손은 복부에, 한 손은 가슴 아래 흉곽에 올려둡니다. 마시는 호흡에 복부 아래에서부터 흉곽까지 차오르듯 호흡을 전달합니다. 천천히 내쉬는 호흡에 아랫배는 등으로 갈비뼈는 척추 안으로 빨려 들어가듯 잘록해집니다. 근력 운동 시에 권장하는 호흡입니다.

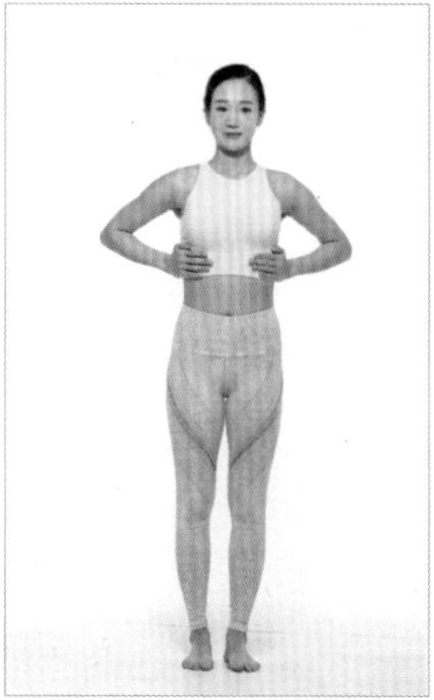

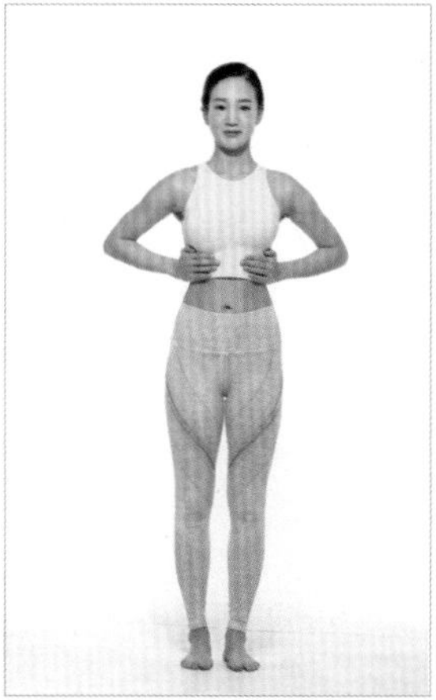

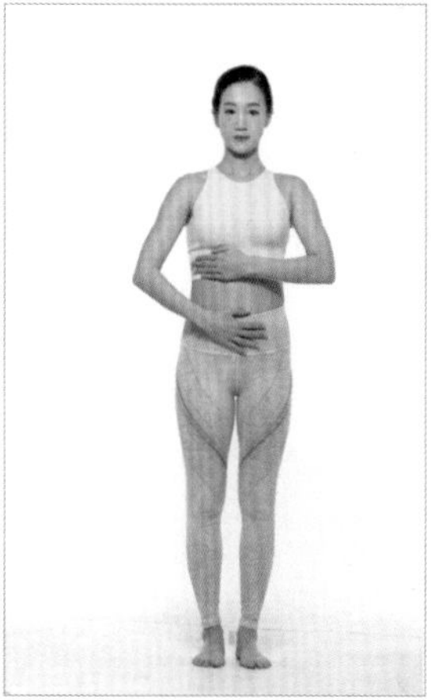

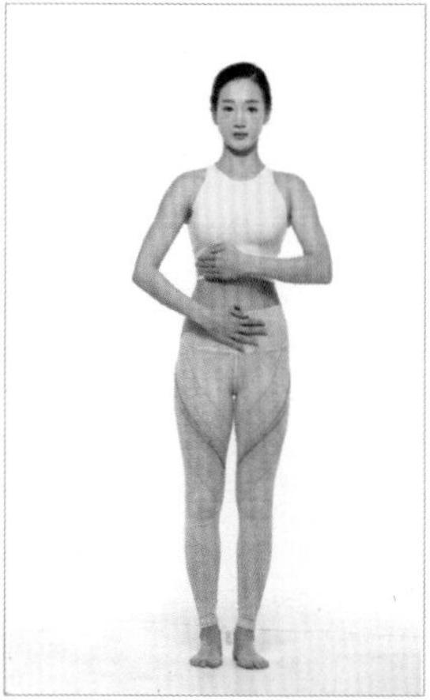

03 복식호흡 (횡격막 호흡)

양손을 배 위에 가볍게 올려두고 편안하게 손으로 호흡을 전달하듯 마십니다. 가볍게 복부에 바람이 빠지며 코 또는 입으로 내쉽니다. 휴식이 필요할 때, 몸의 긴장도를 낮출 때 권장하는 호흡입니다. 배꼽 안쪽에 풍선이 있다고 상상하거나 우산이 앞으로 펼쳐진다고 상상하면서 호흡합니다.

앞모습

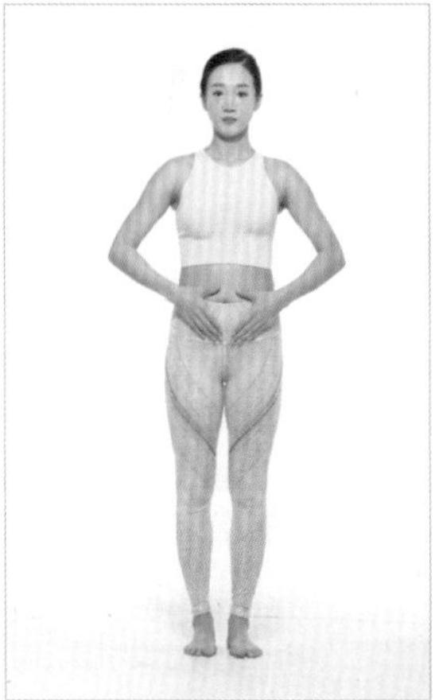

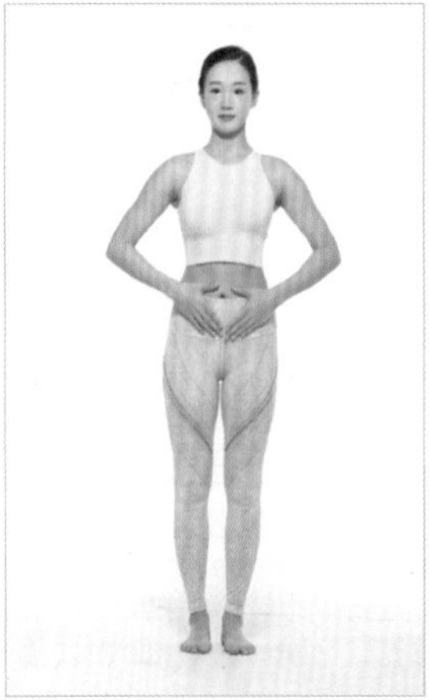

옆모습

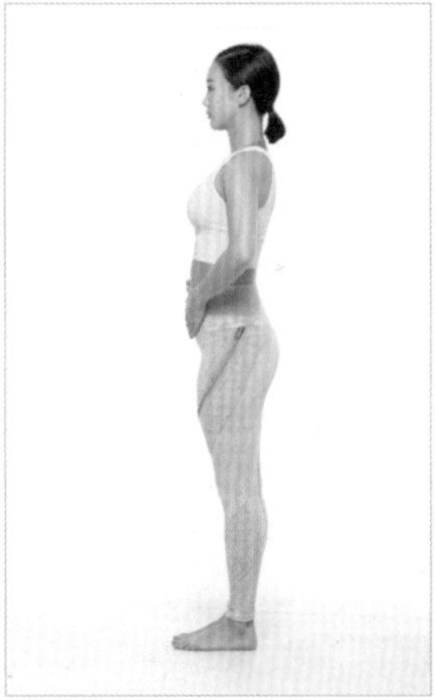

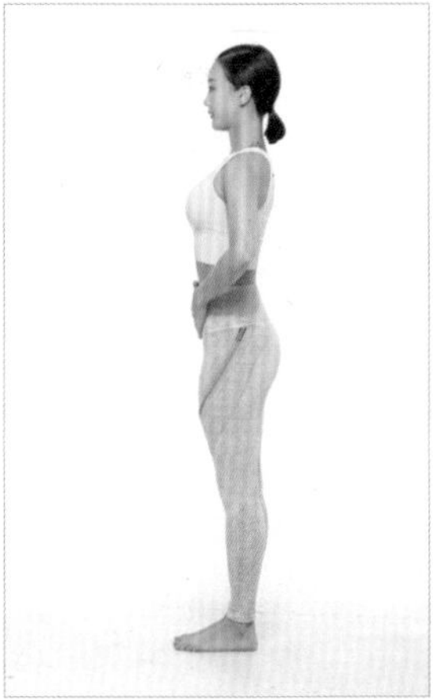

운동에서 가장 중요한 것은 여러 번 하는 것보다 정확한 자세로 시작하고, 처음 자세와 똑같이 끝나는 것입니다. 기본적인 시작 자세만 잘 알고 운동하면 훨씬 더 정확하고 안전하게 운동할 수 있습니다.

01 선자세

다리와 발을 살짝 15도~45도 정도 V자 모양으로 벌리고 섭니다. 발바닥 뒤꿈치와 발 두 번째 네 번째 발가락 앞꿈치에 삼각형을 상상하며 발바닥으로 바닥을 누르고 머리를 먼 곳을 바라보고 선 자세를 준비합니다.

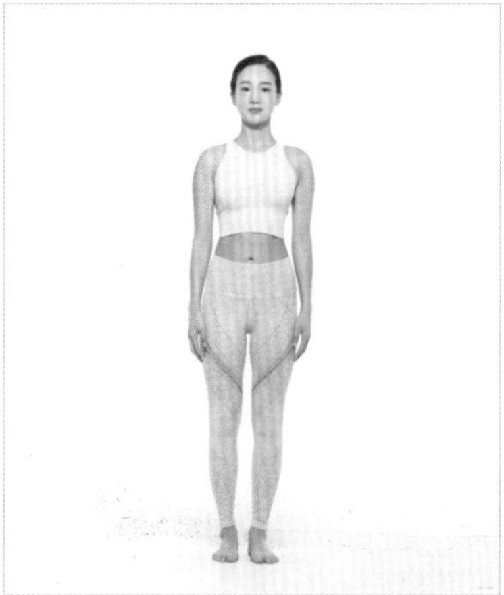

02 두 무릎 자세

골반에 있는 좌우에 단추같이 튀어나온 뼈(전상장골극)를 손으로 만져보고 그 너비로 무릎을 매트에 위치시킵니다. 엉덩이가 빠지지 않도록 복부와 힙을 서로 몸통 중심부로 조여 모은다고 상상하고 정수리 끝을 천장으로 길게 뻗어 섭니다.

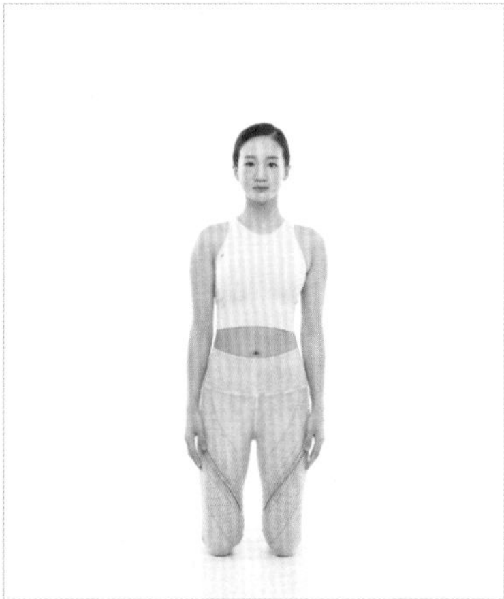

03 앉은 자세

두 좌골을 바닥에 지그시 눌러앉고 머리를 들어 올린 자세로 다리를 펴거나, 가부좌 자세(양반다리)로 정수리가 가장 높은 곳에 있다 상상하며 앉습니다.

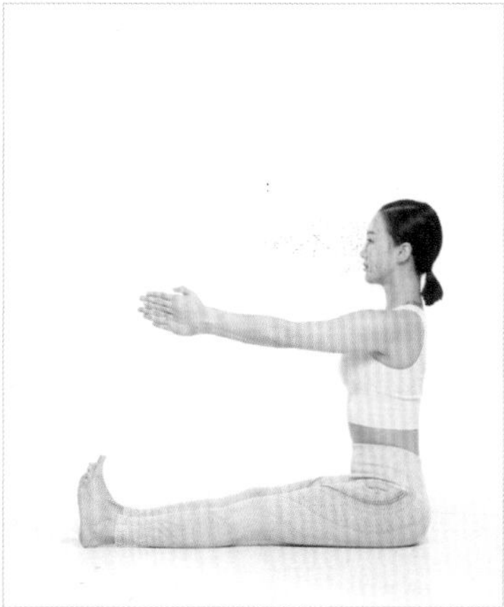

04 네발 무릎 자세

몸통 너비만큼 손과 무릎을 짚습니다. 이때 무릎은 골반 수직 아래 짚고, 손목의 부하를 줄이기 위해 손은 어깨선보다 살짝 앞에 둡니다.

05 누운 자세

골반과 다리, 허리와 연결된 고관절 굴곡근에 긴장을 덜기 위해 무릎을 구부려 세워 눕습니다. 손으로 머리를 받쳐 머리를 들어 두 발과 배꼽이 삼각형을 그리도록 눕고, 엉덩이가 삐딱하게 있지 않은지 확인하고 다시 머리를 내려놓고 눕습니다.

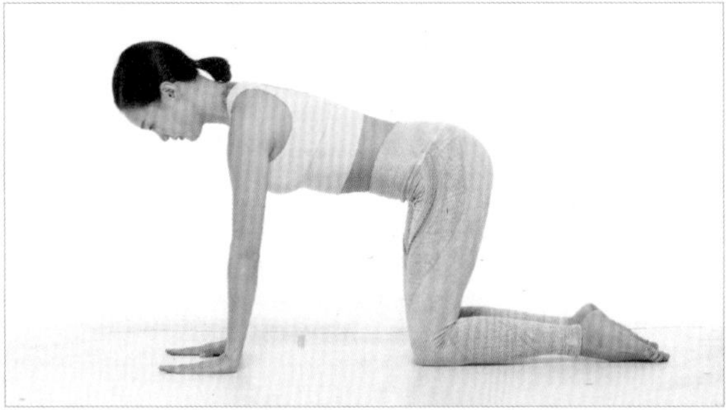

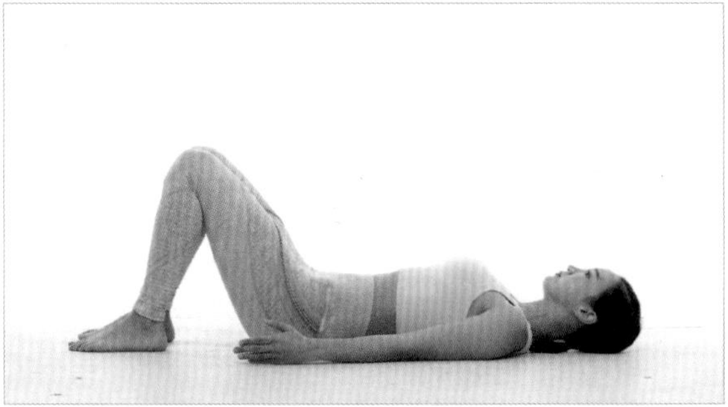

06 옆으로 누운 자세

매트 세로 면을 기준으로 중앙에 줄을 그었다고 상상하며 머리, 어깨 골반을 일직선으로 옆으로 눕혀놓고 무릎은 살짝 앞으로 구부려 눕습니다. 이때 팔로 머리를 지지해 눕거나, 보수팟 또는 수건을 이용해 목에 부담이 없도록 받쳐줍니다.

07 엎드린 자세

매트의 세로 면을 기준으로 중앙에 줄을 그었다고 상상하며 네발 자세에서 올바르게 좌우를 맞춰 자세를 취한 후 좌우 평행하게 인지하며 엎드립니다. 턱을 바닥에 괴고 있지 않고 이마를 손등에 두거나 바닥에 두고 엎드립니다.

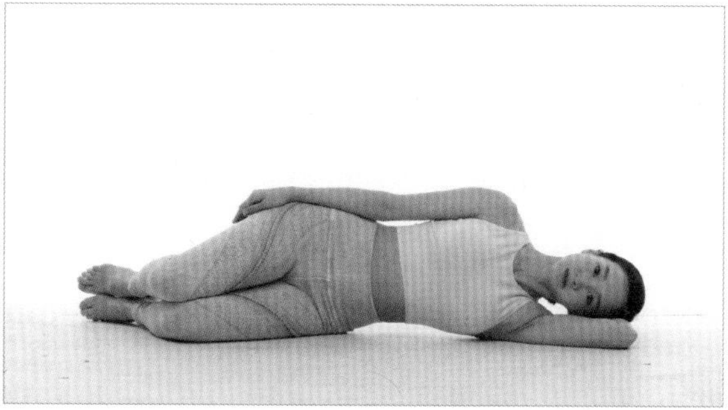

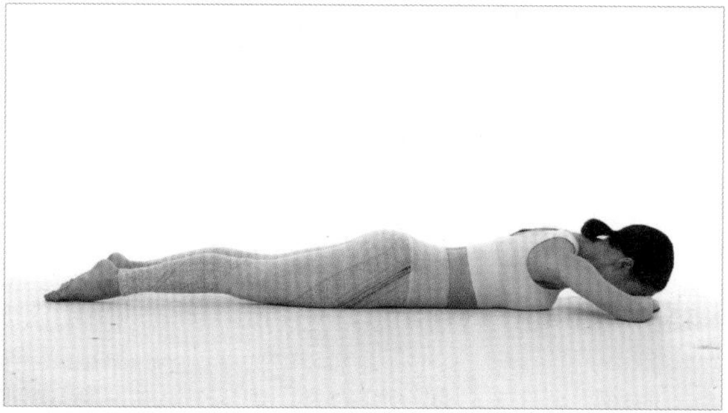

스 트 레 칭

exercise #2

스트레칭은 긴장하여 짧고 타이트해진 근육들로 인해 생기는 통증들을 해소해 줍니다. 책상 앞에서 많은 시간을 보내고 핸드폰을 많이 들여다보는 현대인에게 스트레칭은 몸의 긴장을 풀어주며 편안한 상태가 될 수 있도록 도와줍니다.

동작을 할 때는 과하게 힘으로 잡아당기거나 밀지 않고 할 수 있는 최선의 70~80% 정도 가볍게 당기고 밀어주며 한 번에 오랜 시간 많은 양을 하기보다 하루에 10분 규칙적으로 시간을 정해서 하는 것이 효과적입니다.

01 승모근 스트레칭

승모근은 어깨와 머리가 연결되는 부위입니다. 무거운 머리를 감당하느라 늘 긴장을 동반하는 승모근의 피로감을 덜어주는 스트레칭입니다.

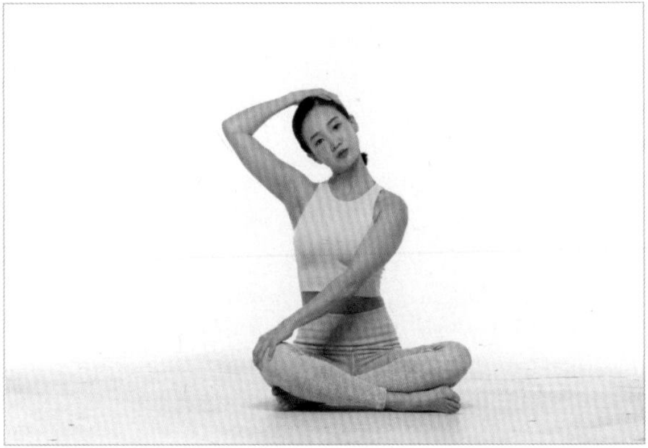

01 편안하게 앉은 자세에서 한쪽 팔을 뻗어 반대 무릎을 잡고 반대 손은 머리에 둡니다.

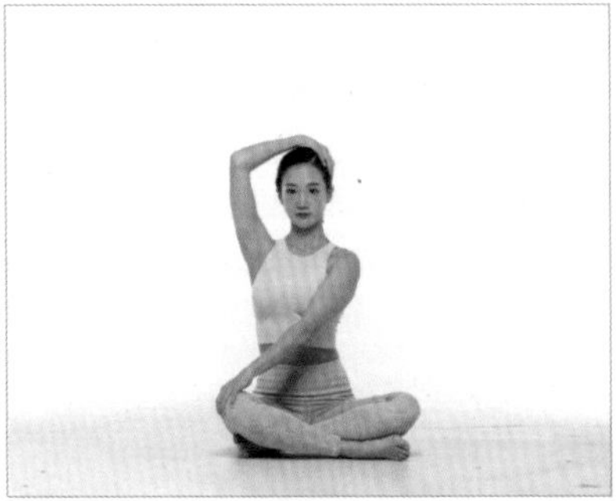

02 호흡을 내쉬며 머리를 가볍게 옆으로 꺾어줍니다. 이때 손으로 잡고 있는 무릎을 바닥으로 눌러주며 어깨를 끌어내려 귀와 멀어지도록 합니다. 몸통이 찌그러지지 않도록 과하게 잡아당기지 않습니다. 다시 제자리로 돌아와 숨을 크게 들이마십니다.

02 앞, 옆 목 스트레칭

거북목, 팔 저림을 유발하는 긴장한 목 주변 사각근, 흉쇄 유돌근을 부드럽게 만들어주는 스트레칭입니다.

01 편안하게 앉아 손을 쇄골 사이 안쪽에 포개어 둡니다.

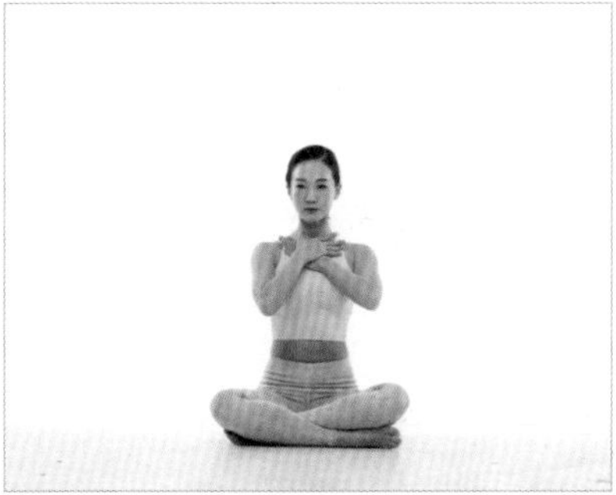

02 가볍게 손으로 쇄골 안쪽을 끌어 내리며 턱을 천장으로 살짝 들어 올립니다. 머물러 편안하게 호흡합니다.

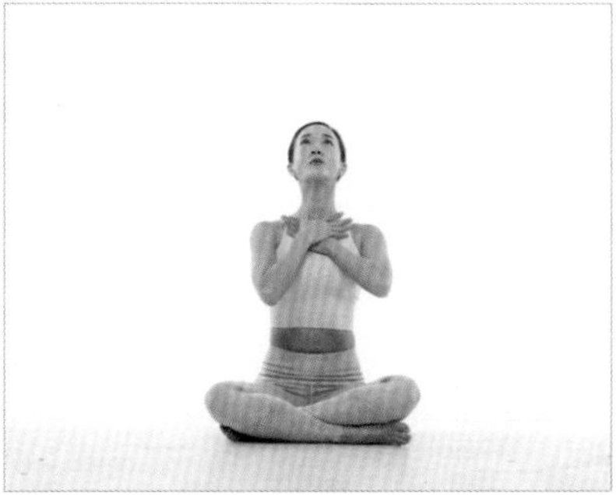

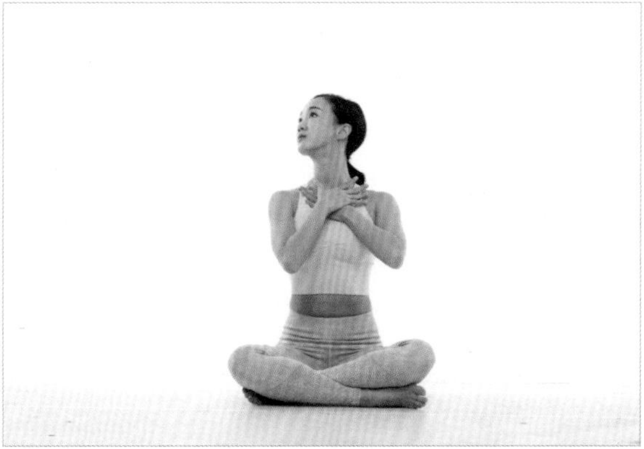

03 내쉬며 머리를 옆으로 돌린 후 천장을 향해 턱을 45도 들어 올립니다. 좌우 각 4회씩 반복하고 호흡하며 머무릅니다. 척추가 무너지거나 목이 과도하게 꺾여 넘어가지 않도록 주의합니다.

03 전완근 스트레칭

팔을 많이 써서 피로한 날, 긴장한 손목 관절을 풀어주는 스트레칭입니다.

01 네발 자세로 시작합니다. 이때 손가락이 무릎 쪽으로 향하게 손을 돌려 짚습니다.

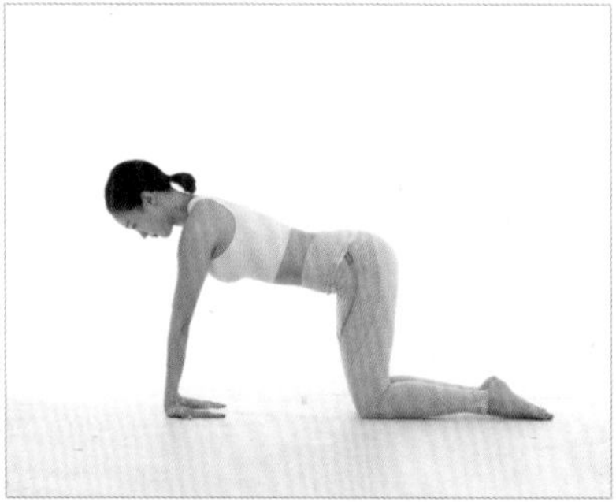

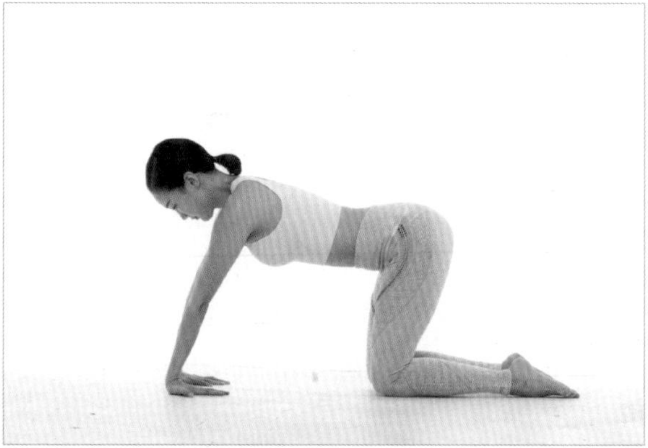

02 체중을 뒤로 이동하며 앞쪽 손목 주변 근육을 풀어줍니다. 어깨가 무너지지 않도록 주의하며 근육을 풀어줍니다.

종일 움직임이 적었던 척추의 유연성을 불어넣어 주는 스트레칭입니다.

04 고양이 스트레칭

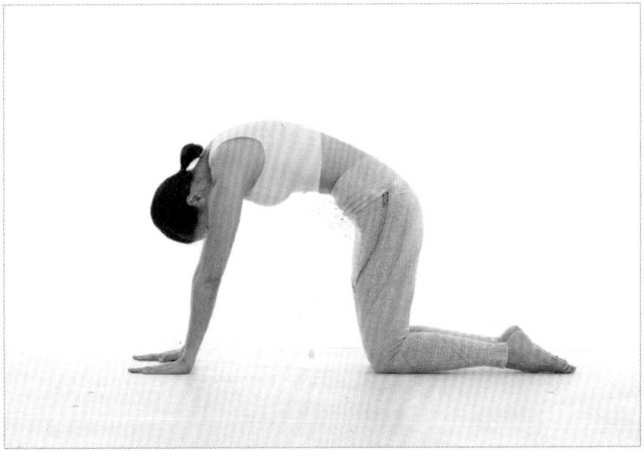

01 네발 자세에서 척추를 길게 뽑아 시작합니다.

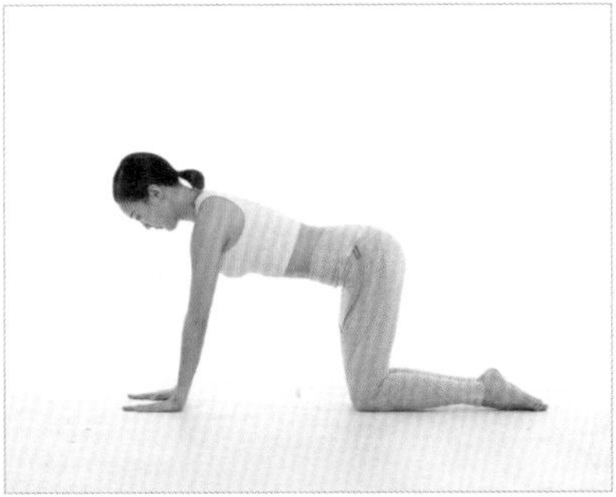

02 코로 마시고 내쉬는 호흡에 등을 동그랗게 말아 올려줍니다. 이때 머리는 힘을 풀어 시선이 무릎 사이를 향하도록 합니다.
마시는 호흡에 다시 시작 자세로 돌아갑니다.

05 목덜미 스트레칭

종일 뻐근했던 목덜미를 열어주는 스트레칭입니다.

01 팔꿈치를 짚은 네발 자세에서 시작합니다.

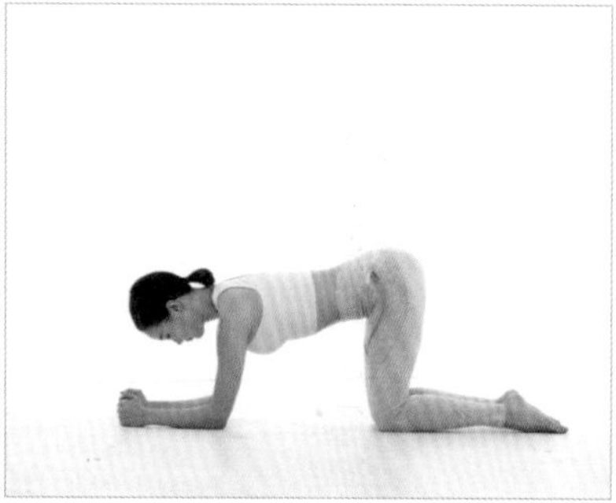

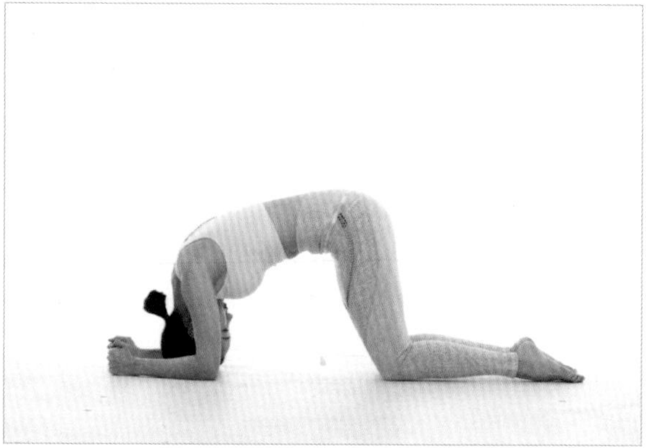

02 부드럽게 머리를 앞으로 굴리며 목 뒷부분을 스트레칭합니다. 과하게 무게가 쏟아지지 않도록 팔로 조절합니다.

03 좌우로 가볍게 머리를 돌려 똑같이 스트레칭합니다. (좌우 2회씩)

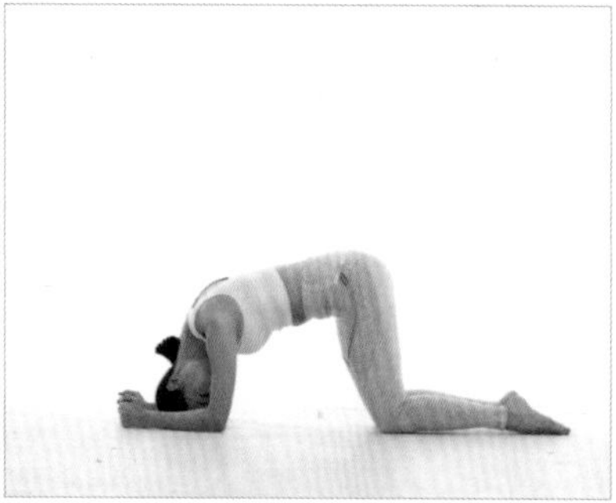

06 무릎 자세 몸통 열기

종일 구부정하게 앉아있는 몸통을 활짝 열어주고 말린 어깨와 굽은 등을 펴 주는 스트레칭입니다.

01 네발 자세에서 시작합니다.

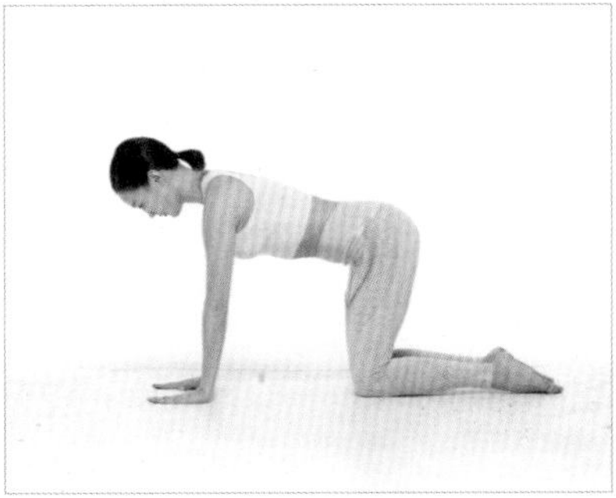

02 양손을 한 걸음 이동합니다.

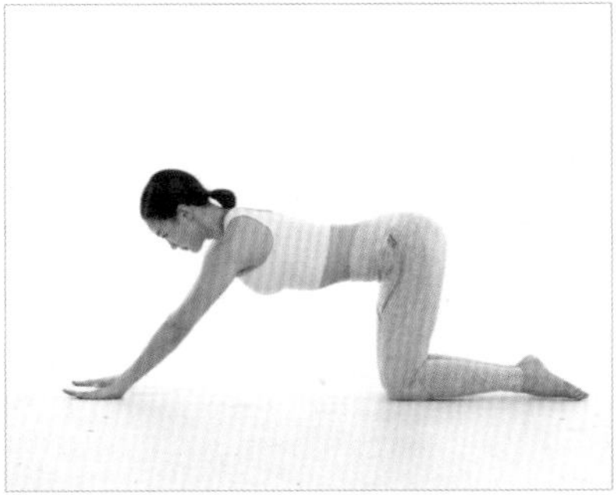

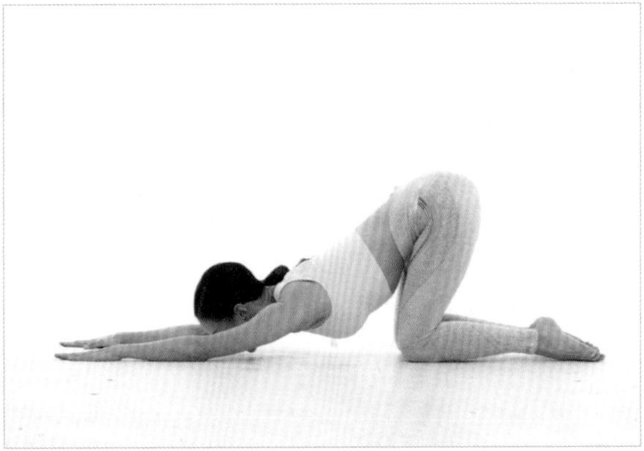

03 가슴을 바닥으로 밀어내고 엉덩이는 천장으로 밀어줍니다. 과하게 누르지 않고 손으로 단단하게 지지하며 편안하게 호흡합니다.

07 오픈 북

편안하게 옆으로 누워서 할 수 있는 가슴을 펴 주는 스트레칭입니다.

01 옆으로 누운 자세로 무릎을 ㄱ자로 구부려 앞쪽에 안정적으로 위치하고 팔은 앞으로 겹쳐 시작 자세를 취합니다.

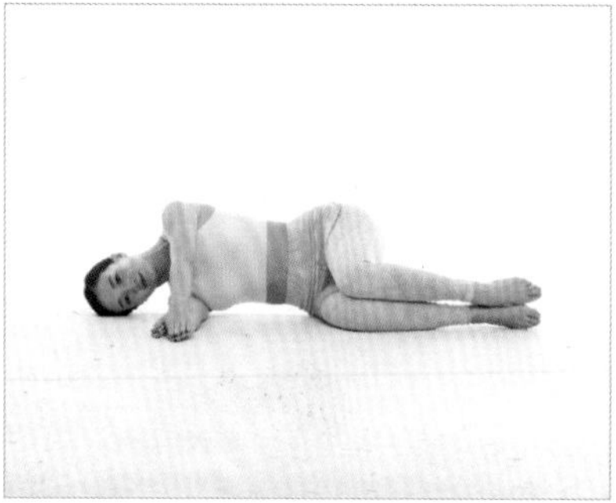

02 크게 마시고 내쉬며 겹쳐있는 위쪽 팔을 천천히 천장에서 등 뒤로 넘기며 시선은 손끝을 따라갑니다.

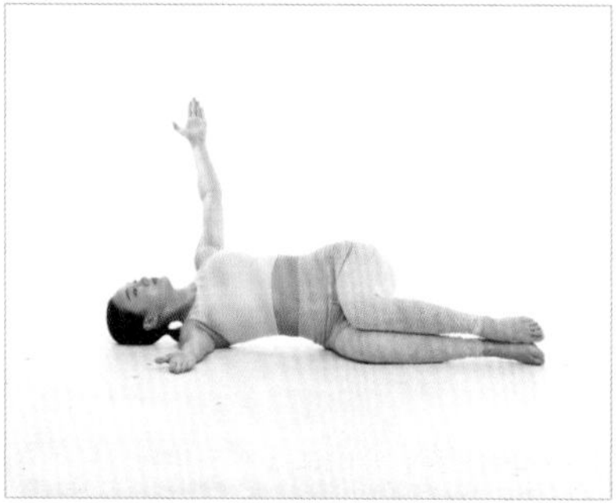

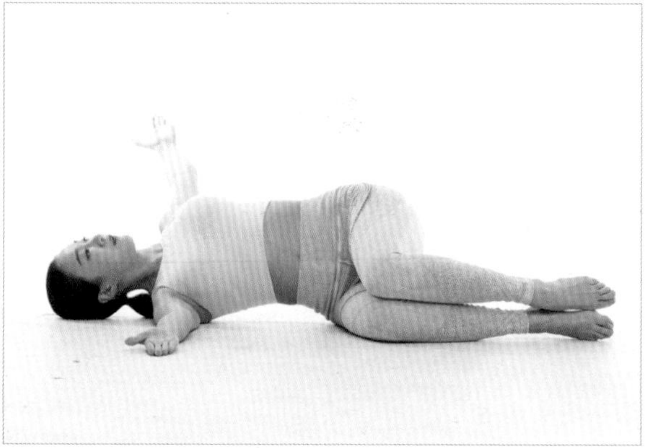

03 등 뒤에서 팔로 가볍게 동그라미를 그려줍니다. 점점 더 근육이 부드러워지면서 더 큰 원을 그릴 수 있습니다. 어깨가 안으로 말려들어 오지 않도록 주의하며 점점 더 큰 원을 그립니다. (4회 반복)

08 스완

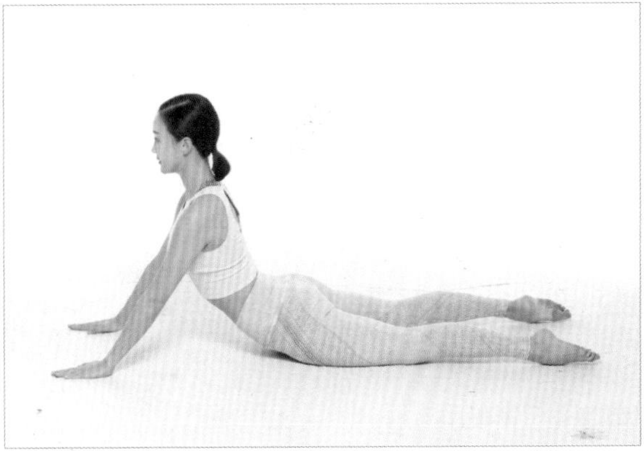

01 엎드린 자세에서 얼굴 옆에 두 손을 두거나 손등을 포개어 엎드립니다.

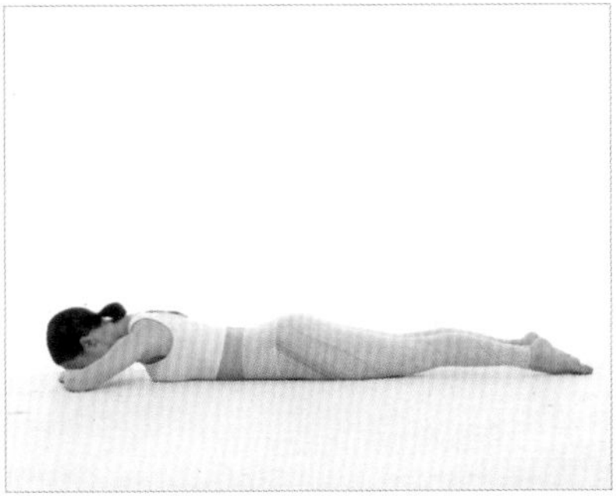

02 크게 마시고 내쉬며 부드럽게 손바닥을 밀어 몸통을 들어 올려줍니다. 머물러 한 번 더 크게 마시며 복부를 크게 확장시키고 내쉬며 천천히 바닥으로 내려갑니다. (4회 반복)

09 전신 트위스트

몸 전체가 답답하고 뻐근할 때 몸 구석구석을 열어주는 스트레칭입니다.

01 엎드린 자세에서 가슴을 들어 올리는 스완 동작으로 시작합니다.

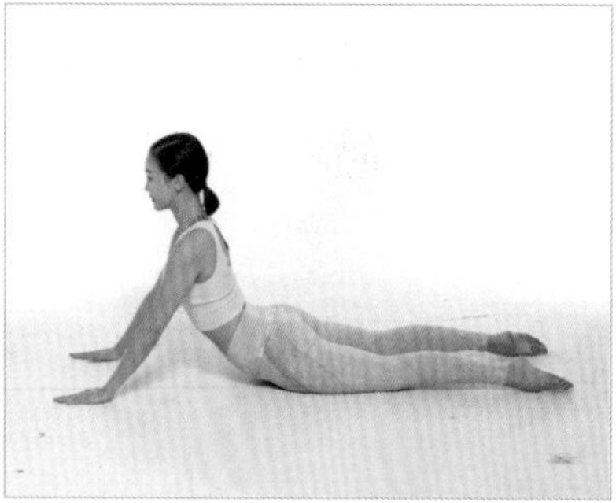

02 한쪽 팔을 반대 팔 아래 공간으로 미끄러지듯 밀어내며 옆으로 눕습니다.

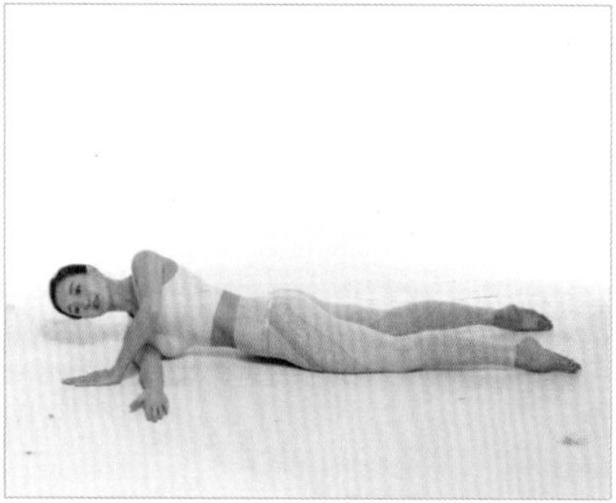

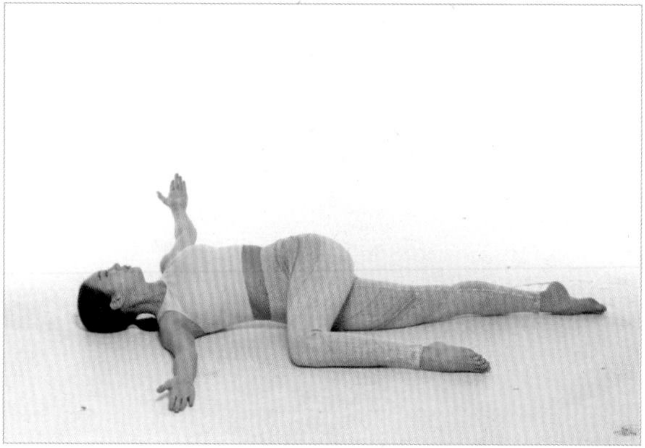

03 윗다리를 구부려 ㄱ자로 만들고 팔을 뒤로 펼치며 가슴을 천장으로 열어줍니다. 그대로 편안하게 호흡합니다. 이때, 엉덩이, 가슴, 복부가 스트레칭 됩니다. 천천히 동작했던 역순으로 제자리로 돌아오고, 반대쪽도 똑같이 합니다. (좌우 2회)

10 휴식 자세

몸통을 쉬게 하는 휴식 자세로 운동 중간중간 몸에 힘을 풀기 위해 하는 스트레칭입니다.

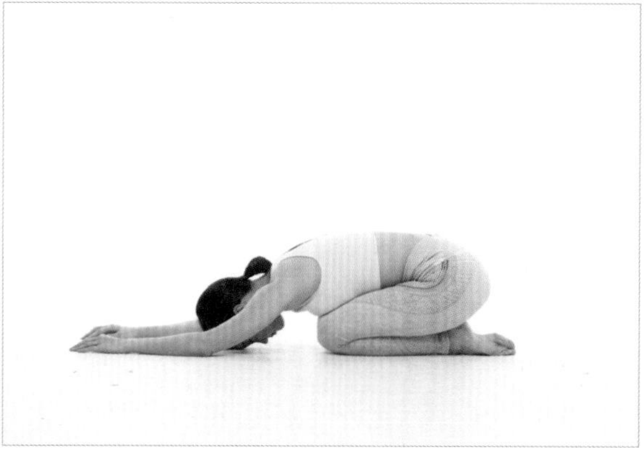

01 뒤꿈치에 엉덩이로 앉아 이마를 바닥에 내려놓고 호흡합니다. 팔은 머리 위 또는 다리 옆에 두며 호흡에 집중합니다.

11 머메이드

허리 근육을 짧게 만들어 골반 불균형까지 가져오는 몸의 측면 허리 스트레칭입니다.

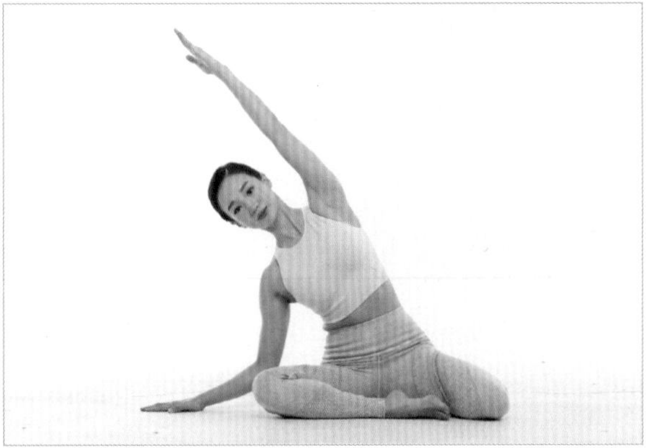

01 다리를 Z자 또는 편안하게 양반다리로 두고 앉습니다.

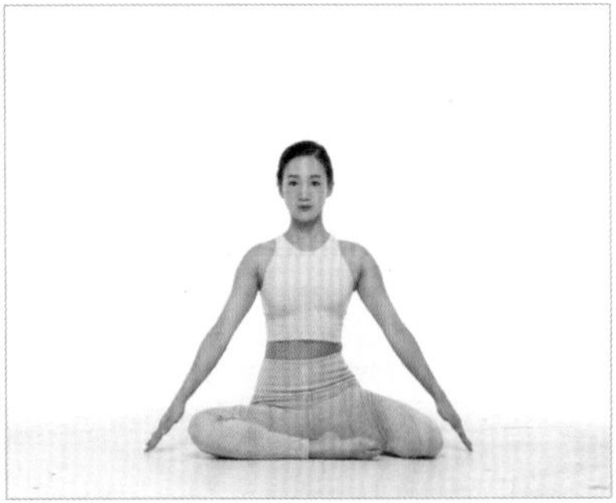

02 마시고 내쉬며 한 손으로 바닥을 짚고 남은 팔은 멀리 무지개를 그리듯 옆으로 뻗어줍니다. 마시는 호흡에 천천히 팔을 뻗어 제자리로 돌아옵니다. 머리가 바닥으로 힘없이 떨어지지 않도록 주의합니다.

12 고관절 굴곡근 스트레칭

허리 통증의 주범인 상체와 하체를 연결하는 허리 근육을 부드럽게 풀어주는 스트레칭입니다.

01 무릎 짚은 자세에서 한 발을 앞으로 ㄱ자로 짚습니다.

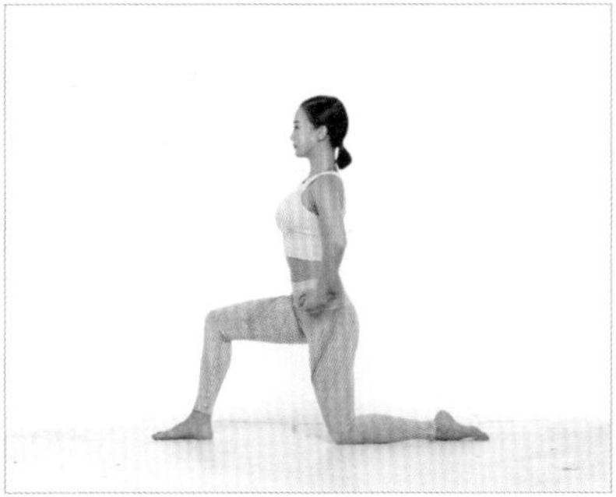

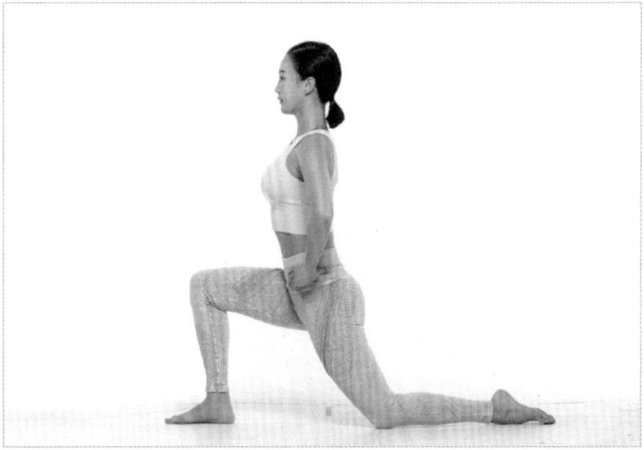

02 크게 마시고 내쉬며 척추와 골반을 앞으로 밀어줍니다.

03 코로 마시며 발바닥을 밀어 다시 제자리로 돌아갑니다. 흉곽이 앞으로 나오거나 목이 앞으로 빠져나오지 않도록 주의합니다. (좌우 4회 반복)

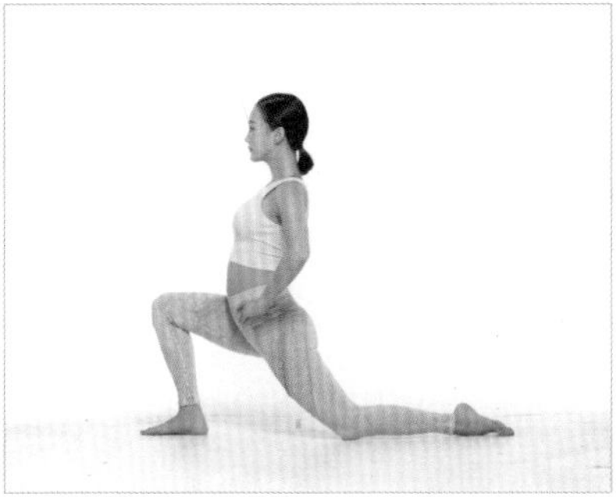

13 햄스트링 스트레칭

종일 앉아 있느라 제대로 쓰지 못하고 의자와 한 몸이 되어 묶여 있는 햄스트링을 풀어주는 스트레칭입니다.

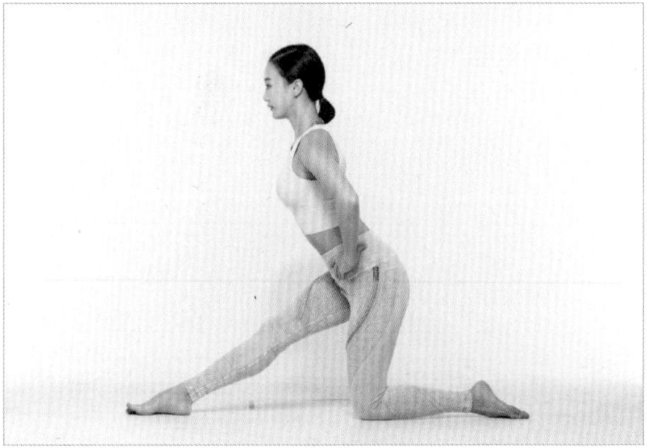

01 무릎 짚은 자세에서 한 발을 앞으로 ㄱ자보다 조금 더 멀리 짚습니다.

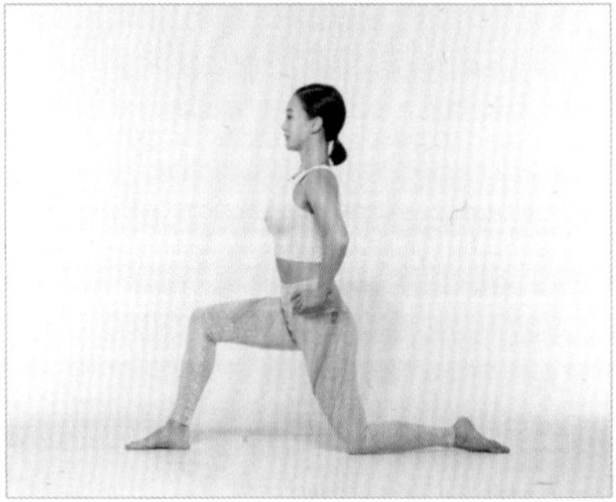

02 마시고 내쉬며 등을 편 상태에서 다리를 펴고 엉덩이를 뒤로 밀어냅니다. 마시며 다시 무릎을 구부려 제자리로 갔다가 내쉬며 돌아옵니다. 무리해서 하지 말고 몸을 서로 멀리 밀어내는 느낌으로 등이 구부러지거나 목이 빠지지 않도록 주의합니다. (4회 반복)

항상 타이트한 안쪽 허벅지를 편안하게 해주는 스트레칭입니다.

14 내전근 스트레칭

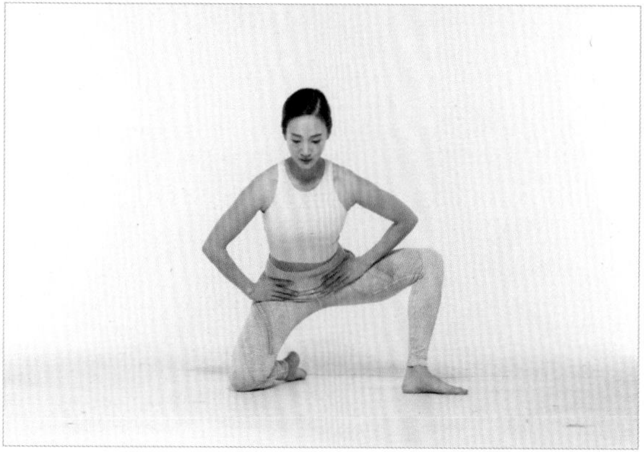

01 두 무릎 자세에서 한쪽 발을 무릎과 같은 옆선에 ㄱ자로 둡니다.

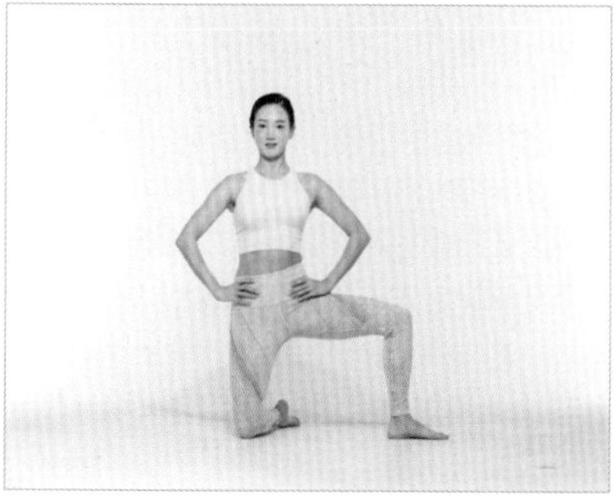

02 마시고 내쉬며 반대 발을 엉덩이 밑으로 가져오며 깊숙이 엉덩이를 눌러 뒤꿈치에 앉아줍니다. 마시는 호흡에 천천히 발을 눌러 일어납니다. 4회 반복한 후 반대쪽도 실행합니다.

15 누운 자세 고관절 스트레칭

편안하게 누운 자세에서 풀어주는 허리 스트레칭입니다.

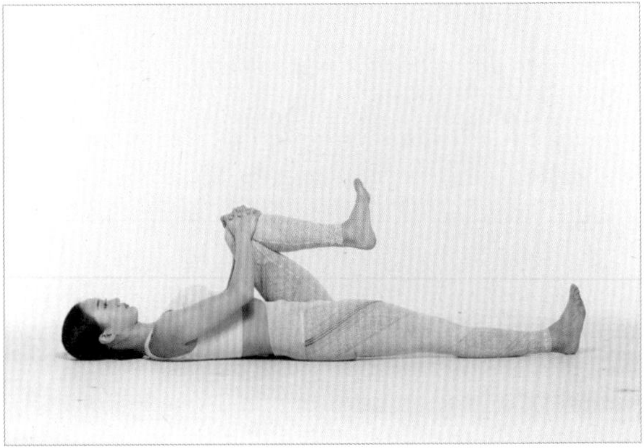

01 두 다리를 뻗고 누워 시작합니다.

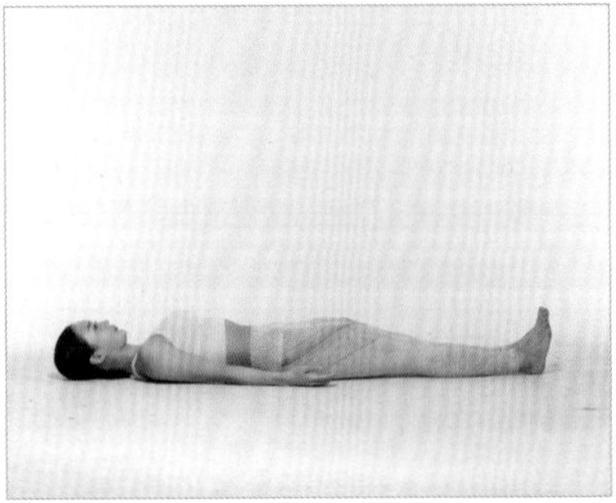

02 한쪽 무릎을 가볍게 손으로 감싸 가슴 앞으로 당겨 줍니다. 이때 바닥에 있는 다리를 바닥으로 밀착시켜 다리가 뜨거나 돌아가지 않도록 단단히 고정합니다. 가능하다면 접은 무릎을 반대쪽으로 넘기며 허리도 스트레칭합니다. 좌우 30초씩 머무릅니다.

16 힙 스트레칭

깊은 고관절 외회전근은 엉덩이 근육을 잘못 쓰는 경우 대신 사용되면서 허리 통증, 다리 저림까지 유발될 수 있습니다. 외회전근을 편안하게 해주는 스트레칭으로 긴장을 풀어줍니다.

01 누운 자세에서 다리를 ㄱ자로 구부려 세우고 한 발을 반대쪽 허벅지 위에 올립니다. 양손을 깍지 껴 ㄱ자로 세운 허벅지를 감싸줍니다.

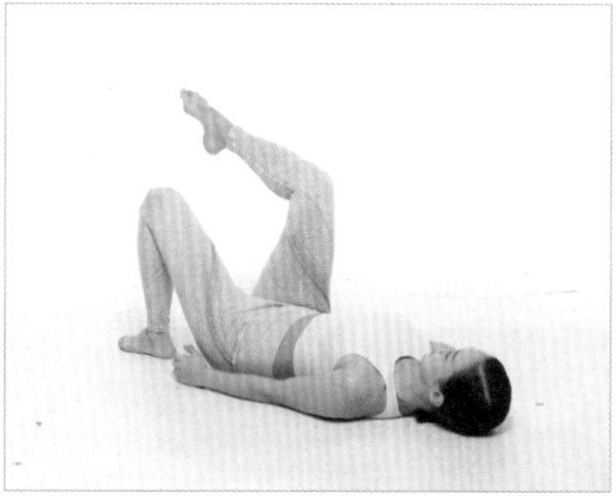

02 마시고 내쉬며 가볍게 다리를 당겨줍니다.

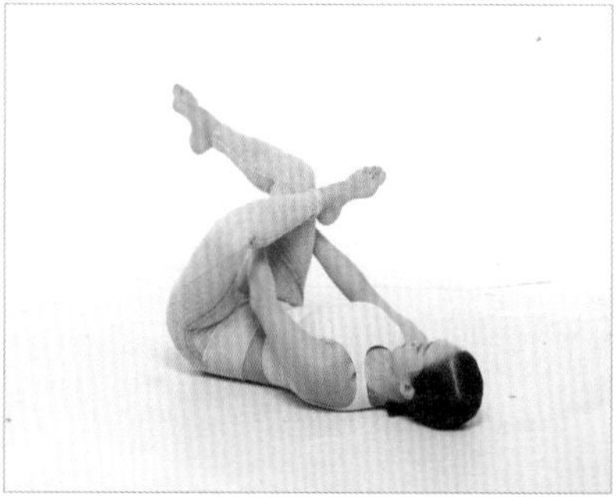

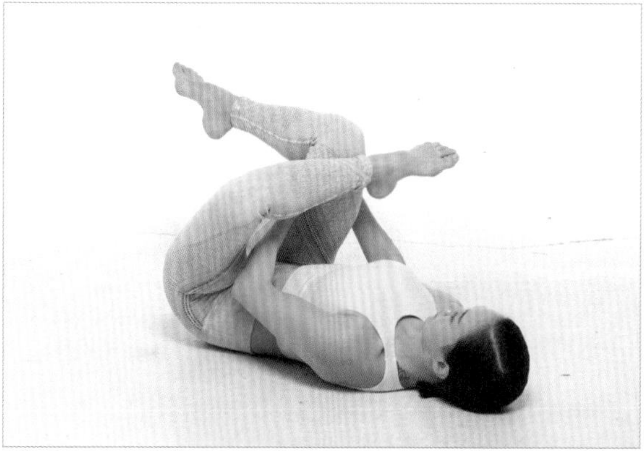

03 허벅지 위에 겹친 다리의 무릎은 반대쪽으로 밀어냅니다. 마시는 호흡에 힘을 풀고 내쉬며 다시 서로 당기고 밀어냅니다. 꼬리뼈가 말릴 만큼 과하게 잡아당기지 않아야 하며, 어깨가 긴장돼 말려들어 가지 않도록 주의합니다. (좌우 30초씩 2세트)

17 누운 자세 앞쪽 허벅지 스트레칭

오래 걷기 또는 하체 운동으로 피로해진 앞쪽 허벅지를 풀어주며 스트레칭합니다.

01 누운 자세에서 다리를 접어 발을 엉덩이 옆으로 가지고 와 내려놓습니다.

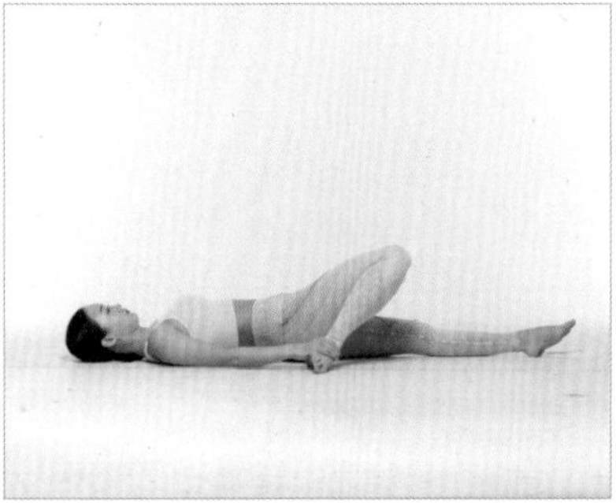

02 편안하게 호흡하며 무릎을 머리와 반대 방향으로 밀어냅니다. (좌우 30초)

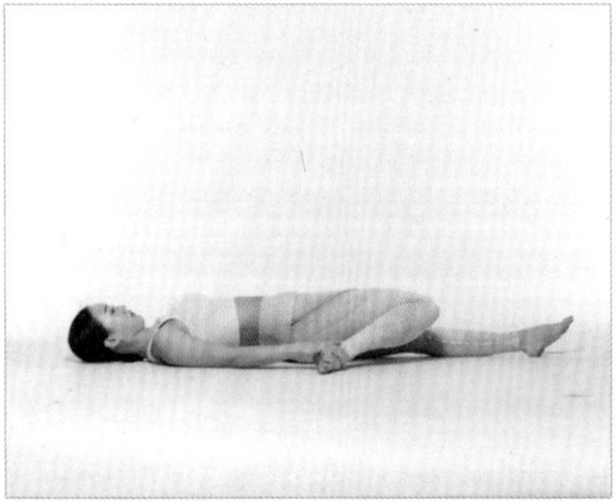

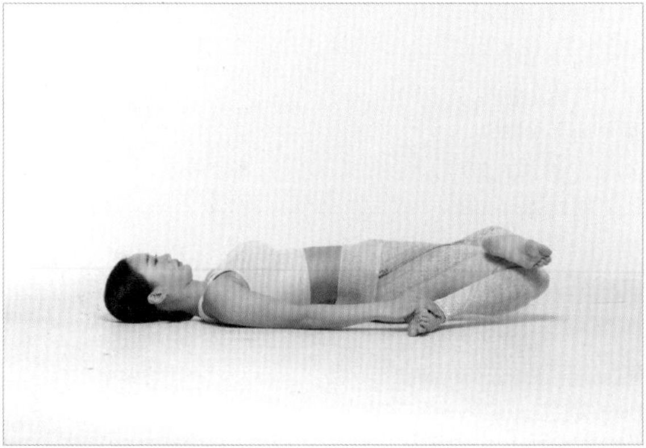

03 불편함이 없다면 남아 있는 다리를 접어 다리 위에 올려줍니다. 허리가 들리지 않도록 호흡을 통해서 복부를 바닥으로 밀어냅니다.

신발 안에 갇혀 있던 평상시 제대로 쓰지 못한 발목 종아리를 신발로부터 해방시키고 발목과 종아리 스트레칭 합니다.

18 풋 서클

01 편안하게 앉거나 누워있는 자세에서 시작합니다.

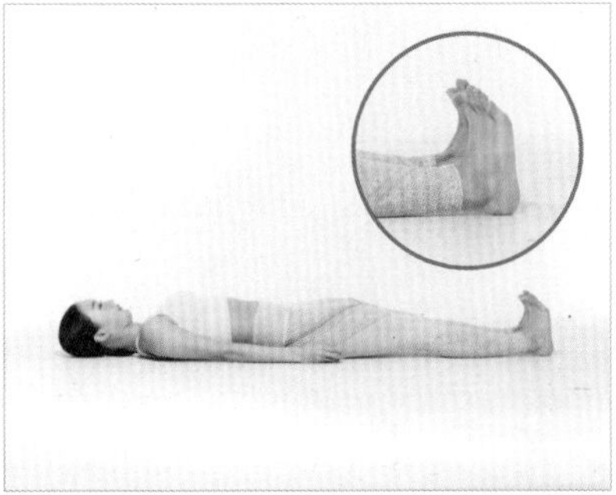

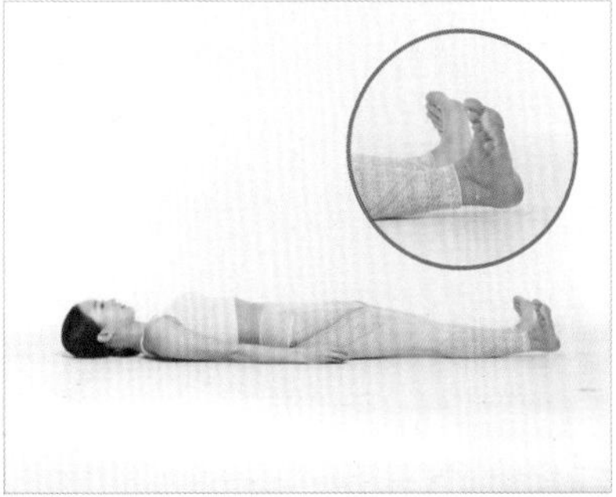

02 무거운 신발을 신고 발목을 움직이듯 무겁고 크게 발목 회전하며 발끝으로 밖에서 안으로 원을 그려줍니다.

03 반대 방향으로 원을 그려줍니다. 최대한 크게 발목을 쓰도록 집중하며 동작합니다. 시계방향과 반시계방향으로 10회씩 진행합니다.

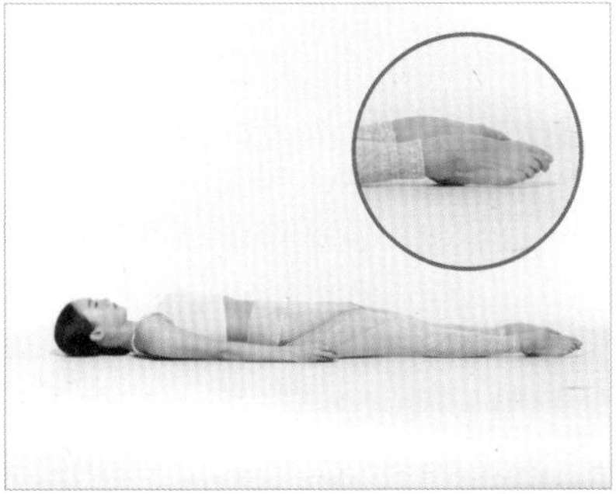

19 종아리 스트레칭

물속에 살아있는 물고기처럼 탄탄하고 유연한 스트레칭입니다.

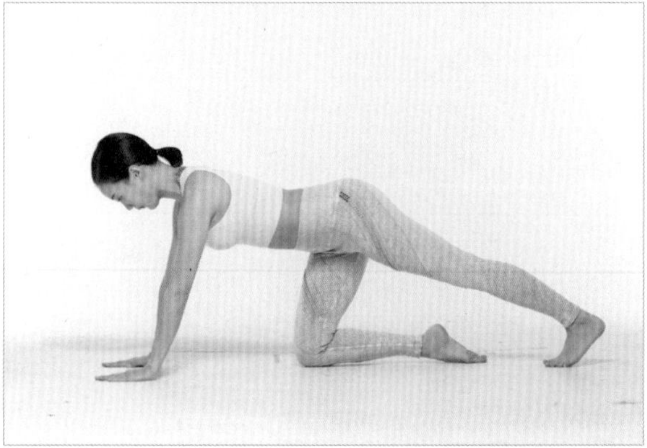

01 네발로 바닥을 지지한 자세에서 한쪽 발을 뒤로 보내 발목을 꺾어 먼 바닥을 짚어줍니다.

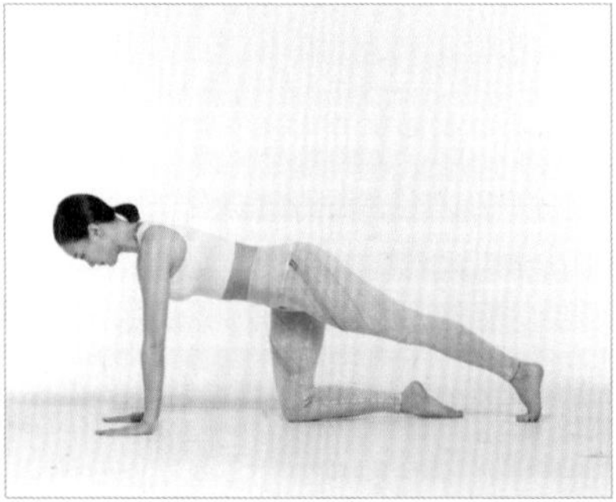

02 마시는 호흡에 다시 뒤꿈치를 앞으로 밀었다가 내쉬며 다시 뒤로 밀어냅니다. 8회 반복해 실행한 후 반대쪽도 같이 해줍니다. 몸통이 바닥으로 떨어져 허리가 꺼지지 않도록 호흡하며 동작합니다.

20 정강이, 발등 스트레칭

01 무릎을 꿇고 뒤꿈치에 엉덩이로 앉아 양손은 뒤쪽 바닥 면을 지지합니다.

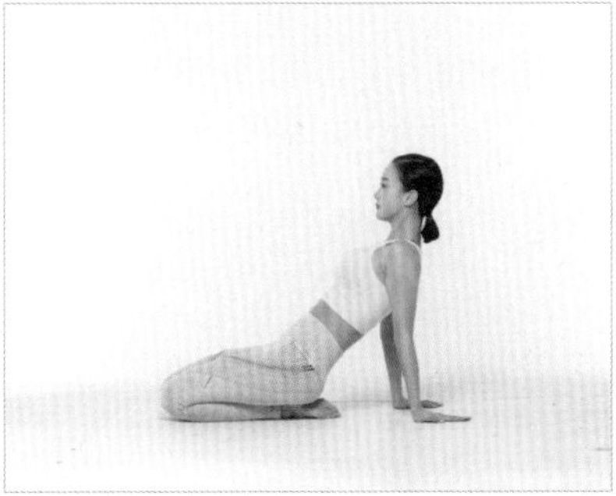

02 손으로 체중을 들어 올리며 가볍게 한 쪽씩 무릎 들어 올립니다.

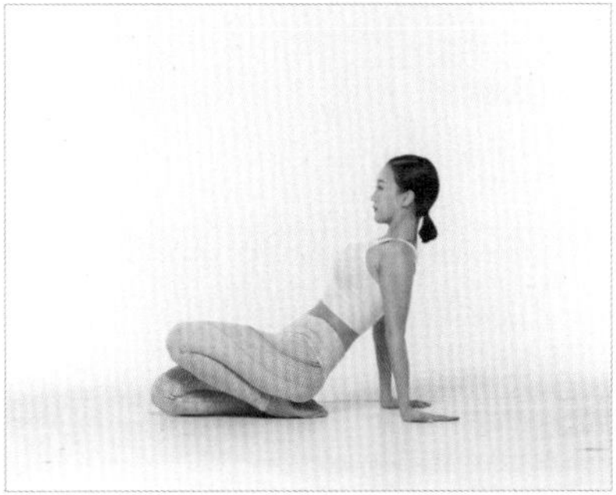

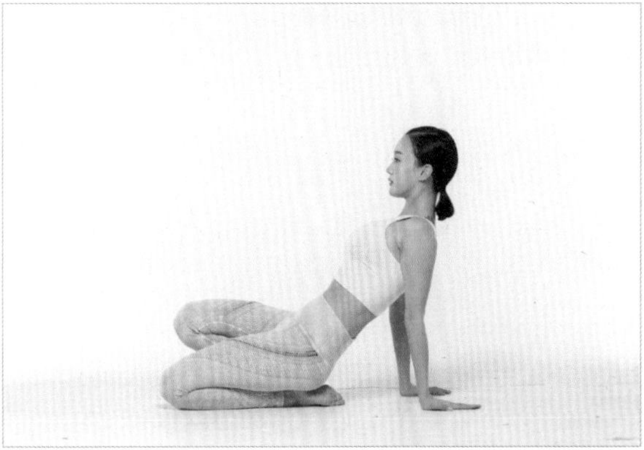

03 마시는 호흡에 무릎을 내리고 다시 내쉬며 반대쪽 무릎을 들어 올립니다. 어깨가 무너지지 않도록 팔로 단단하게 지지하며 동작합니다. (4회 반복)

21 발바닥, 발가락 스트레칭

커다란 몸을 지탱하는 발은 애쓰는 시간에 비해 관리는 소홀하기 마련입니다. 온종일 고생한 발바닥을 위한 스트레칭입니다.

01 발을 바닥 지면에 지지한 선 자세에서 시작 자세를 취합니다.

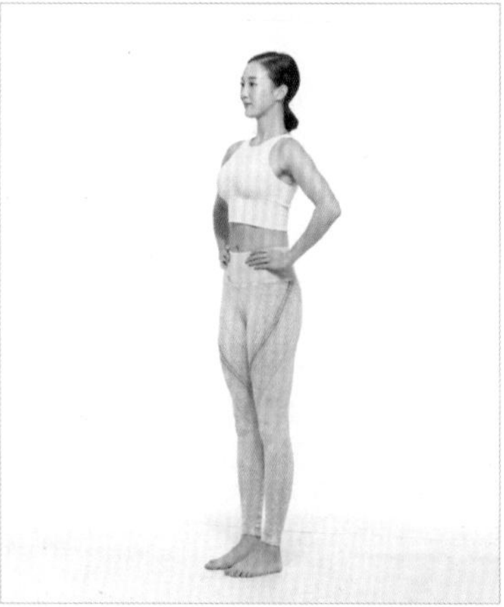

02 발 사이즈를 크게 만든다 생각하며 발가락을 펴서 발바닥 전면을 바닥에 눌러줍니다.

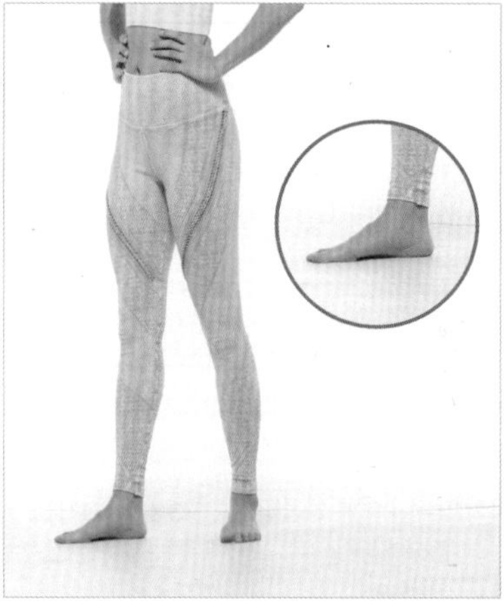

03 발 사이즈를 줄인다 생각하며 발을 줄여 아치를 만들어줍니다. 발가락에 과하게 힘이 들어가지 않도록 합니다.

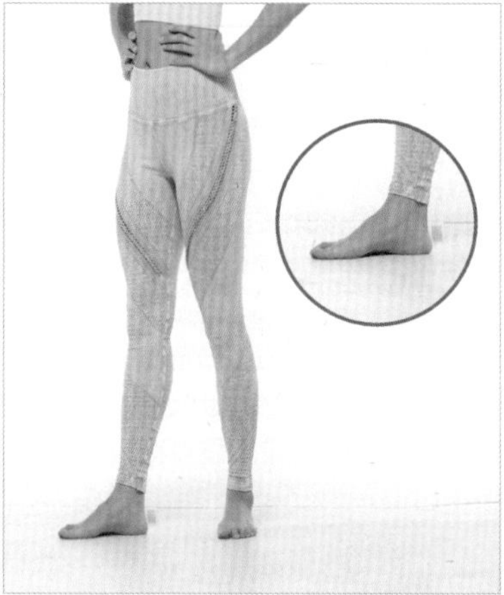

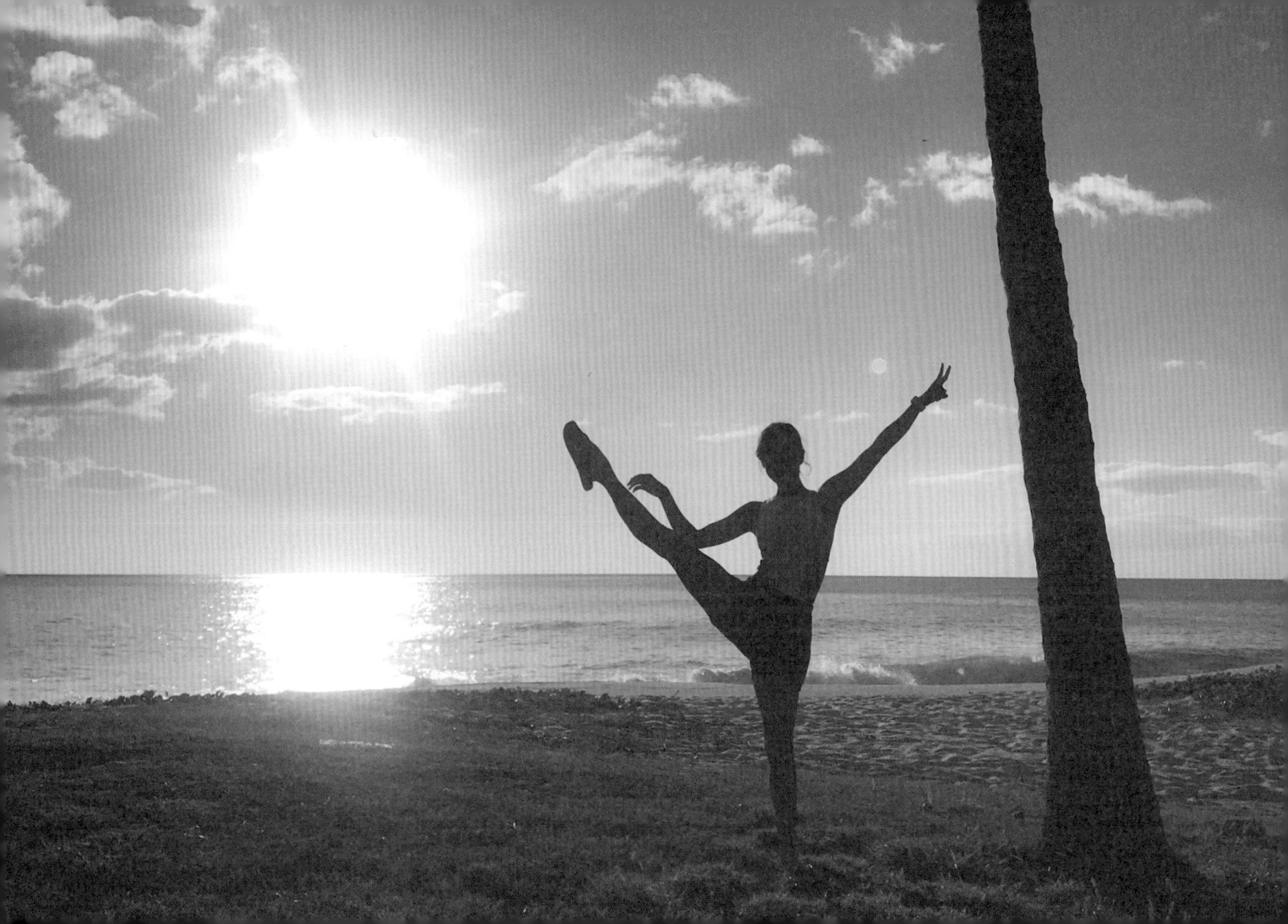

소도구 운동법

exercise #3

소도구는 뭉친 근육 및 근막을 풀어주고 다양한 동작을 조금 더 쉽게 지지하며 움직일 수 있도록 도와줍니다. 간단한 매뉴얼만 익혀도 삶의 질이 향상되는 소도구 소개와 전신 이완법을 소개합니다.

몸을 푸는 방향은 상체에서부터 하체 순으로 진행합니다. 엉켜있는 머리카락에 헤어스타일을 더할 수 없듯, 엉켜있는 근막을 풀어주는 것은 효과적인 홈트를 위한 필수 과정입니다.

1. 리커버링 상체 이완법

휴식 休息(쉴 휴, 숨 쉴 식) 하던 일을 멈추고 잠깐 쉼. 우리의 고단한 하루는 뇌가 쓰이거나 몸이 쓰이는 분, 초 단위로 빼곡하게 채워집니다. 긴장의 끈을 놓지 않고 하루를 지낸 몸은 굳어있는 상태로 잠을 자고 다음 날을 맞이하며 매일 반복되는 일상에 피로가 누적되고 몸과 마음에 통증까지 찾아옵니다. 리커버링을 이용해 매일 매일 받는 몸의 긴장도를 낮추고 충분한 호흡을 통해 뇌와 몸을 휴식할 수 있게 하는 시간을 가져보세요.

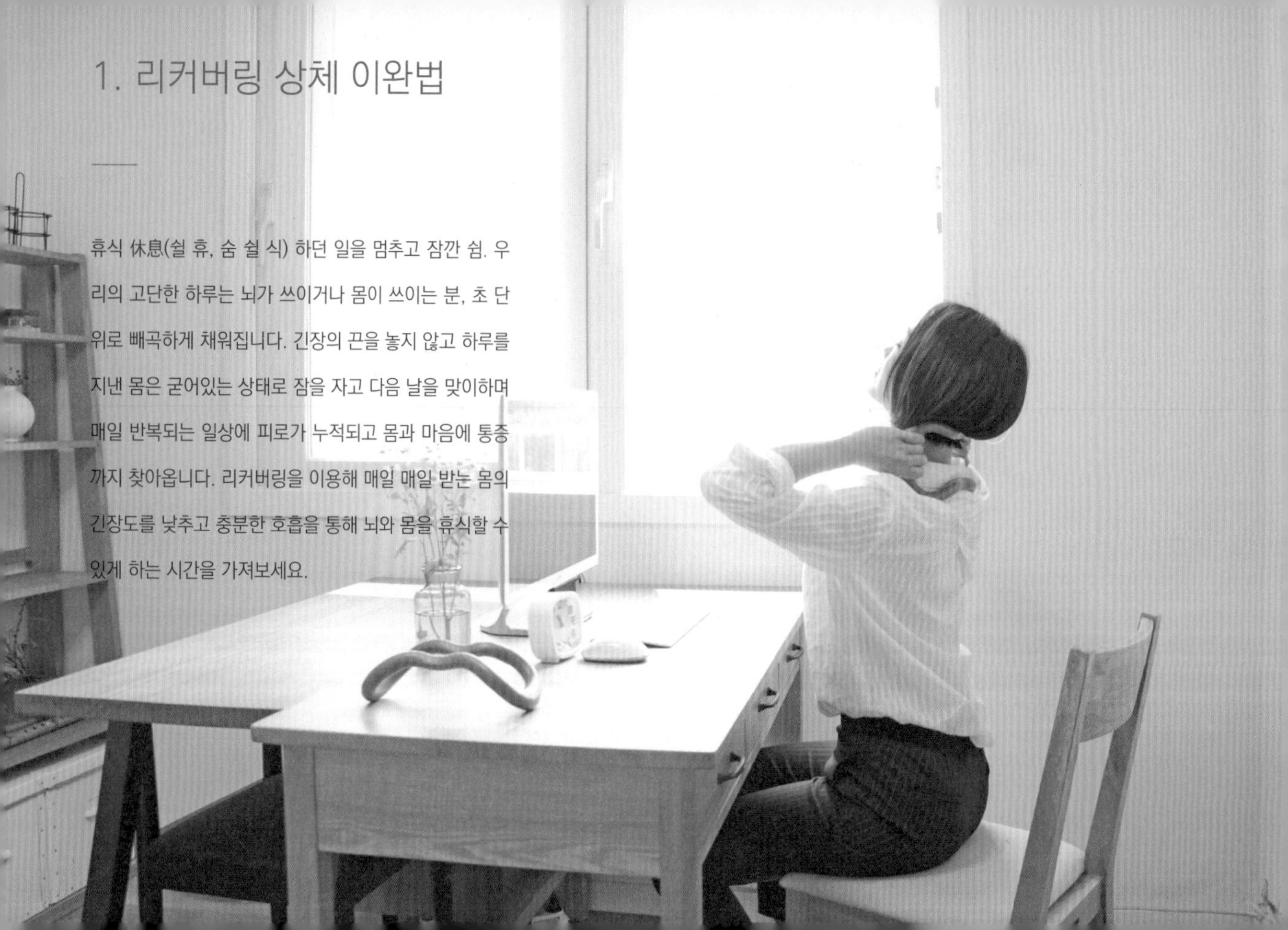

01 두피 마사지

예민한 날 지끈지끈하고 뻣뻣해진 두피를 편안하게 해주는 두피 마사지입니다.

01 리커버링을 두 손에 쥐고 볼록한 면을 두피에 대고 가볍게 누르듯 문질러 줍니다.

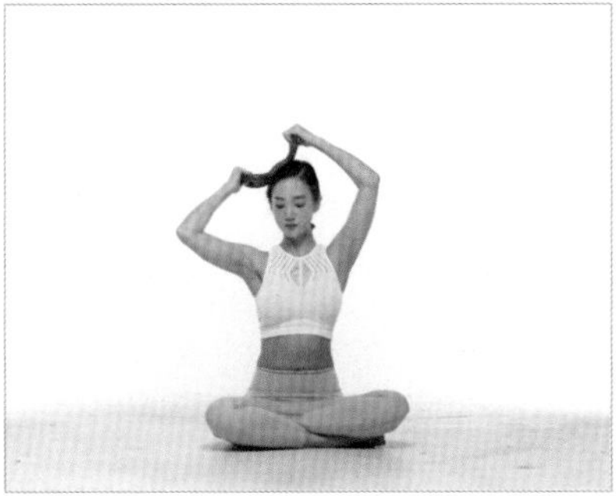

02 위쪽, 아래쪽 모두 부드럽게 눌러 마사지합니다.

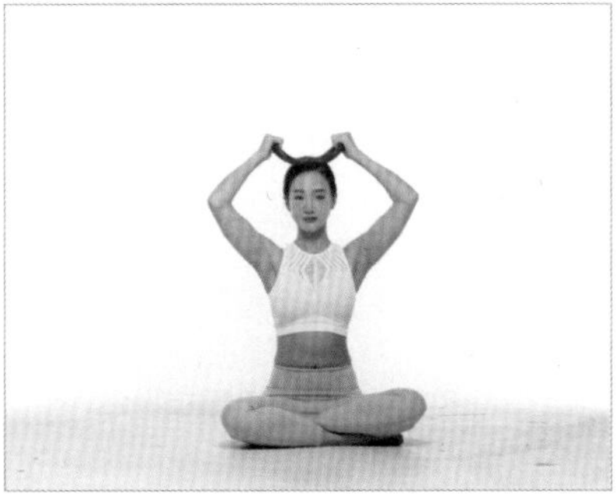

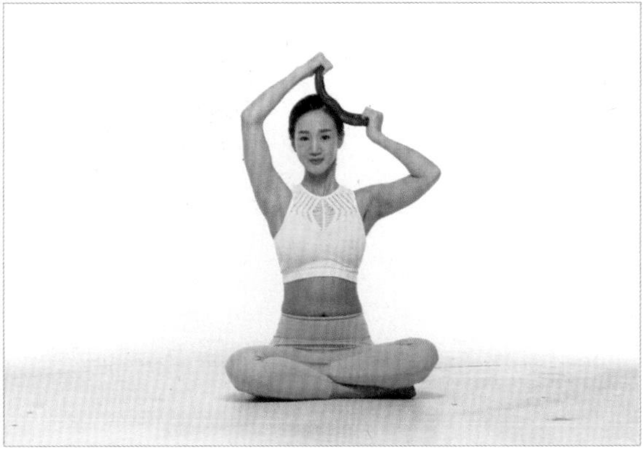

03 측면도 부드럽게 마사지합니다.

02 목덜미 풀기

거북목을 백조로 만들어주는 목덜미 풀기입니다.

01 리커버링의 위치를 확인해주세요.

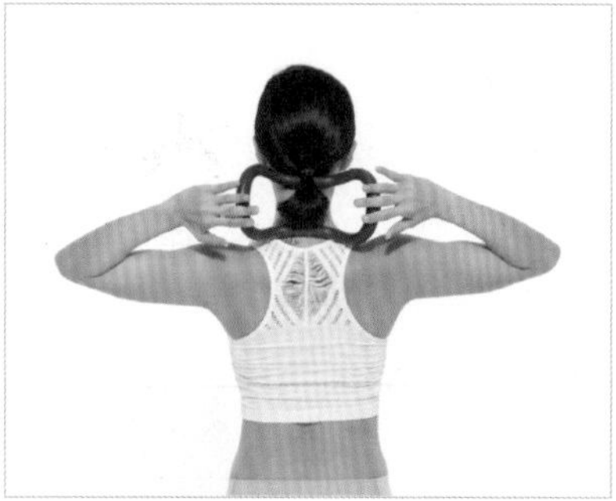

02 리커버링을 가로로 볼록하게 두고 목덜미에 위치시킵니다.

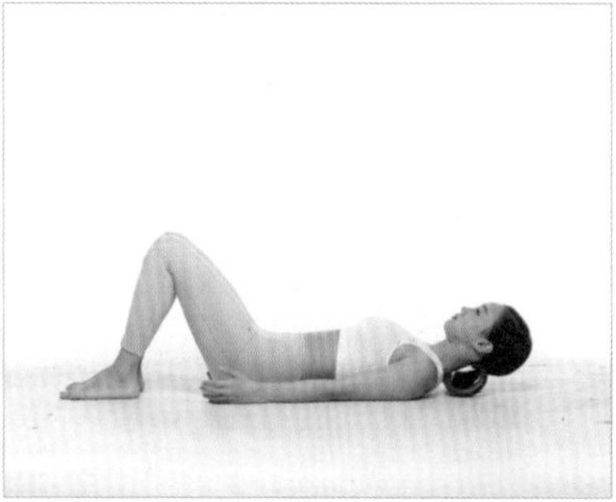

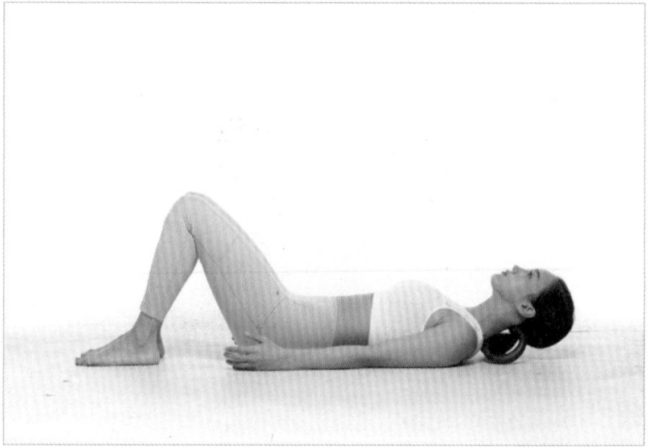

03 가볍게 좌우로 머리를 왔다 갔다 움직이며 긴장한 목덜미를 편안하게 이완시켜줍니다.

03 더 깊은 목덜미 풀기

손에 잘 닿지 않는 깊은 목덜미 근육을 부드럽게 풀어주는 이완법입니다.

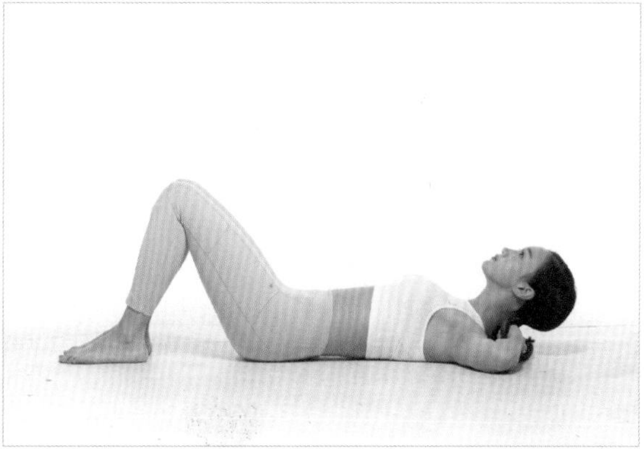

02 머리를 끄덕이며 더 깊은 목덜미 근육을 풀어줍니다.

01 리커버링을 잡고 날을 세워 엣지 부분이 목덜미에 닿도록 받쳐줍니다.

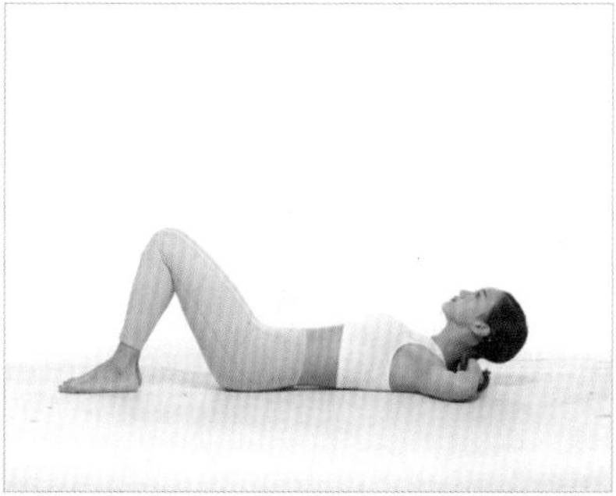

04 날개뼈 안쪽 풀기

날개 뼈 주변은 손에 닿기 쉽지 않고 쉽게 뭉치는 부위입니다. 뻣뻣해진 날개뼈 주변을 효자손처럼 긁어줄 리커버링 솔루션입니다.

01 리커버링의 위치를 확인해주세요.

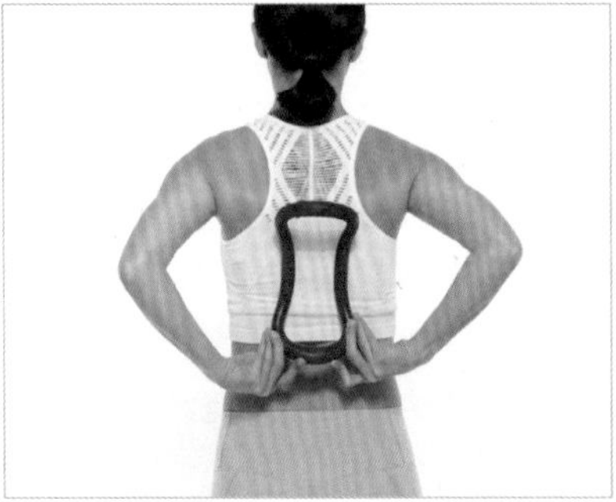

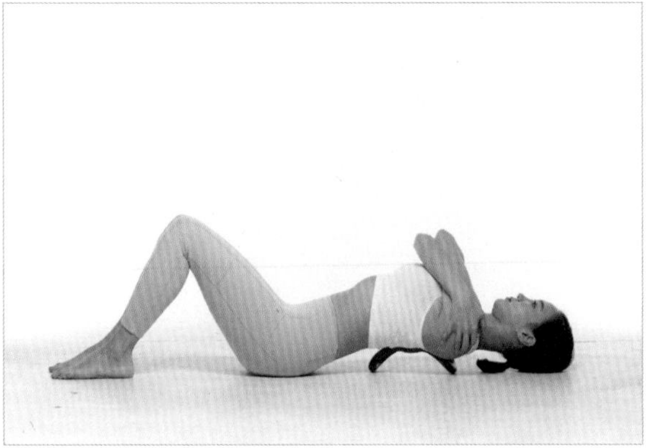

02 리커버링을 세로로 볼록하게 날개뼈 사이에 두고 팔로 몸을 감싸고 눕습니다. 좌우로 가볍게 왔다 갔다 움직이며 날개 뼈 안쪽을 풀어줍니다.

림프샘이 지나는 겨드랑이 부분을 시원하게 뚫어줄 겨드랑이 이완 법입니다.

05 겨드랑이 주변 풀기

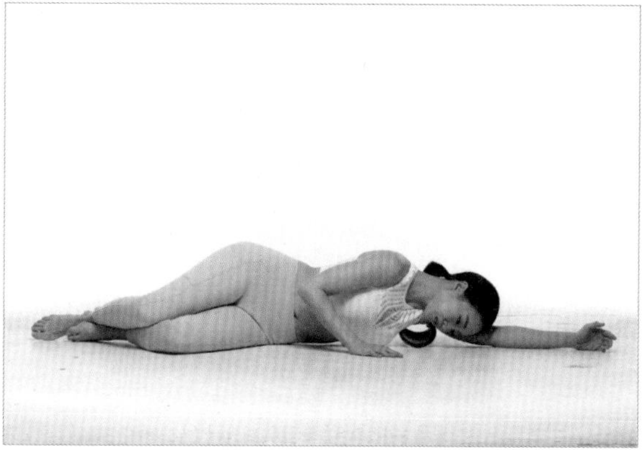

02 엎드렸다 눕는 방향으로 앞뒤로 왔다 갔다 움직이며 가슴, 등, 겨드랑이를 풀어줍니다.

01 리커버링을 가로로 볼록하게 두고 겨드랑이 아래에 두고 눕습니다.

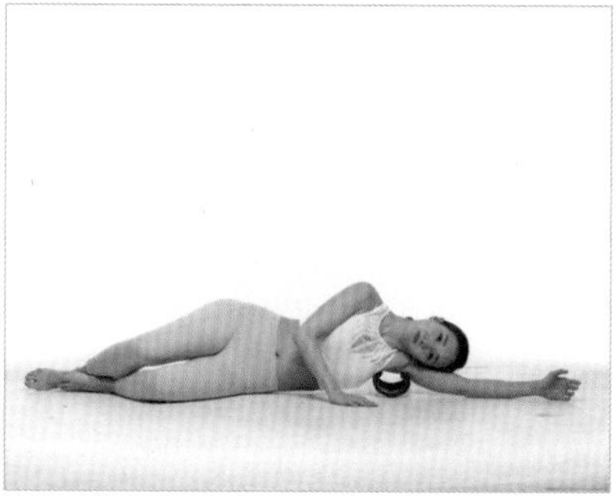

06 가슴근육 풀기

말린 어깨를 가지런하게 옷걸이처럼 펴주는 가슴 근육 풀어주는 상체 이완법입니다.

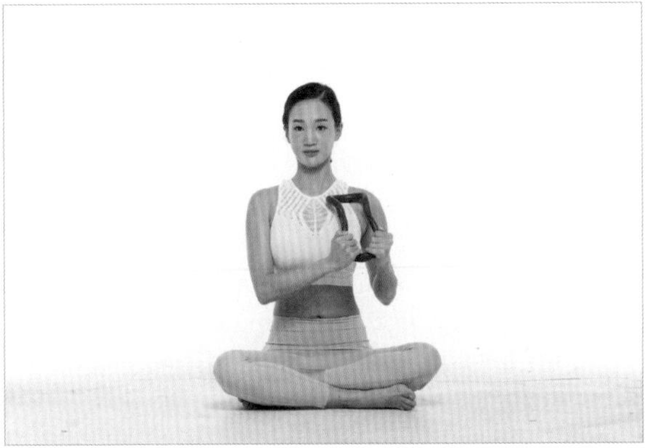

02 가볍게 문질러 종일 긴장한 가슴근육을 풀어줍니다.

01 가볍게 앉은 자세에서 리커버링 좁은 날을 이용해 쇄골 아래쪽에 위치시킵니다.

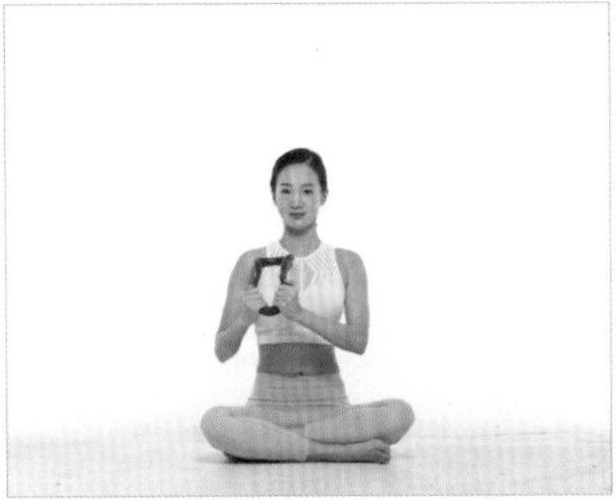

뼈 구석구석까지 닿아 시원하게 해주는 리커버링 척추 이완법입니다.

07 척추근육 풀기

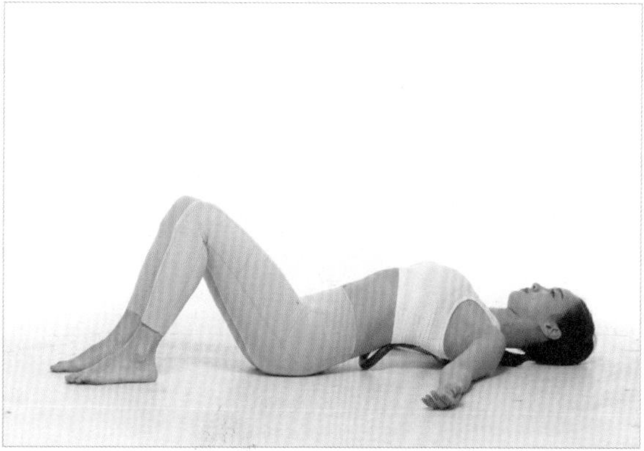

01 리커버링의 위치를 확인해주세요.

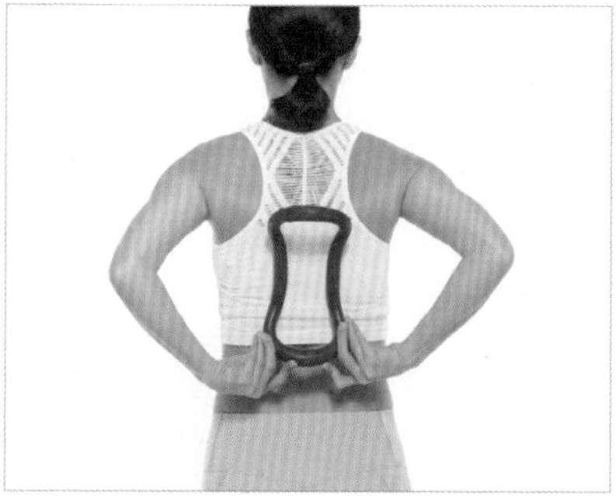

02 리커버링을 세로로 볼록하게 등 위쪽에 위치시키고 가볍게 호흡하며 좌우로 왔다 갔다 하며 척추 주변 근육을 풀어줍니다.

08 허리근육 풀기

허리가 아플 때 가장 먼저 짚게 되는 '허리 네모근'을 편안하게 해주는 이완법입니다.

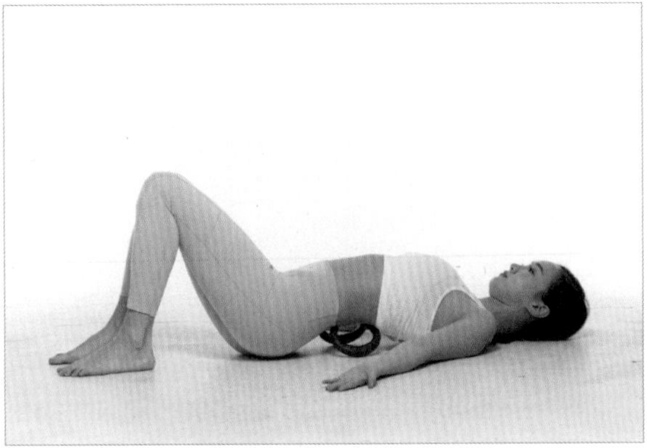

01 리커버링 위치를 확인해주세요.

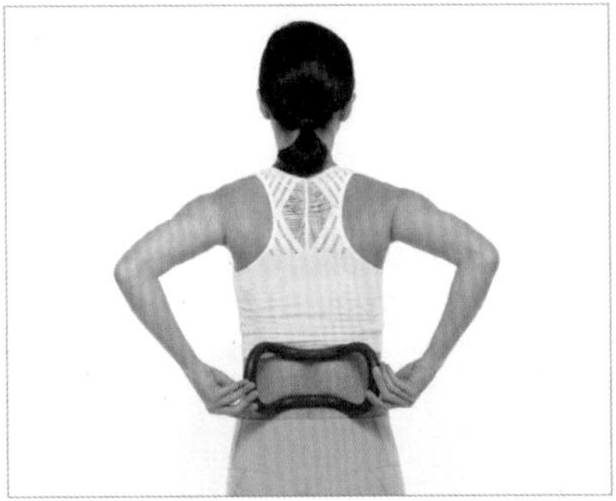

02 리커버링을 가로로 볼록하게 허리 아래에 위치하고 눕습니다. 좌우로 왔다 갔다 움직이며 허리 근육을 풀어줍니다.

09 복부 풀기

소화불량, 긴장감으로 인한 몸통의 경직을 풀고 편안하게 만들어 주는 복부 이완법입니다.

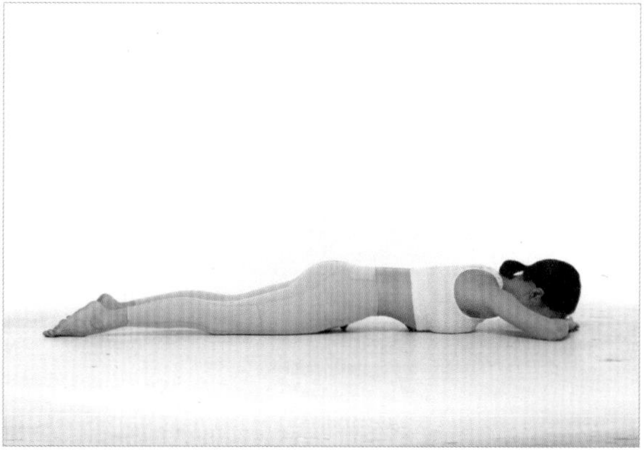

01 리커버링을 세로로 볼록하게 배를 두고 엎드립니다.

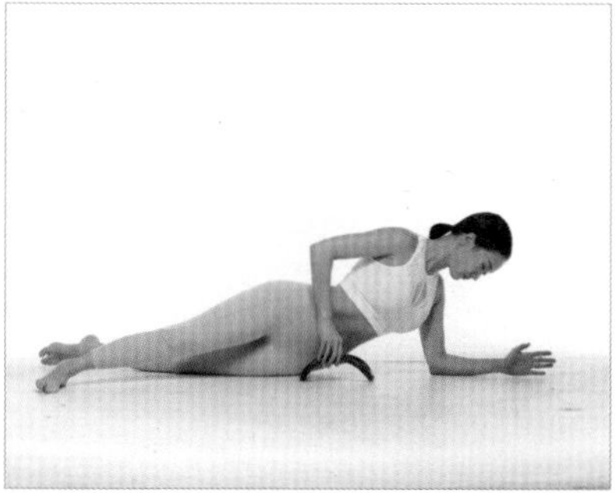

02 편안하게 호흡하며 복부와 장 마사지를 합니다. 가볍게 힙을 들었다 내려놓으며 더 큰 자극을 줄 수 있습니다.

2. 리커버링 하체 이완법

태어나자마자 작고 연약한 손과 발을 가지고 태어난 우리는 뒤집기를 하다가 자연스럽게 TV 받침대를 잡고 일어나서는 방법을 알게 됩니다. 뛰어놀던 어린 시절을 지나 책상에 앉아있는 시간이 많아지고 작았던 발은 훨씬 커져 있고, 그만큼 내 몸도 많이 커졌습니다. 앉아 있는 직장인은 작은 발과 다리를 쓰지 않으며 보내고, 서서 일하는 사람은 작은 발 위에 종일 나의 몸을 가지고 다녀야 합니다. 너무 안 써서, 또는 너무 과하게 써서 피로하고 굳은 하체를 리커버링으로 위로하는 시간을 가져보세요.

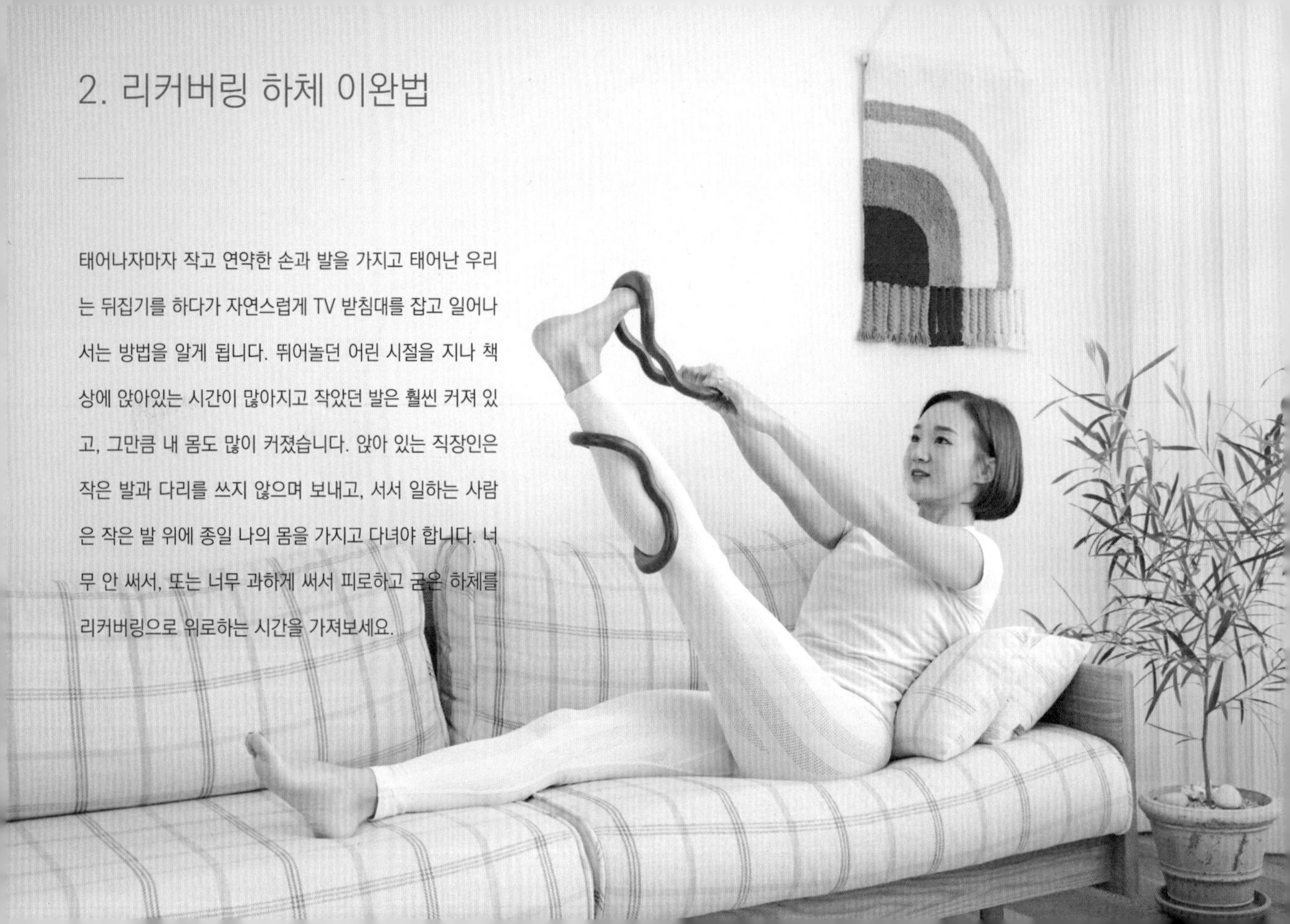

01 고관절 심부 외회전근 풀기

01 리커버링을 오목하게 가로로 엉덩이 밑에 두고 눕습니다.

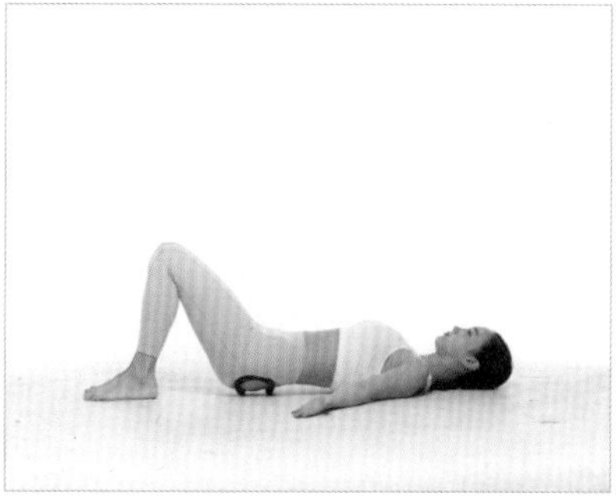

02 한쪽 무릎을 ㄱ자로 들어 올립니다.

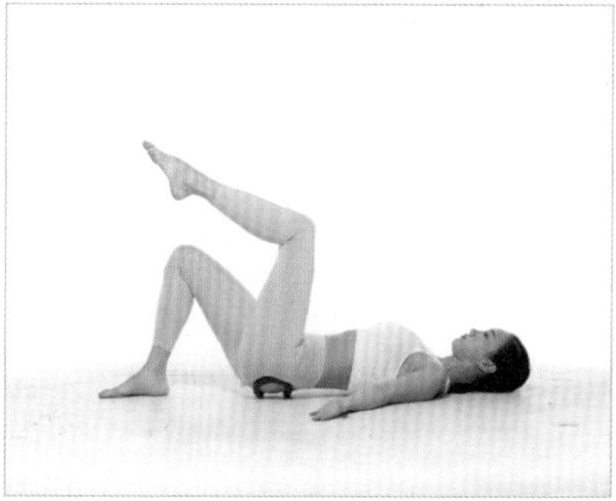

03 들어 올린 무릎으로 천천히 안쪽에서 바깥쪽으로 원을 그려줍니다.

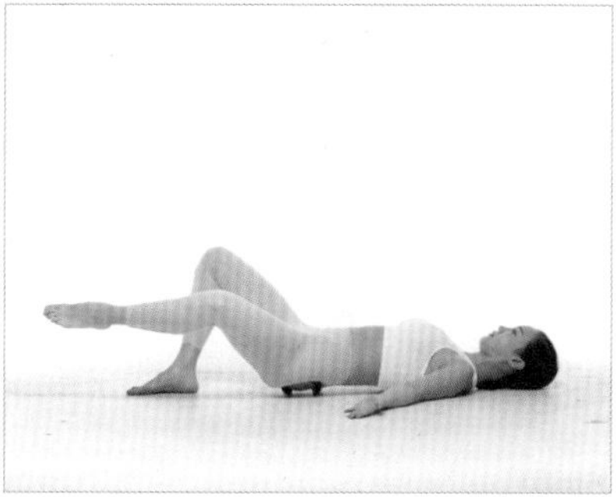

04 바깥쪽에서 안쪽으로 원을 그리면서 올려줍니다. (좌우 8회씩)

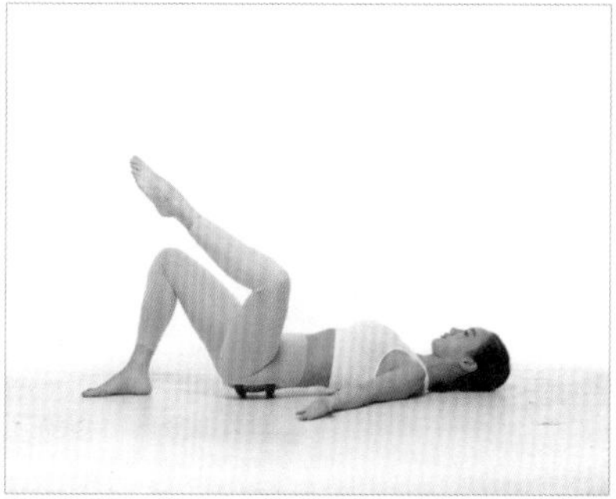

02 햄스트링 풀기

의자와 가장 오래 맞닿아 있는 햄스트링은 종일 같은 모습으로 늘어져 있습니다. 힘없는 햄스트링에 활력을 불어넣어 주는 햄스트링 이완법입니다.

01 리커버링을 볼록하게 가로 모양으로 허벅지 밑에 깔아두고 두 다리를 위아래로 겹쳐 앉습니다.

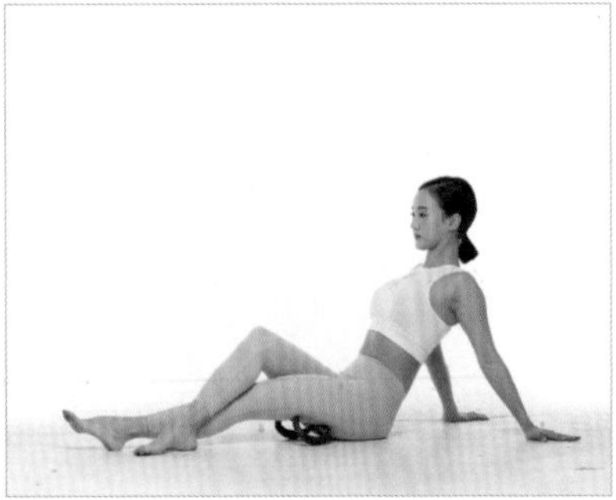

03 다양한 각도로 움직이며 풀어줍니다.

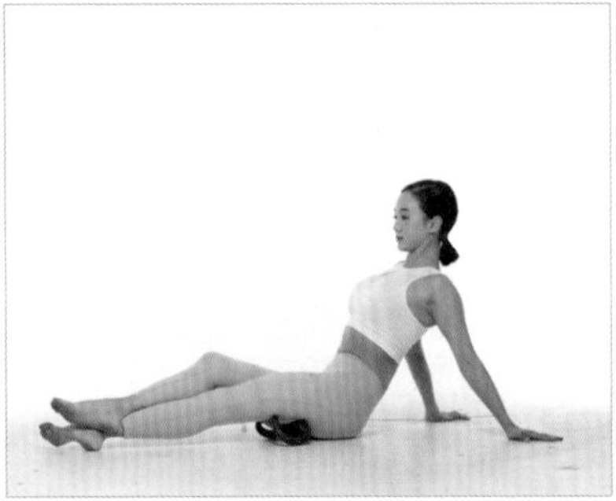

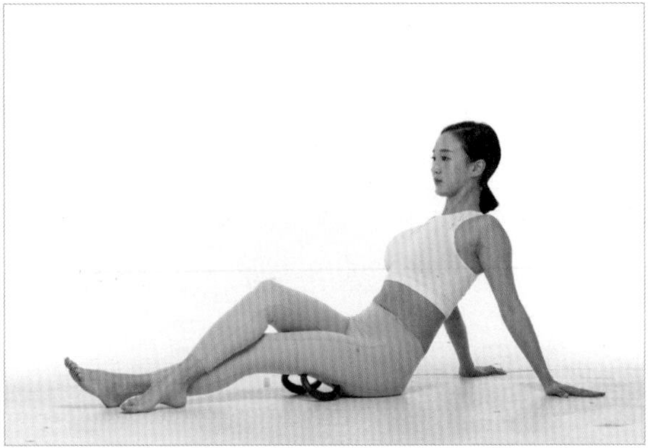

02 좌우로 가볍게 체중을 이동하며 햄스트링을 풀어줍니다.

03 허벅지 뒤쪽, 바깥쪽 풀기

불필요한 셀룰라이트를 줄여주고, 하체의 혈액순환을 돕는 이완법입니다.

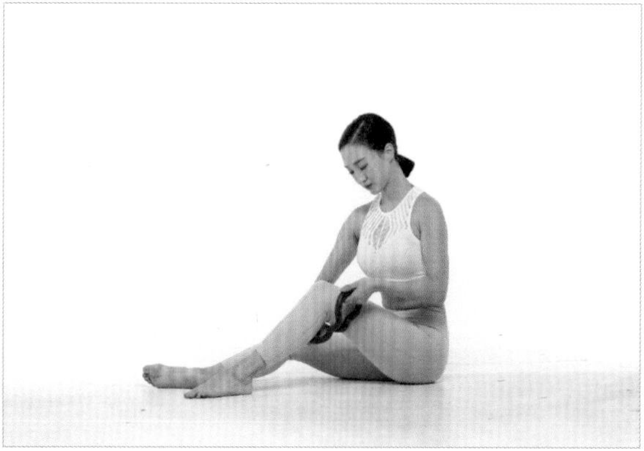

01 리커버링을 오목하게 두 손으로 잡고 앉습니다. 허벅지 옆면을 부드럽게 쓸어주며 긴장한 허벅지 근육을 풀어줍니다.

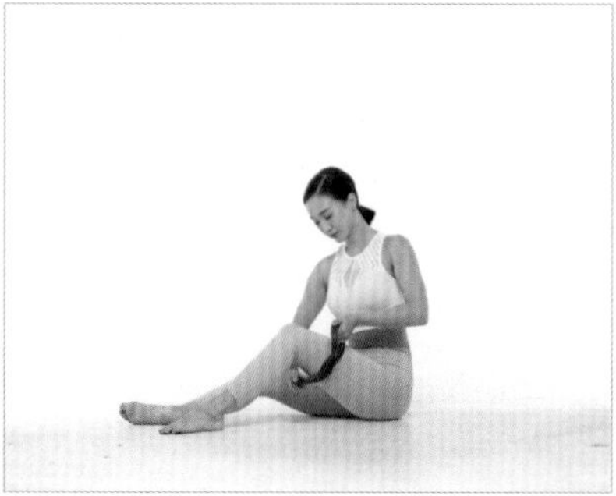

02 햄스트링도 함께 부드럽게 쓸어줍니다. (각 10회)

04 앞쪽 허벅지 풀기

운동 시 긴장하며 과사용 하기 쉬운 앞쪽 허벅지를 부드럽게 풀어 주는 이완법입니다.

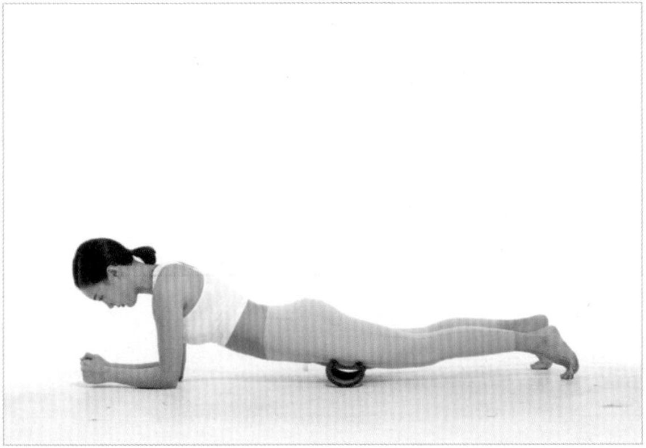

01 허벅지 아래 리커버링을 볼록하게 가로로 두고 두 팔꿈치를 짚고 엎드립니다.

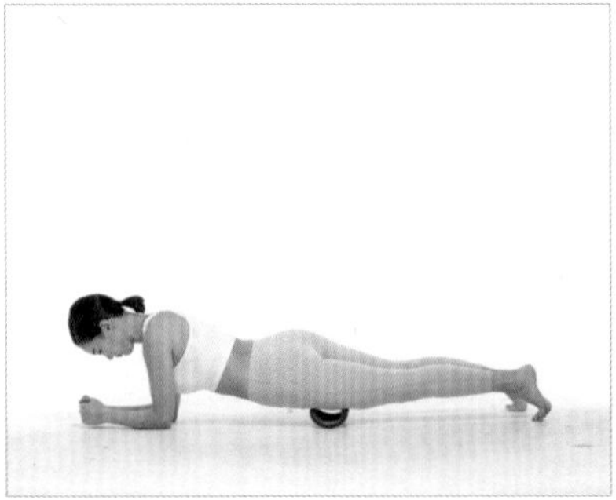

02 좌우로 가볍게 왔다 갔다 하며 앞쪽 허벅지를 풀어줍니다.

05 파이크 자세 햄스트링과 종아리 풀기

뒤쪽 허벅지부터 종아리까지 부드럽게 풀어주고 스트레칭을 해주는 자가 마사지, 스트레칭 방법입니다.

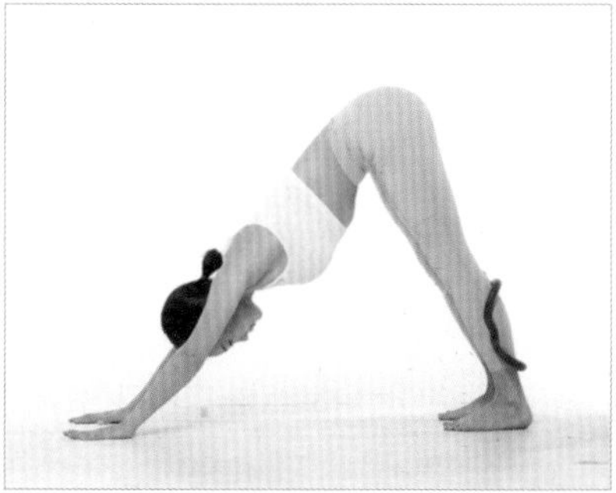

01 리커버링을 종아리에 착용하고 손과 발을 바닥에 지지하며 힙을 천장으로 밀어 올립니다.

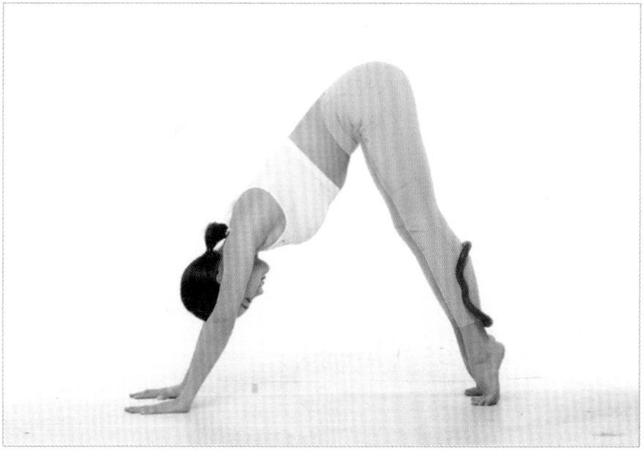

02 뒷꿈치를 들었다 내리며 종아리 주변을 자극하고 햄스트링은 스트레칭 합니다.

06 종아리 근육 풀기

종아리 건강은 하체 전체의 건강과도 연관이 있습니다. 충분한 유연성과 근력이 필요한 종아리를 만들기 전, 또는 운동 후 필수로 해야 하는 종아리 근육 풀기입니다.

01 가볍게 리커버링을 볼록하게 두 손으로 잡고 무릎을 구부려 세워 앉습니다. 종아리를 아래에서 위로 쓸어주듯 마사지해줍니다.

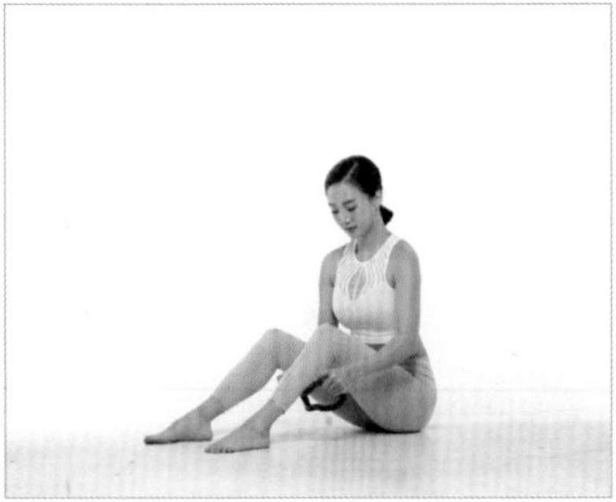

02 리커버링을 종아리에 착용합니다.

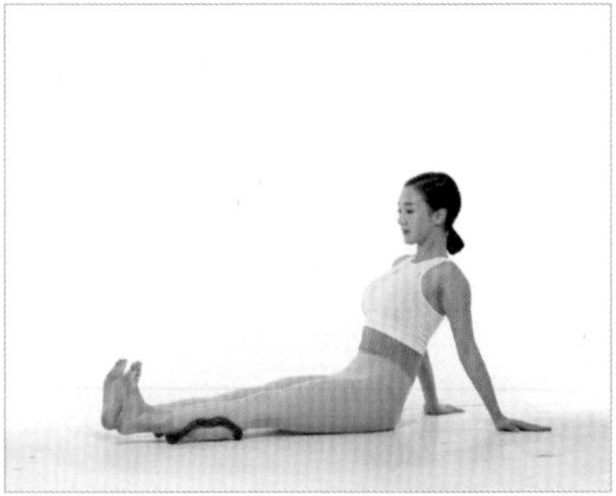

03 앉아서 가볍게 발목을 돌리는 풋서클을 진행하고 서서 걸으며 종아리에 압을 주어 풀어줍니다.

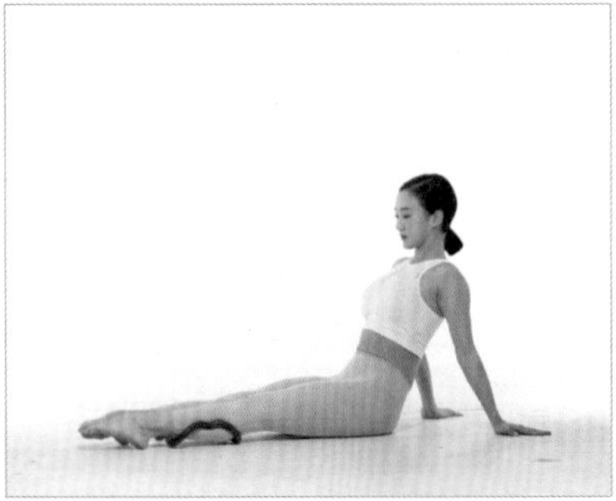

04 최대한 힘 있게 발목을 크게 동그랗게 그려줍니다. 이때 어깨가 무너지거나 등이 뒤로 구부정해지지 않도록 주의합니다.

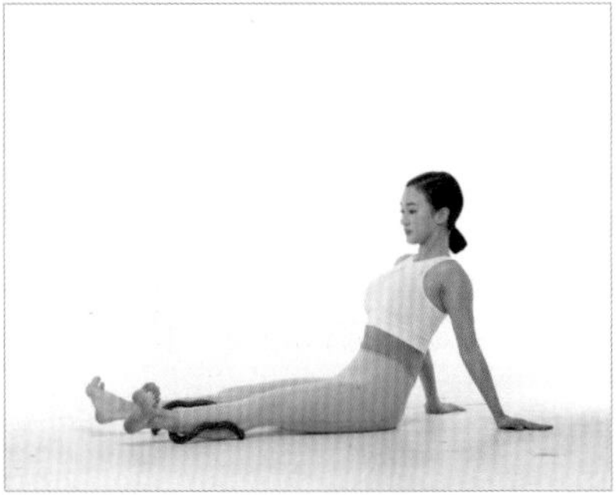

07 선 자세 종아리 풀기

01 종아리에 리커버링을 끼우고 선 자세에서 시작합니다.

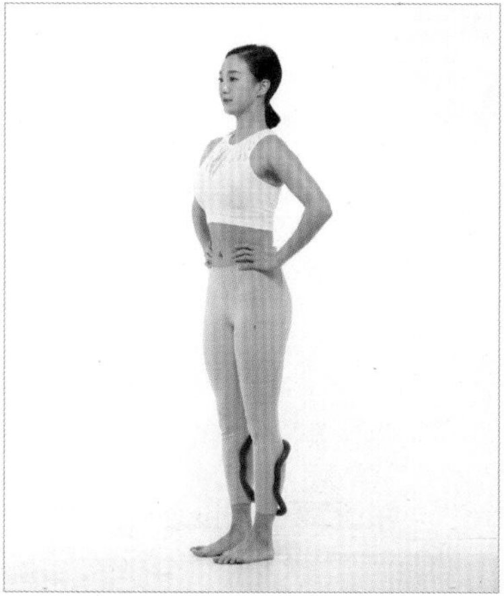

02 뒤꿈치를 들었다 내리며 종아리에 자극을 줍니다.

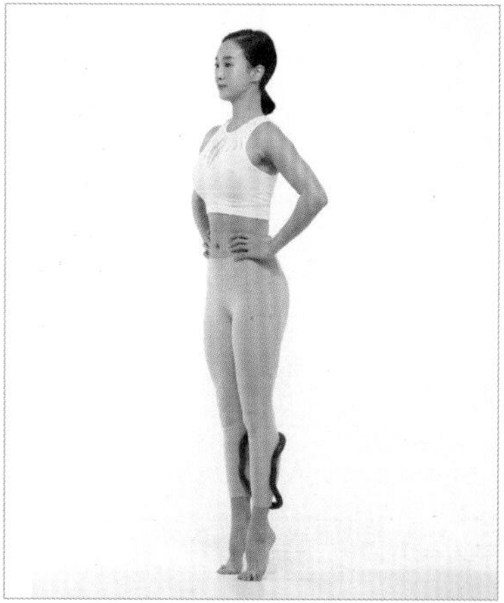

3. 보수핏 상체 스트레칭

정말 작은 움직임도 귀찮은 날, 보수핏의 동그랗고 적당한 쿠션감을 이용해 누워서 호흡만 하고 있어도 몸이 편안한 기분을 느낄 수 있습니다. 힘들지 않은 자세에서의 과하지 않은 상체 스트레칭법을 따라 해보세요.

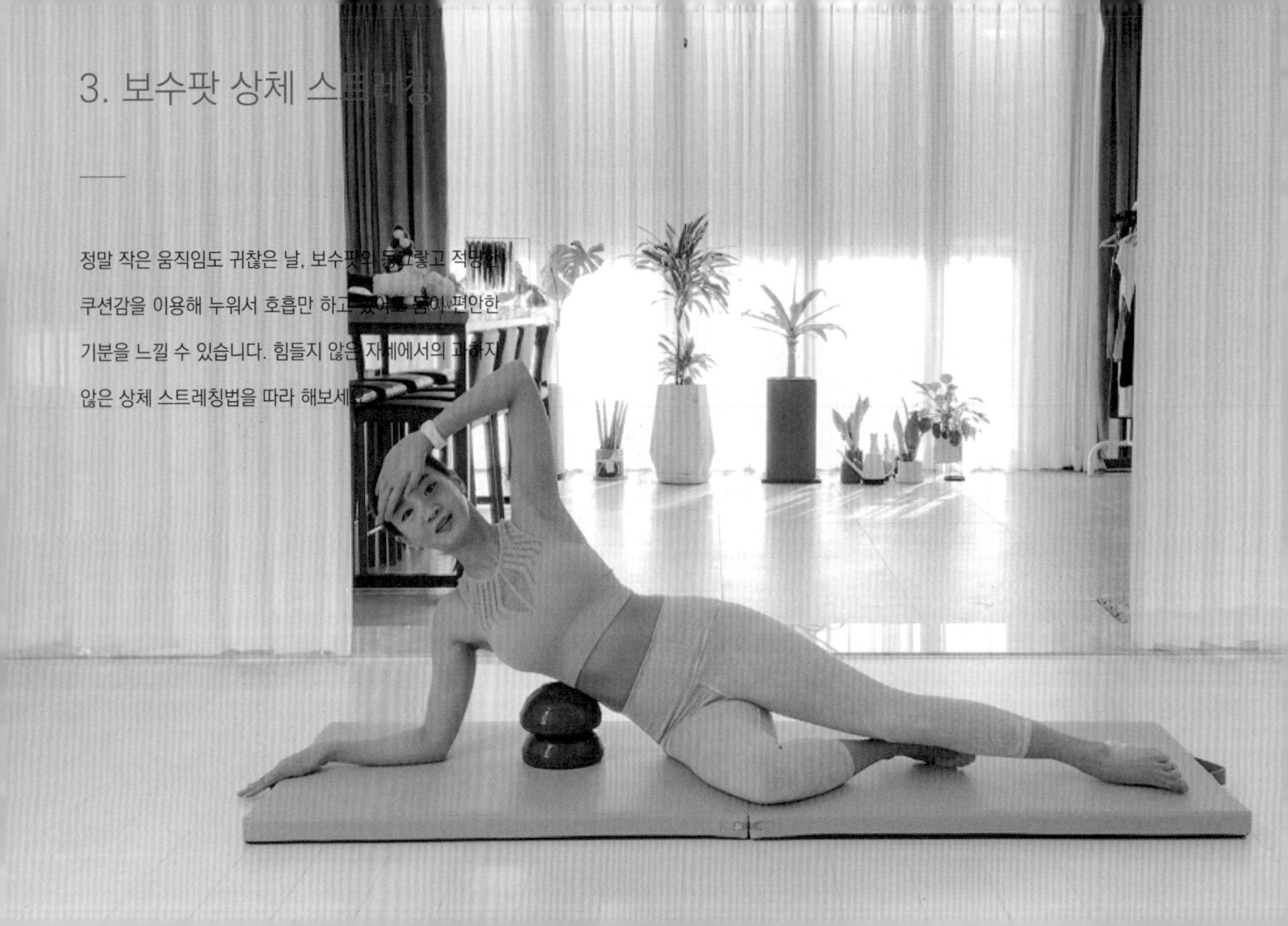

01 가슴 열기 팔 서클

종일 책상 앞에서 구부정하게 있느라 무거워진 어깨 가슴 팔에 날개를 달아 주는 상체 스트레칭입니다.

01 날개뼈 아래 보수팟을 위치합니다.

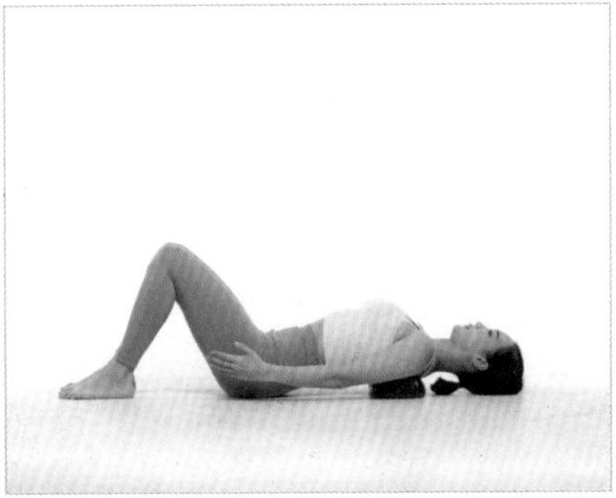

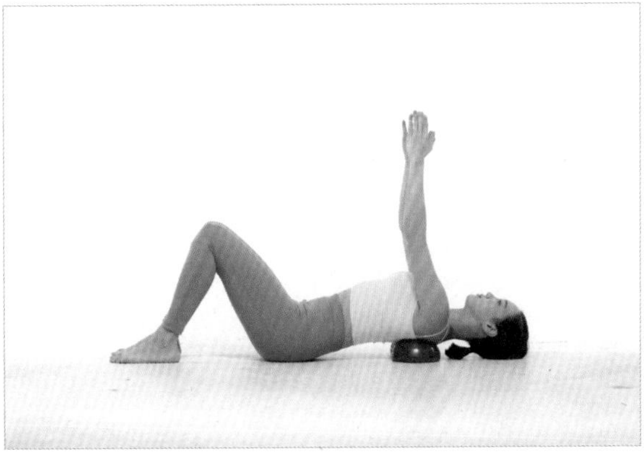

02 가슴을 열고 팔을 쭉 뻗어줍니다.

03 크게 원을 그려줍니다.

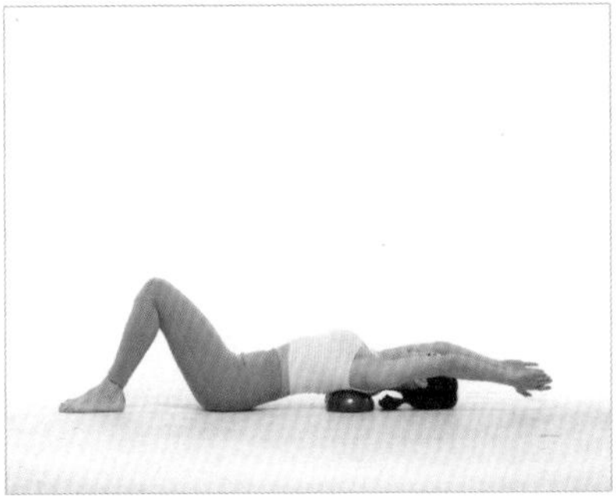

02 가슴 복부 스트레칭

보수팟을 공 모양으로 이용해 편안하게 할 수 있는 몸통 앞쪽을 열어주는 스트레칭입니다.

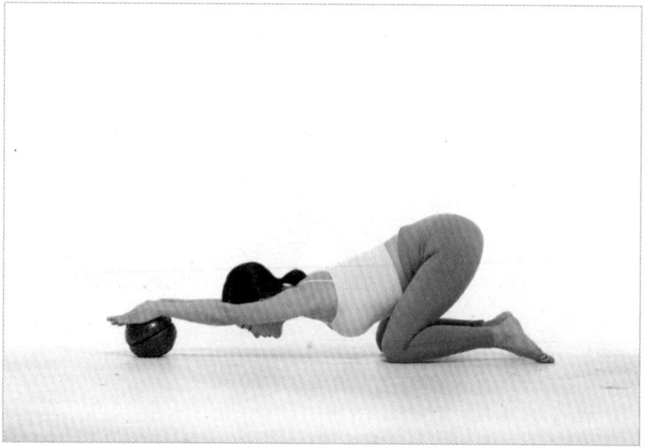

01 무릎을 꿇고 앉아 보수팟을 동그랗게 공 모양으로 겹쳐 두 손을 올려둡니다.

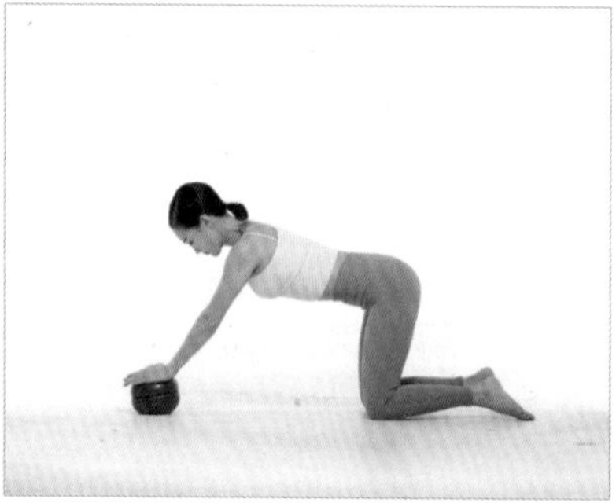

02 마시고 내쉬며 가슴을 부드럽게 바닥으로 눌러줍니다.

03 누운자세 옆구리 스트레칭

뻐근한 측면 허리 근육을 개운하게 만들어 줄 옆구리 스트레칭입니다.

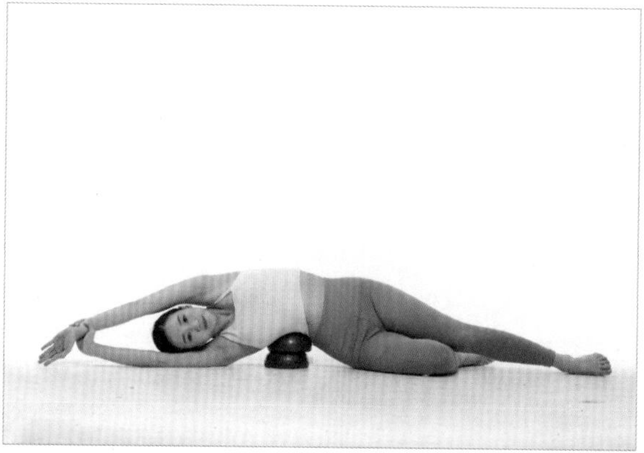

01 보수팟 한 개, 또는 두 개를 겹쳐 옆구리 옆에 놓고 편안하게 옆으로 눕습니다. 아래팔로 위팔 손목을 잡고 가볍게 당기며 측면 근육을 스트레칭 합니다.

* 머리가 앞으로 빠지지 않도록 주의합니다.

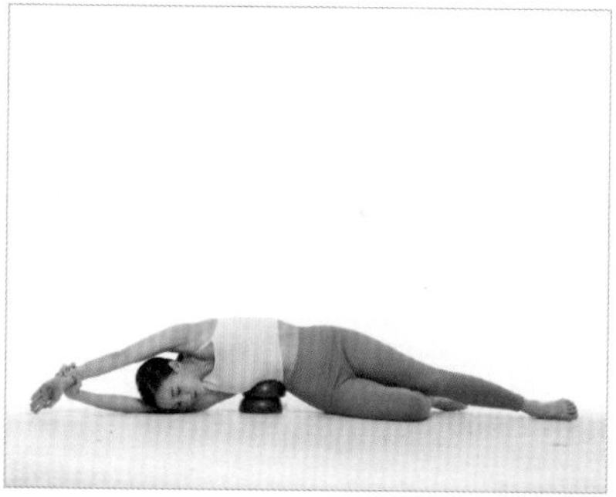

04 등, 허리 스트레칭

팔과 등을 더 가볍게 만들어 주는 스트레칭입니다.

01 무릎을 머메이드 자세로 앉아 보수팟을 사선 앞에 둡니다.

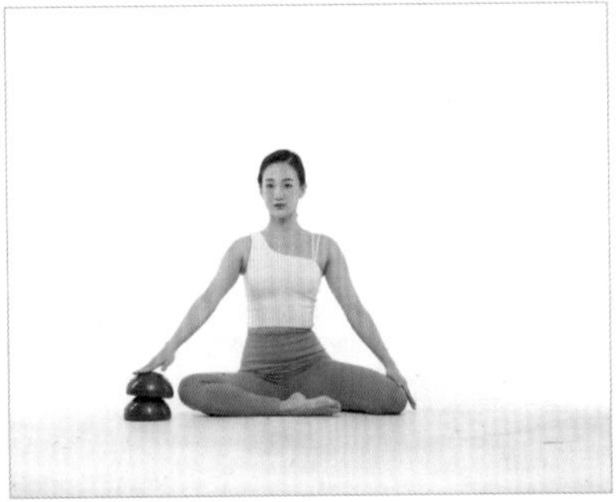

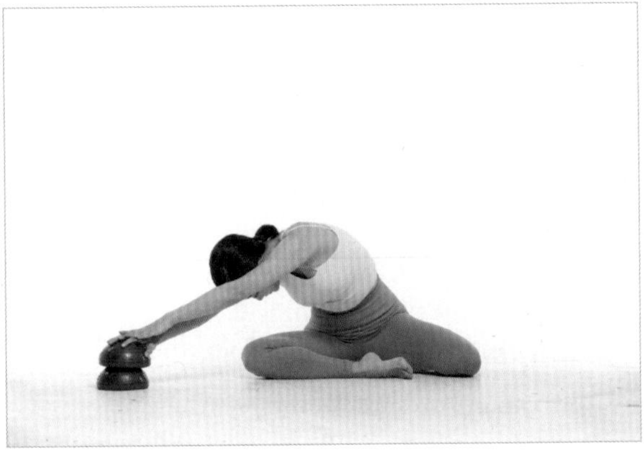

02 양손으로 보수팟을 손에 쥐고 밀어내며 등, 허리를 스트레칭 합니다.

05 복부 스트레칭

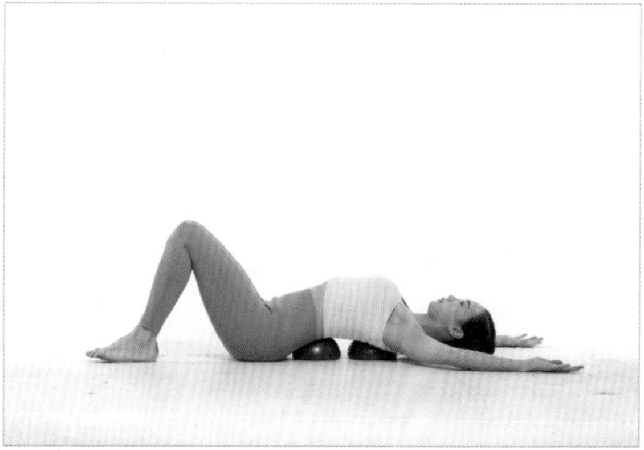

01 누운 자세에서 등과 허리에 보수팟을 둡니다. 마시고 내쉬며 편안하게 호흡합니다. 뭉쳐있던 복부가 스트레칭 됩니다.

06 복부 마사지

종일 긴장한 몸통을 편안하게 만들어 줄 보수 팟 복부 마사지입니다.

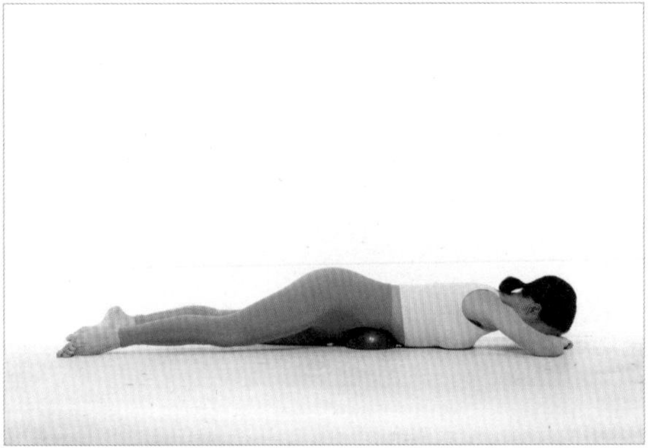

01 보수팟 하나를 복부에 두고 엎드립니다.

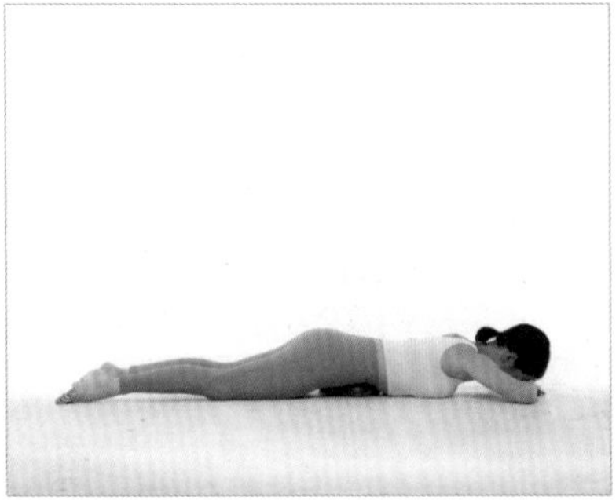

02 누운 자세에서 편안하게 호흡합니다. 조금 더 자극을 원하면 골반을 좌우로 왔다 갔다 하며 복부를 마사지해 줍니다.

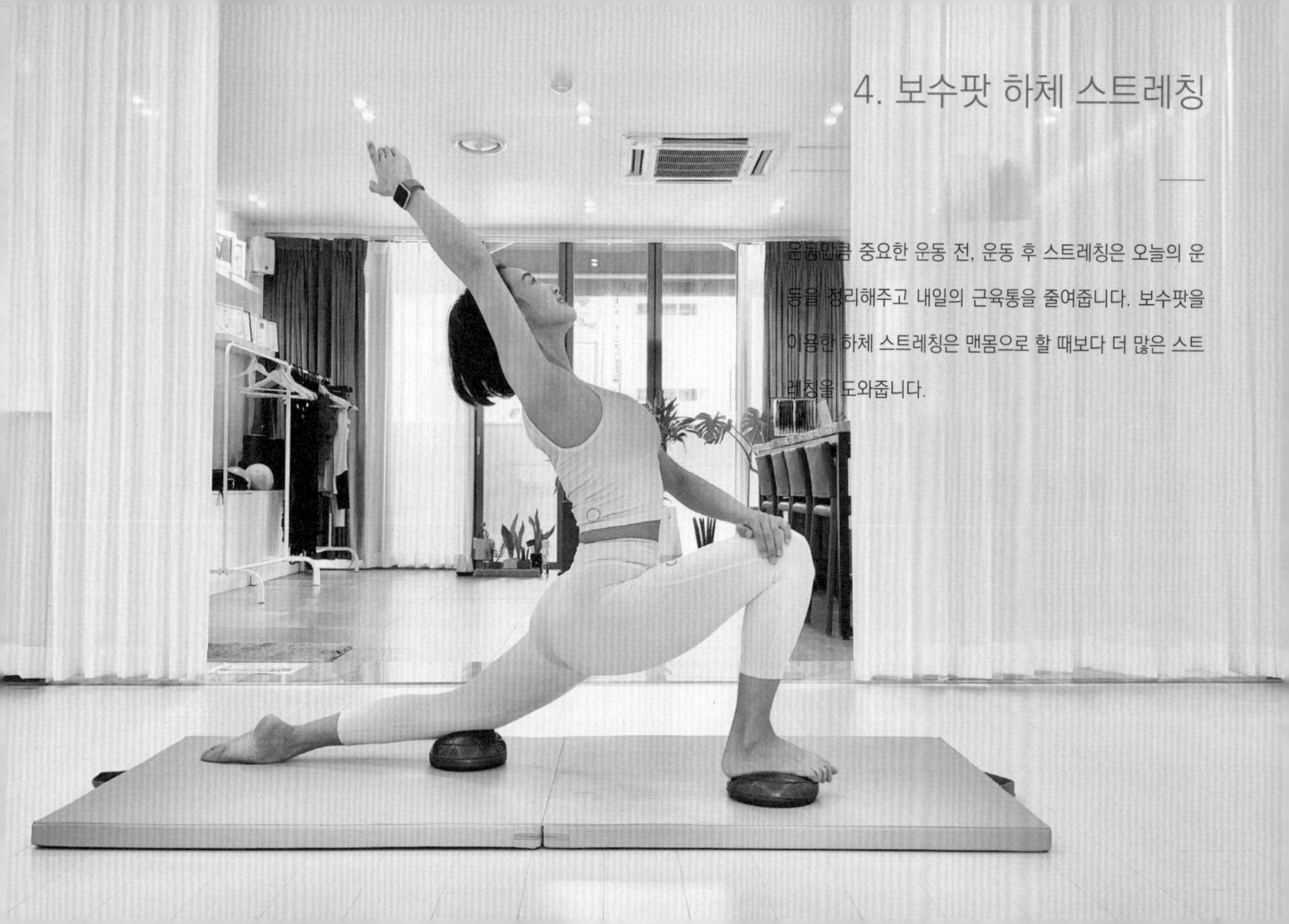

4. 보수팟 하체 스트레칭

운동만큼 중요한 운동 전, 운동 후 스트레칭은 오늘의 운동을 정리해주고 내일의 근육통을 줄여줍니다. 보수팟을 이용한 하체 스트레칭은 맨몸으로 할 때보다 더 많은 스트레칭을 도와줍니다.

01 호흡 & 골반 스윙

보수팟 위에 앉은 자세에서 편안하게 호흡하며 골반 주변의 움직임을 만들어주는 동작입니다.

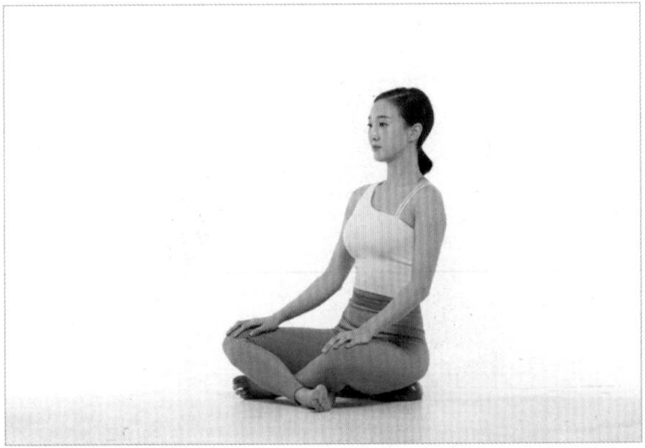

02 좌우로 가볍게 스윙합니다. 과도하게 배를 내밀거나 허리가 휘어지지 않도록 주의합니다.

01 보수팟 두 개를 나란하게 두고 앉아 편안하게 호흡합니다.

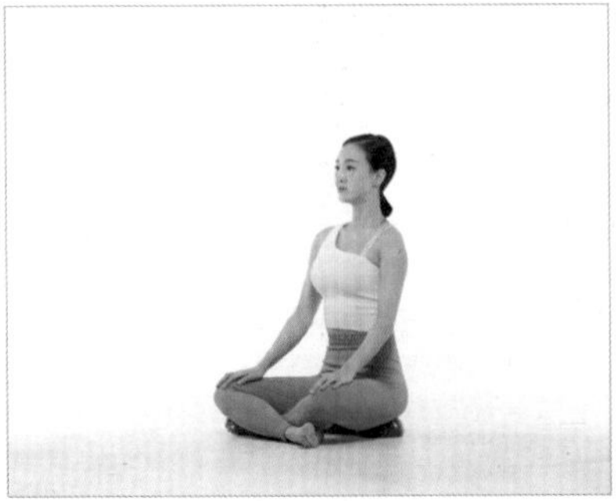

02 고관절, 둔근 스트레칭

뭉쳐 있는 고관절과 뻣뻣한 둔근을 편안하게 만들어주는 스트레칭입니다. 앉아있는 시간이 길어서 뻣뻣해진 허리 근육을 풀어줄 수 있습니다.

01 보수팟 두 개를 바닥에 좌우로 두고 무릎을 ㄱ자로 구부려 앉고 뒤로 반대쪽 다리를 뻗어 앉습니다.

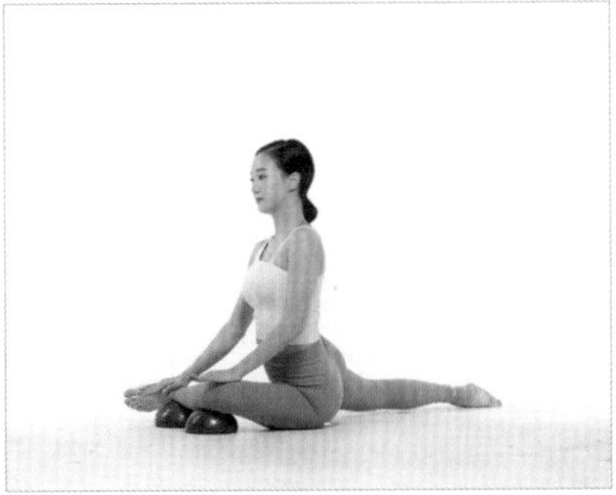

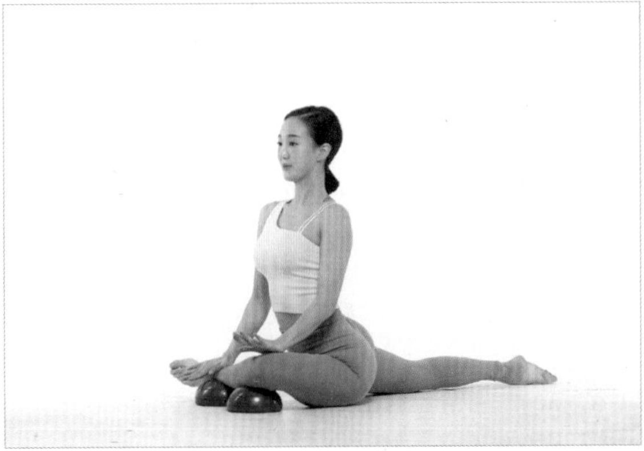

02 엉덩이 중심을 좌우로 왔다 갔다 하며 고관절 굴곡근과 엉덩이 근육을 스트레칭 합니다.

03 허벅지 앞쪽 스트레칭

운동으로 인한 긴장감 해소를 위한 허벅지 앞쪽 스트레칭입니다. 하체의 혈액순환을 돕고 허벅지 앞쪽을 매끈하게 만들어주는 동작입니다.

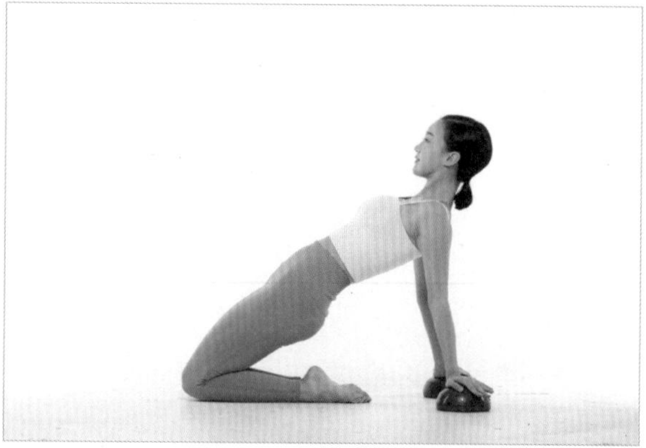

01 엉덩이를 뒤꿈치에 앉아 보수팟을 좌우 발 뒤쪽 옆에 두고 두 손으로 짚어줍니다.

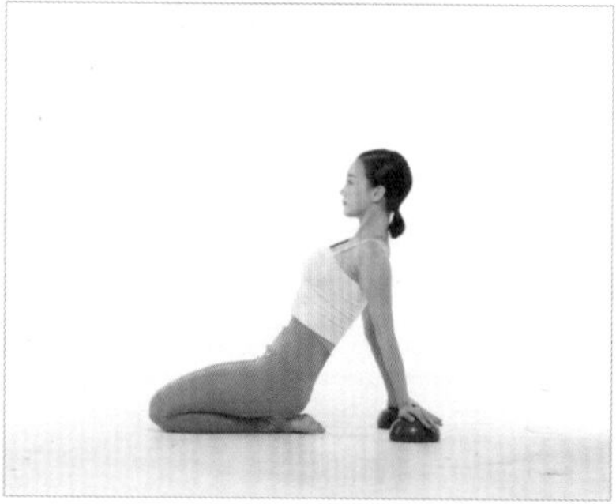

02 마시고 내쉬며 엉덩이를 들어 올리며 허벅지 앞쪽을 스트레칭 합니다. 마시며 천천히 돌아옵니다. 허리를 들어 올리기보다 엉덩이를 밀어내는 느낌으로 스트레칭 합니다.

04 정강이 스트레칭

발목은 항상 L자로 꺾여 있습니다. 타이트해진 발목 근육은 걷거나 뛸 때 추진력이 떨어지고 무릎과 골반까지 영향을 미치게 됩니다. 발등과 종아리 앞쪽 유연성을 향상시켜 주는 스트레칭입니다.

01 보수팟을 발등에 두고 뒤꿈치에 엉덩이로 앉습니다.

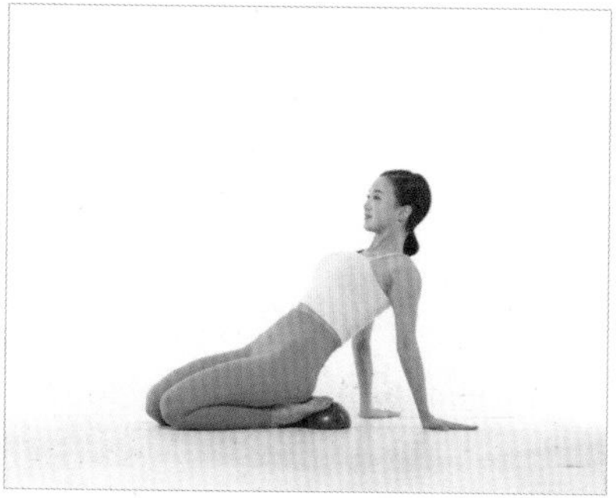

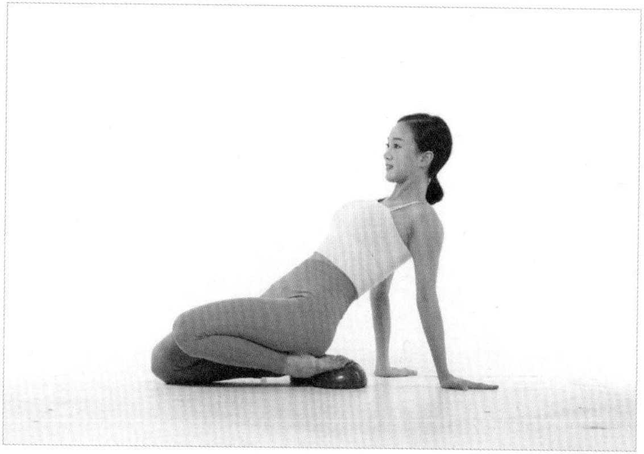

02 한쪽 무릎씩 들어 올리며 발등 및 정강이를 스트레칭 합니다.

03 반대쪽도 똑같이 반복합니다.

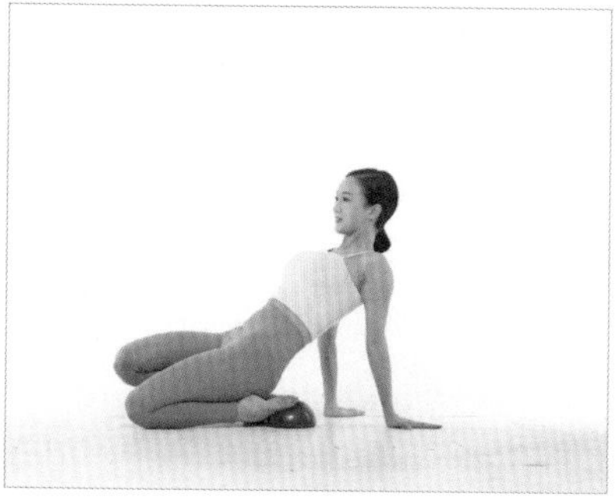

05 내전근 스트레칭

엎드린 자세에서 간단하게 할 수 있는 허벅지 안쪽 스트레칭입니다. 굳어 있는 허벅지 안쪽을 시원하게 풀어줍니다.

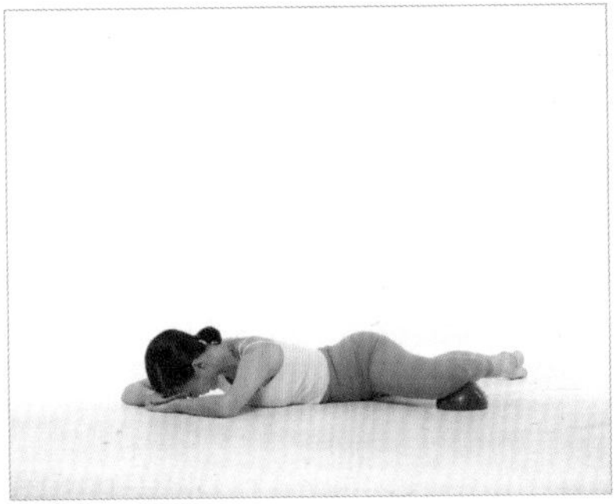

01 엎드린 자세에서 ㄱ자로 무릎 아래 보수팟을 두고 구부려 몸 옆에 위치시킵니다.

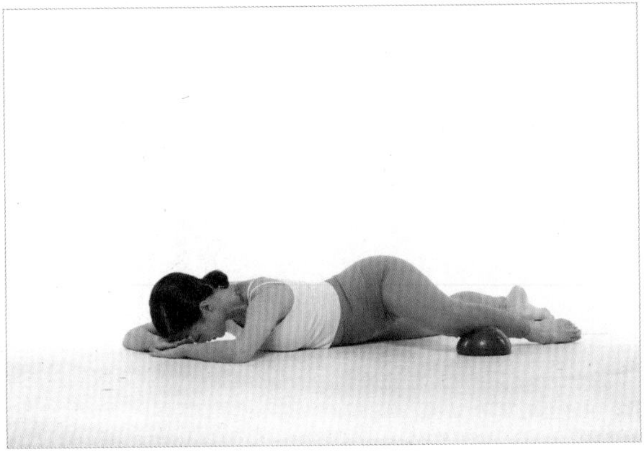

02 마시고 내쉬며 엉덩이를 바닥 쪽으로 밀어내며 허벅지 안쪽 스트레칭 합니다.

06 종아리 근육 스트레칭

뭉친 종아리를 가볍게 만들어 줄 종아리 스트레칭입니다. 평상시 혈액순환이 안돼 다리가 자주 붓는다면 붓기를 완화시킬 수 있습니다.

01 선 자세에서 앞다리를 ㄱ자로 살짝 구부리고 뒷발 앞꿈치를 보수팟에 둡니다.

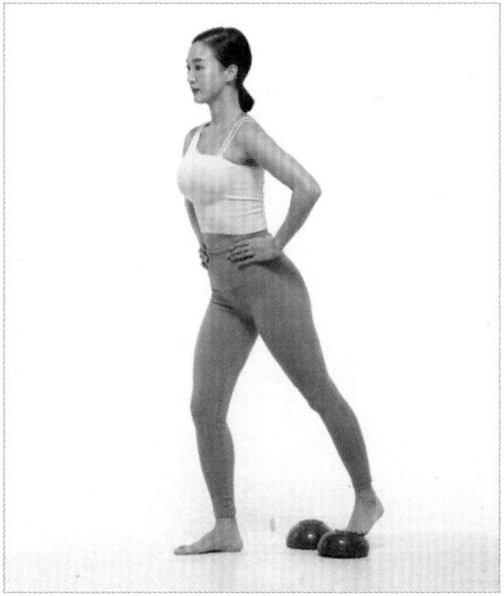

02 무릎을 살짝 구부린 상태에서 뒤꿈치를 바닥으로 눌러줍니다.

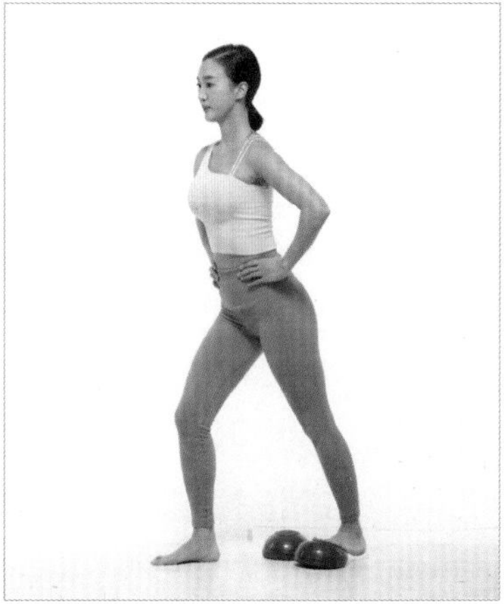

5. 수건 상체 스트레칭

어느 집에나 있는 수건은 뻣뻣해진 관절과 근육으로 손에 닿지 않는 신체 구석구석을 손발을 대신해 연결시켜줍니다. 또한 불필요한 긴장을 덜면서 스트레칭을 할 수 있고 여행을 가서도 사용할 수 있다는 것이 큰 장점입니다. 수건을 이용해 언제 어디서든 몸의 피로를 청소해보세요.

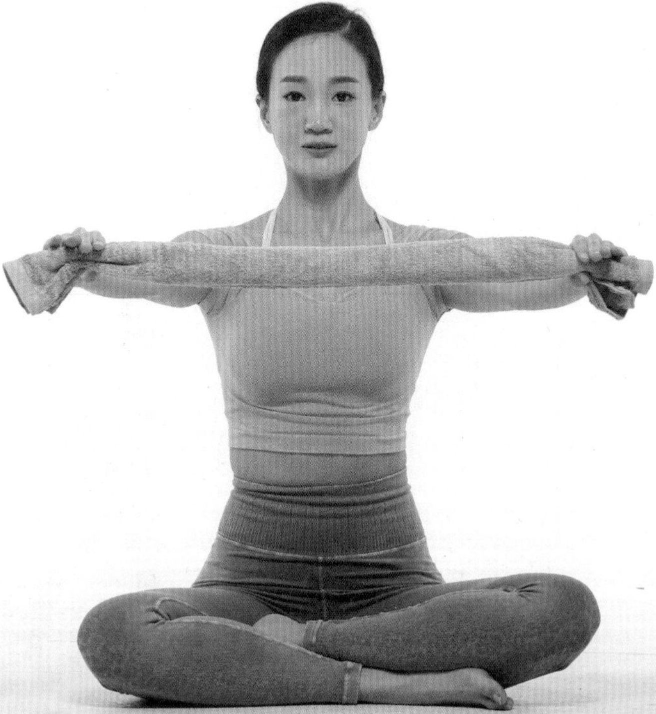

승모근 보톡스는 이제 그만! 스트레칭과 근육 사용을 통해 개운하게 만들어 주세요.

01 뭉친 승모근 스트레칭

01 수건으로 가볍게 머리를 감싸 줍니다.

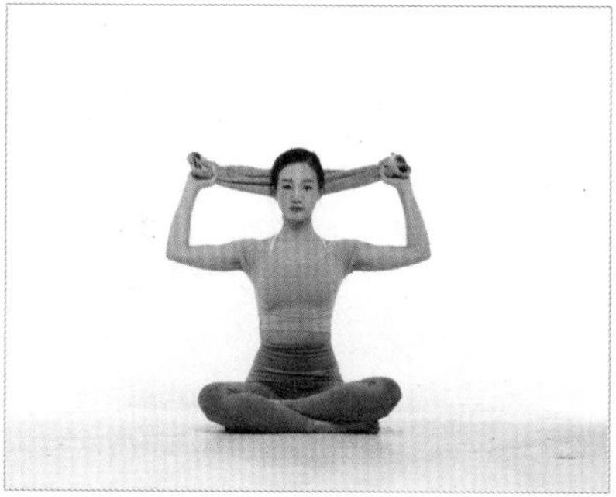

02 고개를 45도 돌려보며 손으로 머리를 가볍게 끌어내리고 머리로는 수건을 밀어냅니다.

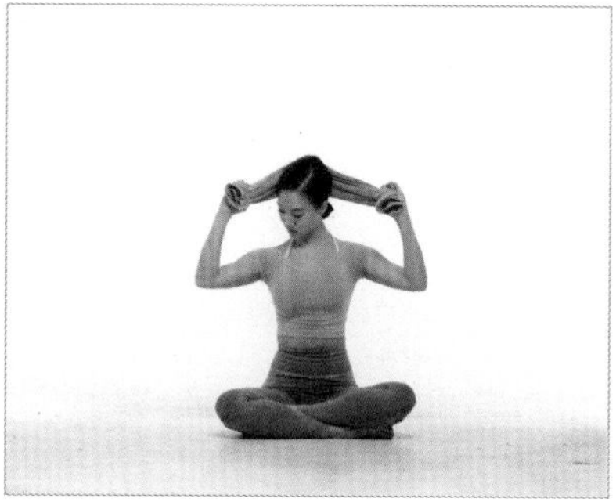

03 가볍게 머리를 반대쪽으로 돌려 똑같이 스트레칭 합니다.

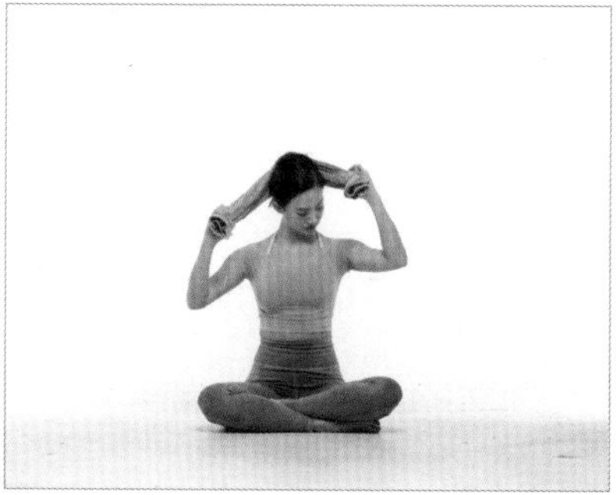

04 과도하게 잡아 당기지 않고 부드럽게 당기며 머리로 수건을 저항하며 스트레칭 해줍니다.

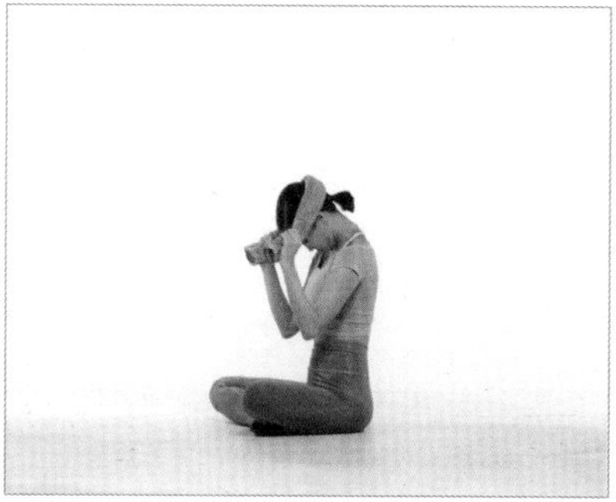

02 어깨, 가슴 스트레칭

작은 움직임으로 팔, 가슴, 등 모두 시원한 효과를 볼 수 있는 스트레칭입니다.

01 수건을 두 손에 넓게 잡고 두 팔을 앞으로 뻗어줍니다.

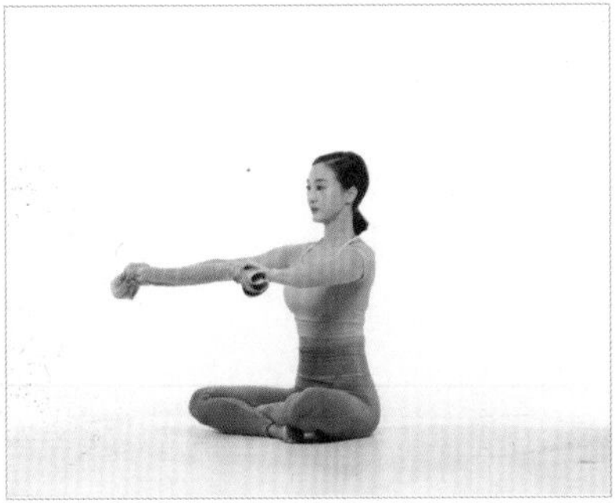

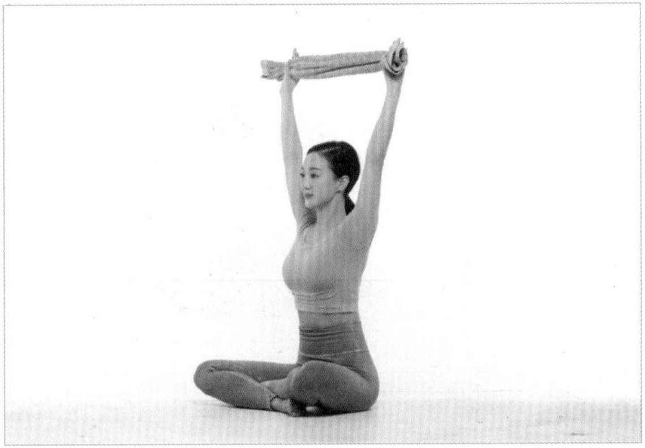

02 팔을 천천히 끌어 올려줍니다.

03 수건을 서로 바깥으로 잡아당기며 팔꿈치를 끌어내리고 가슴을 활짝 열어줍니다.

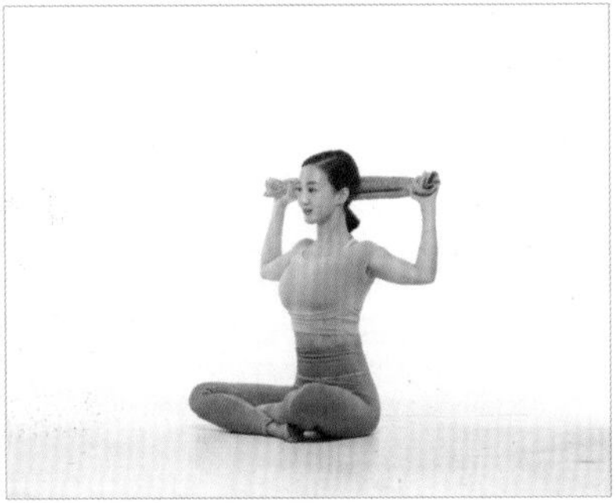

03 옆구리 스트레칭

뻐근한 허리를 길게 만들어주고 개운하게 만들어주는 옆구리 스트레칭입니다.

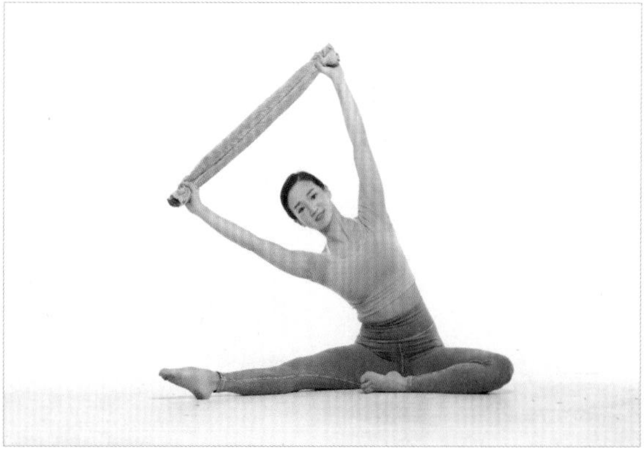

01 바르게 앉은 자세에서 한쪽 다리는 펼쳐 양손에 수건을 잡고 머리 위로 들어 올립니다.

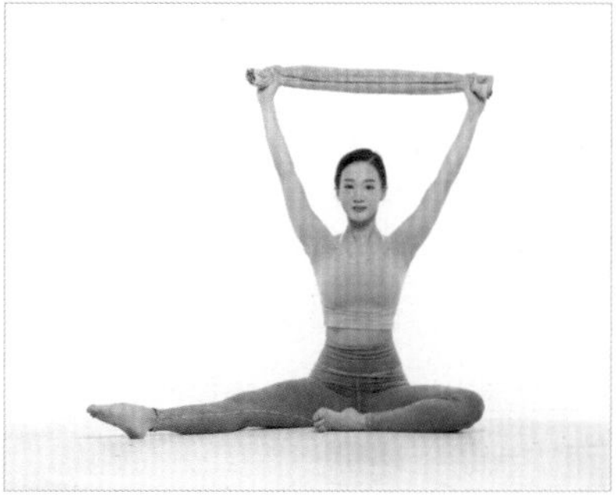

02 마시고 내쉬며 다리를 뻗은 방향으로 가볍게 몸통을 구부립니다. 다시 마시며 천천히 제자리로 돌아옵니다.

04 등 스트레칭

등 운동 전후 뻐근함을 해소해 주는 등 스트레칭입니다.

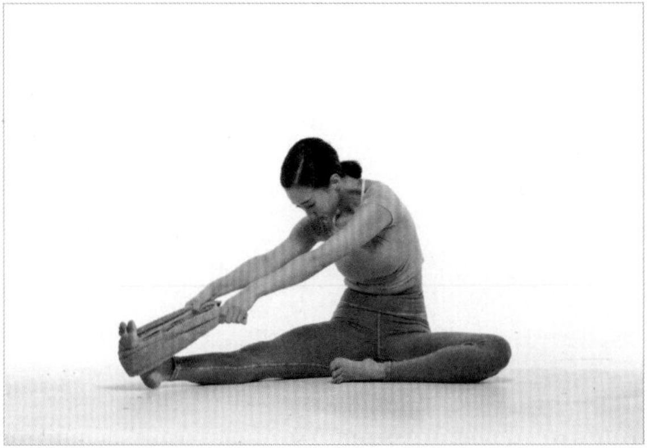

01 바르게 앉은 자세에서 한쪽 다리는 펼쳐 양손에 수건을 잡고 뻗은 다리 쪽으로 펼쳐 줍니다.

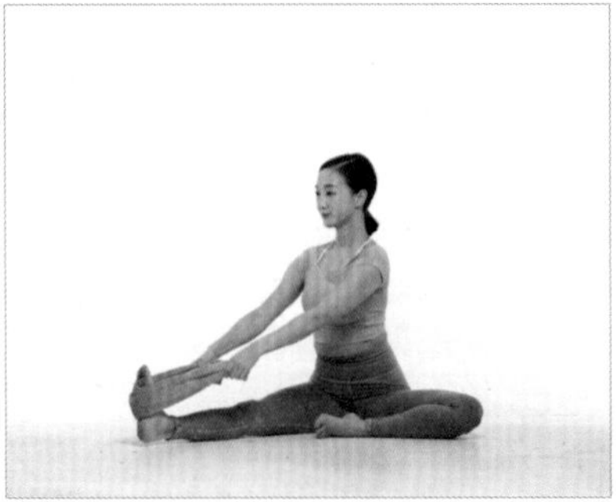

02 마시고 내쉬는 호흡에 수건을 다리를 뻗은 방향으로 밀어주며 등은 반대쪽 뒤로 밀어줍니다. 마시는 호흡에 척추를 제자리로 세워 앉습니다.

05 몸통 스트레칭

기지개 켜듯 몸을 다시 리셋해 주는 쉽고 간편한 몸통 스트레칭입니다.

01 편안하게 앉은 자세에서 수건을 잡고 앞으로 팔을 뻗어줍니다.

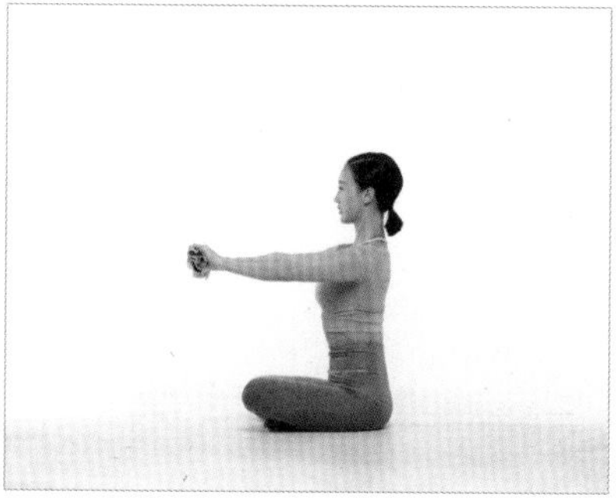

02 등을 말아 앞으로 수건을 밀어 냅니다.

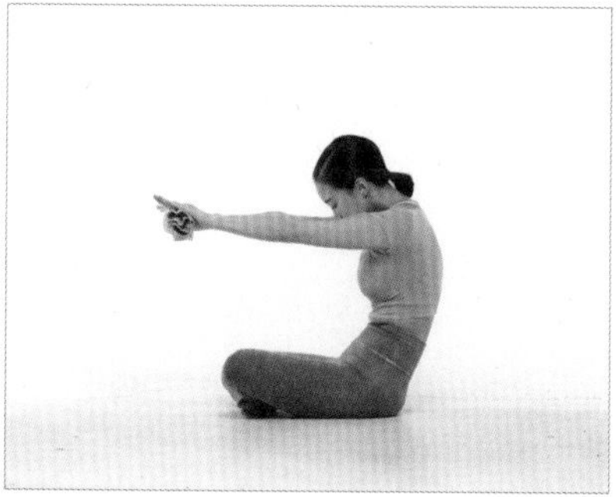

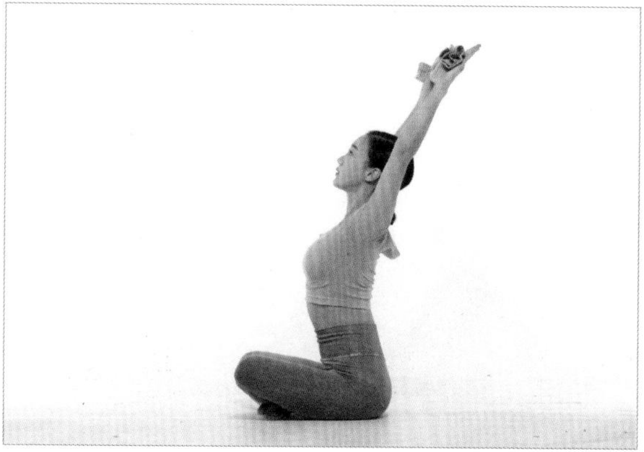

03 머리 위로 들며 가슴과 복부를 열어주며 스트레칭 합니다.

06 수건을 이용한 누운 자세 호흡

뭉친 몸을 열어주고 전신의 활기를 주는 누운 자세 호흡입니다.

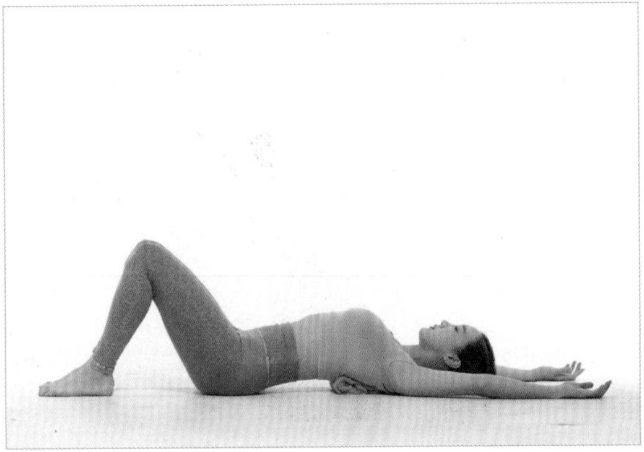

01 수건을 두껍게 말아 날개 뼈 아래 두고 눕습니다. 팔을 편안하게 바닥에 두고 편안하게 호흡합니다.

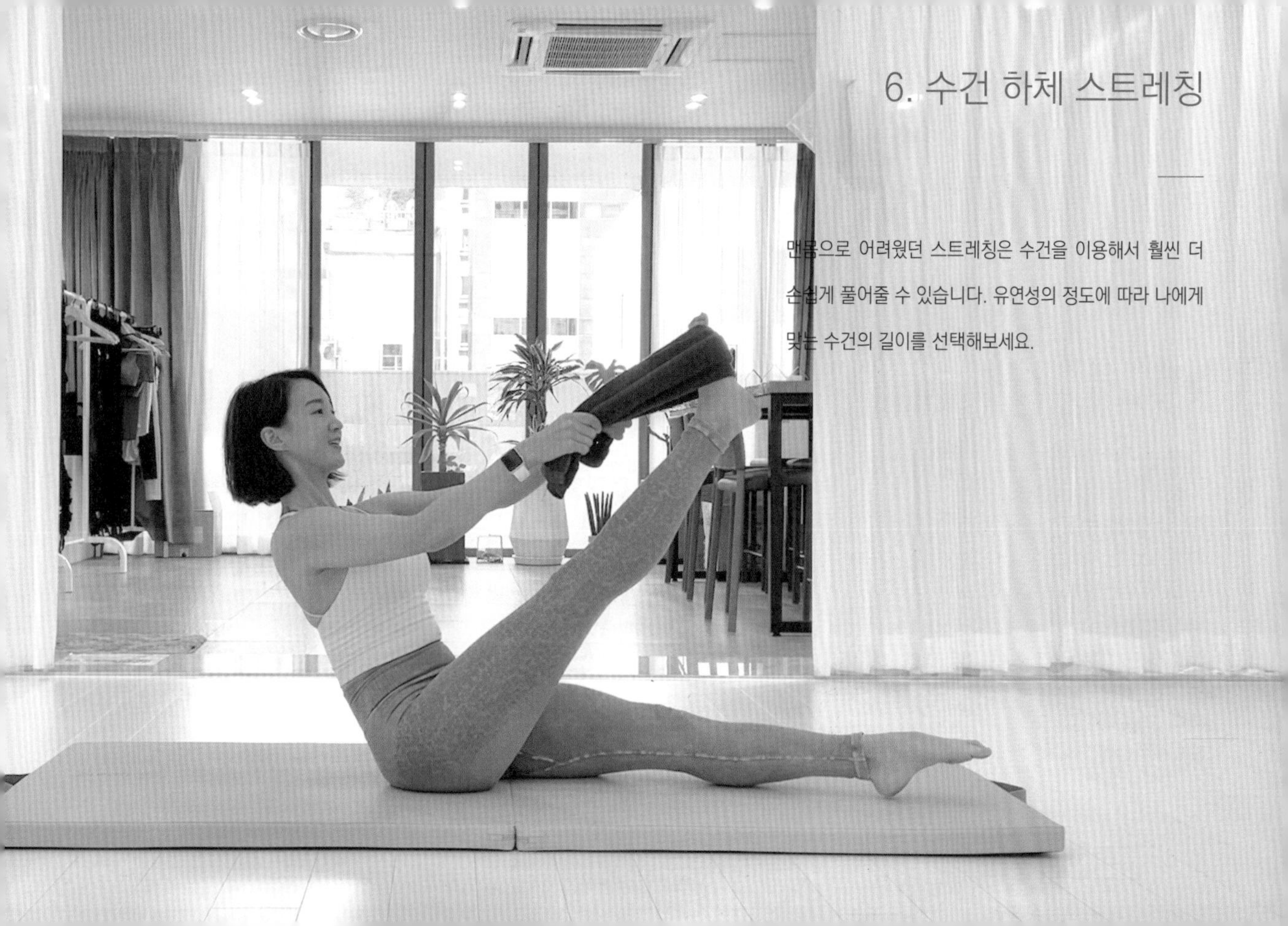

6. 수건 하체 스트레칭

맨몸으로 어려웠던 스트레칭은 수건을 이용해서 훨씬 더 손쉽게 풀어줄 수 있습니다. 유연성의 정도에 따라 나에게 맞는 수건의 길이를 선택해보세요.

01 햄스트링 스트레칭

맨몸으로 힘들었던 햄스트링 스트레칭을 수건을 이용하여 쉽고 편안하고 정확하게 할 수 있습니다.

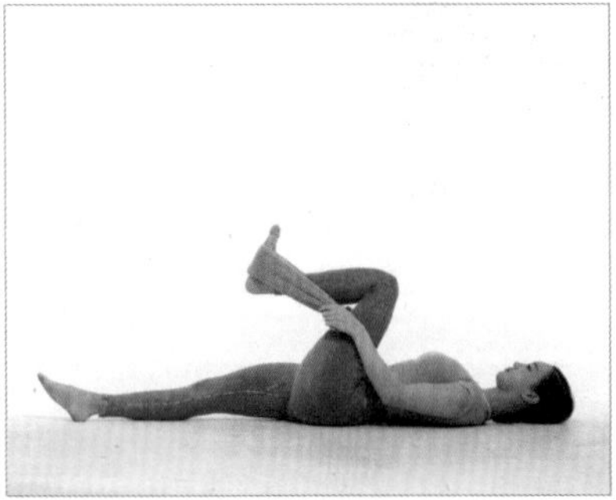

01 바르게 누운 자세에서 한 다리만 들어 수건을 발에 걸어줍니다. 느리게 하기보단 무릎을 구부리고 펴며 역동적으로 움직여봅니다.

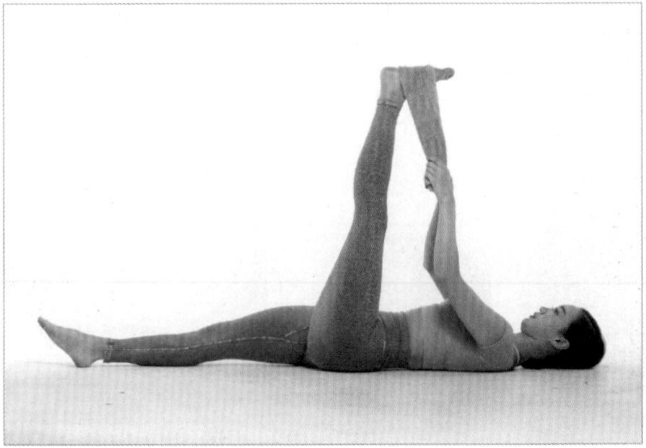

02 마시고 내쉬며 다리를 천천히 펴줍니다. 이때 허리 아래 살짝 공간을 만들며 꼬리뼈를 바닥으로 눌러줍니다. 마시는 호흡에 천천히 무릎을 구부립니다. (좌우 8회)

다리는 최대한 수건을 밀어내고 손은 가볍게 당기며 텐션을 유지하며 스트레칭 합니다. 햄스트링, 허벅지 바깥쪽과 엉덩이뿐만 아니라 허리까지 개운해지는 느낌을 줄 수 있습니다.

02 상하체 교차 스트레칭

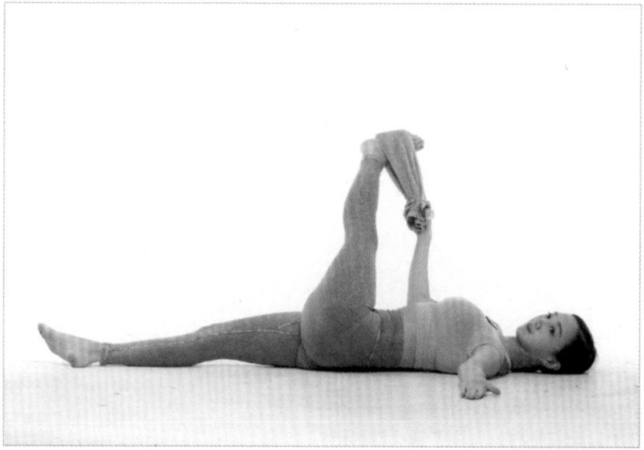

01 바르게 누운 자세에서 한쪽 발을 수건에 걸어줍니다.

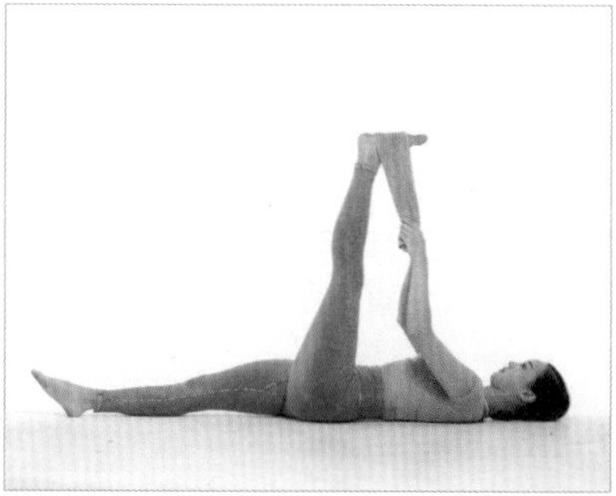

02 마시고 내쉬며 수건에 걸린 다리의 반대 손으로 수건을 잡고 몸통을 팔 쪽으로 당겨줍니다. 마시는 호흡에 천천히 제자리로 돌아갑니다.

03 내전근 스트레칭

빼근한 내전근 수건을 이용해 간편하게 하는 스트레칭입니다.

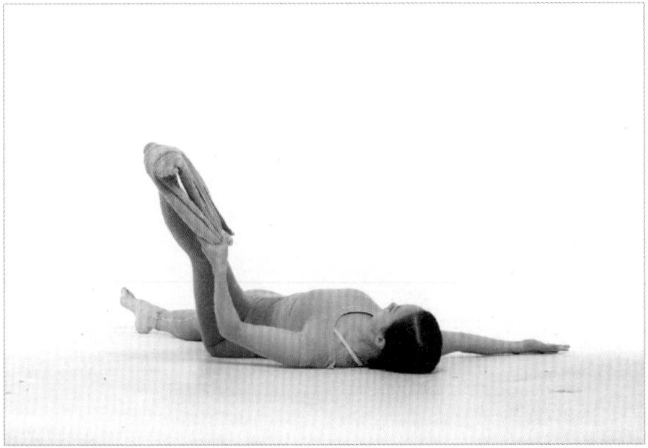

01 바르게 누운 자세에서 한 다리만 들어 수건을 발에 걸어줍니다.

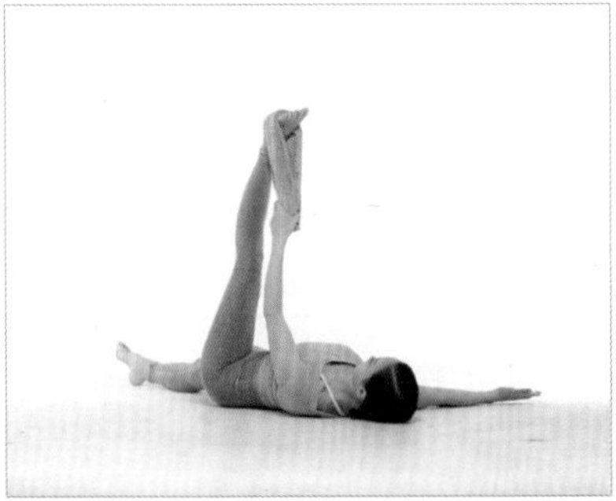

02 마시고 내쉬며 다리를 바깥쪽으로 열어줍니다. 이때 반대쪽 골반은 바닥을 눌러 고정합니다. 마시는 호흡에 천천히 제자리로 돌아옵니다. (좌우 4회 반복)

04 종아리 스트레칭

누워서 편안한 자세로 뻣뻣하고 통통한 종아리를 매끄럽게 만들어 주는 스트레칭입니다.

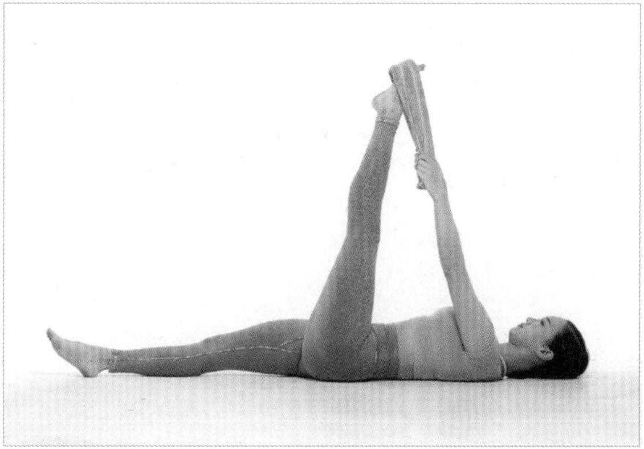

01 바르게 누운 자세에서 한 발만 수건에 걸어 발목을 꺾어 줍니다.

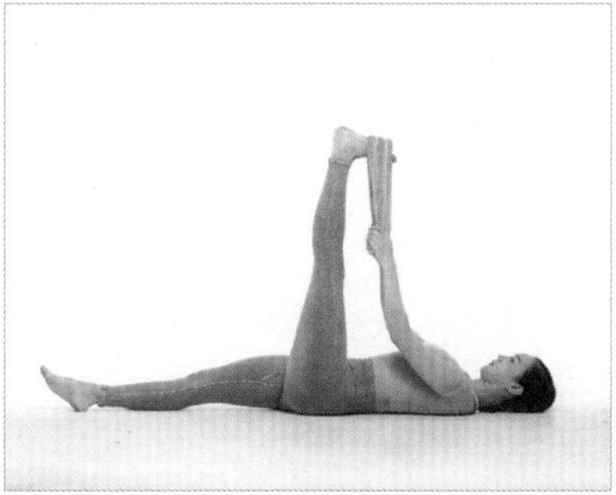

02 마시고 내쉬는 호흡에 손으로는 수건을 당기며 발가락을 천장으로 밀어줍니다. 마시는 호흡에 다시 발목을 천장으로 꺾어 밀어 보냅니다.

부위별 근력 운동

exercise #4

홈트레이닝에서 기본적으로 알아야 할 유산소와 근력 동작을 단계별로 익혀봅니다. 선 자세에서 유산소 운동, 우리 몸의 70% 정도를 차지하고 있는 하체 근력 강화 운동, 힙, 몸통, 상체, 목 순으로 몸의 아래부터 위까지 순차적으로 순서가 진행됩니다. 매뉴얼을 외우고 익히려고 하기보다 정확한 방법으로 집중력을 가지고 호흡과 함께 움직여야 하며 표시된 횟수는 권장 횟수이니 무리해서 하지 말고, 정확하게 할 수 있는 횟수만큼 진행해야 합니다.

1. 선 자세에서의 근력, 유산소 운동

테이블은 네 개 다리가 모서리에서 안정적으로 받쳐주는 것처럼 동물의 네 개의 다리는 안정적으로 몸통을 지지해 줍니다. 사람은 두 발 두 다리로 태어나 직립보행 하며 살아야 하는데 우리는 대부분 다리를 쓰지 못하고 책상 앞에 앉아 오랜 시간을 보냅니다. 선 자세 운동을 통해 몸을 잘 세워 가볍게 걷고 서 있을 수 있도록 합니다.

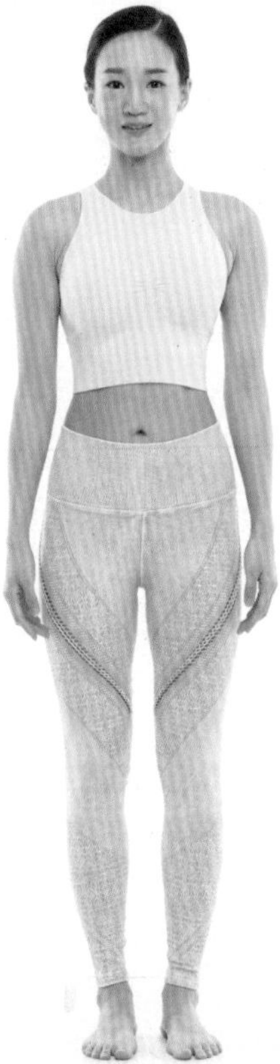

01 선 자세 롤 다운

롤 다운 자세는 뻣뻣한 척추와 몸의 뒷면을 부드럽게 만들어주는 분절 움직임입니다.

01 두 발을 11자로 골반 너비로 서서 시작합니다.

02 정면을 보고 크게 들이마시고 내쉬며 머리부터 천천히 바닥으로 동그랗게 떨어집니다. 머리가 무거운 추가 되었다고 상상해보세요.

03 머리에 힘을 풀고 코로 천천히 마시고 다시 내쉬며 등을 말아 올라옵니다.

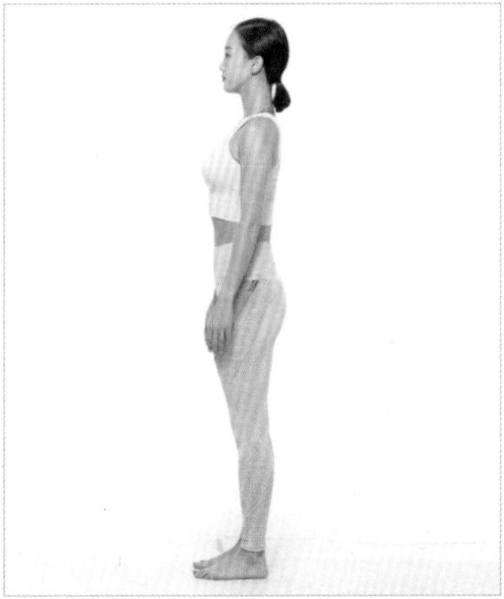

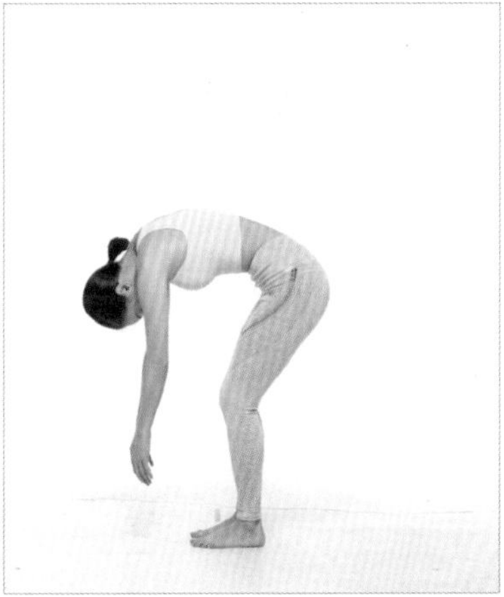

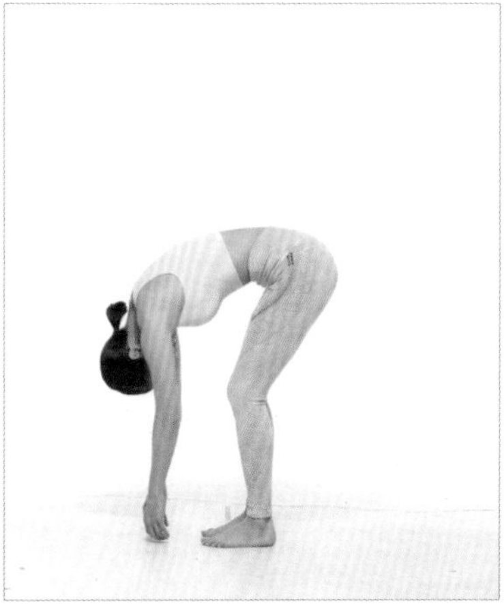

02 선 자세 종아리 운동

가벼운 유산소 전, 산책이나 조깅 전후에 간편히 할 수 있는 선 자세 종아리 운동입니다.

01 두 발을 11자로 모아 서서 시작합니다.

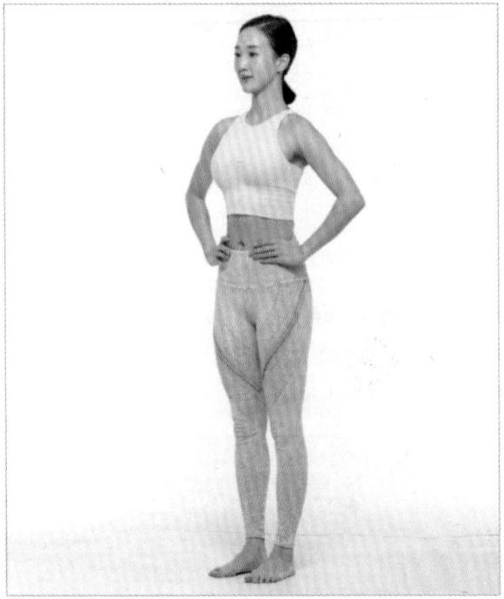

02 마시고 내쉬며 복부와 엉덩이에 힘을 주며 뒤꿈치를 들어 올려줍니다. 마시며 뒤꿈치를 바닥으로 지그시 눌러줍니다. (좌우 8회 반복)

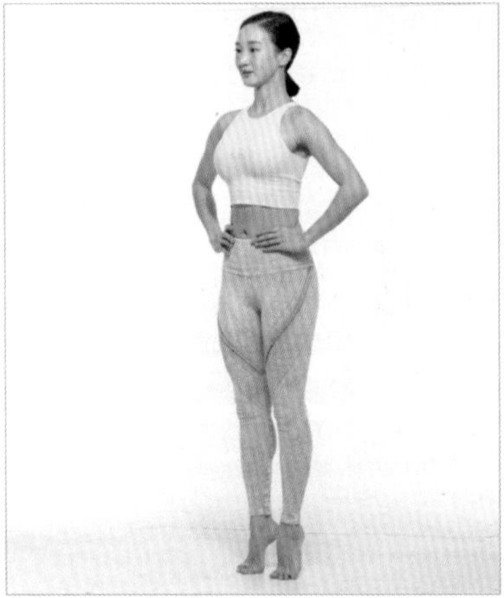

03 한 발 균형잡기

우리는 걸을 때 한 발씩 전진합니다. 그만큼 한 발로 지지하고 나아가는 힘을 만들기 위한 트레이닝이 필요합니다. 발과 다리 안팎의 힘을 이용해 잃어버린 균형을 찾는 동작입니다.

01 골반 너비로 선 자세에서 시작합니다.

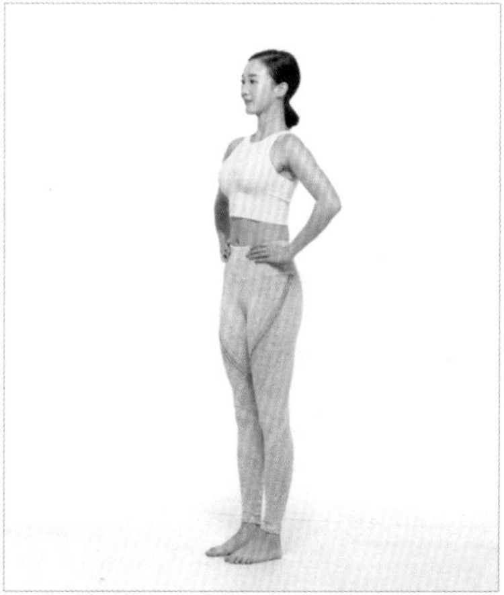

02 양팔을 벌리며 한쪽 무릎을 들어 올리고, 지지하는 발을 단단히 바닥을 밀어내며 엉덩이, 복부 힘을 느껴봅니다. 천천히 내려 제자리로 돌아옵니다. (4회씩 좌우 반복)

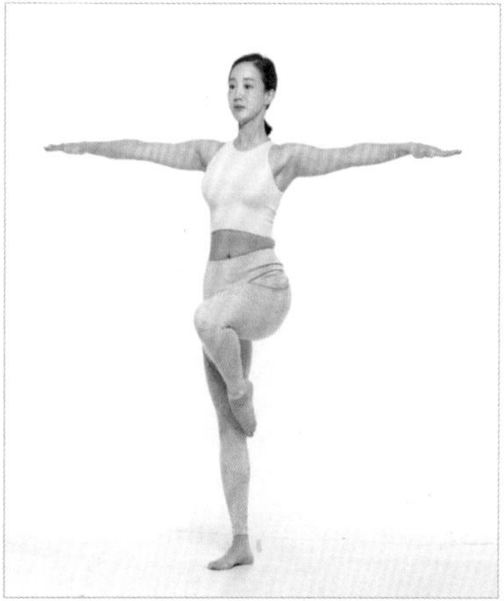

04 스쿼트

탄력 있는 힙과 허벅지를 만들어주는 하체 근력운동입니다.

01 다리를 어깨너비로 위치하고 발과 무릎은 15도 열어줍니다.

02 마시고 내쉬며 엉덩이를 뒤로 밀며 뒤꿈치에 체중을 싣고 앉습니다. 마시며 천천히 뒤꿈치를 누르며 일어납니다.

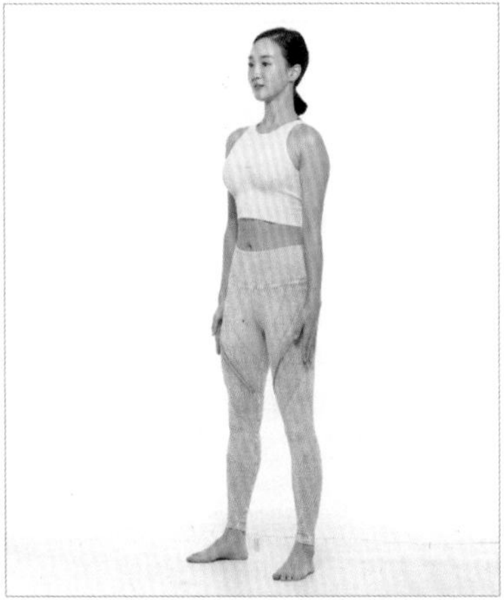

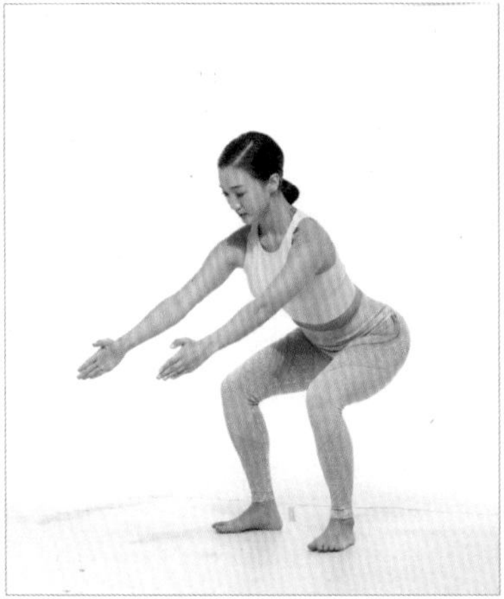

엉덩이와 허벅지를 탄력 있게 만들어주는 운동입니다.

05 와이드 스쿼트

01 다리를 어깨보다 넓게 벌린 상태에서 손은 허리에 두고 시작합니다.

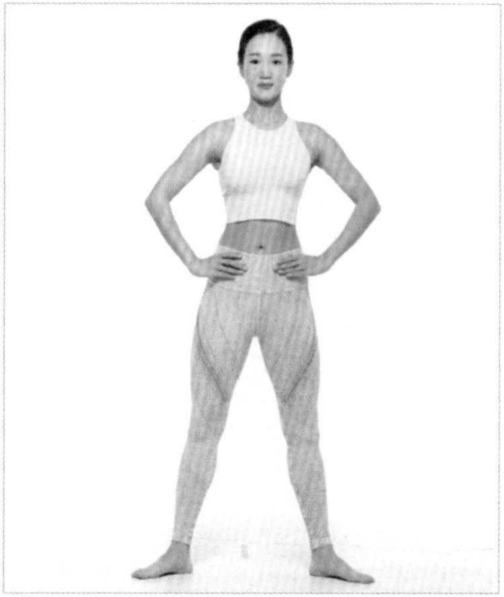

02 척추를 세운 상태에서 마시고 내쉬는 호흡에 천천히 무릎을 구부려 앉고 마시는 호흡에 발바닥으로 바닥을 밀어내듯 일어납니다. 골반이 뒤로 과하게 빠지지 않도록 주의합니다.

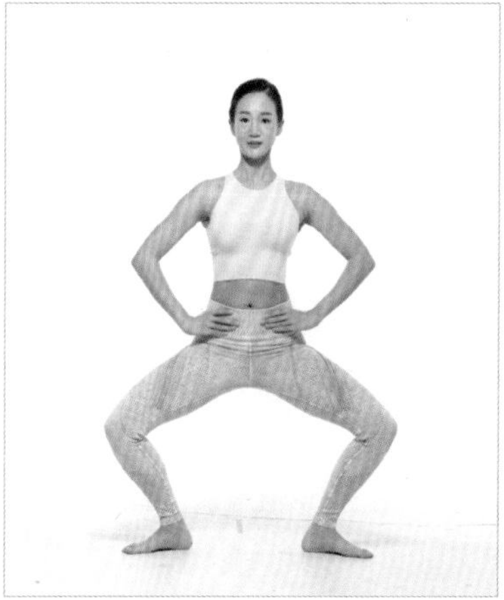

06 사이드 런지

엉덩이와 몸의 지지대가 되는 허벅지 옆쪽 탄력 채우기입니다.

01 두 발을 골반 너비로 서서 시작합니다.

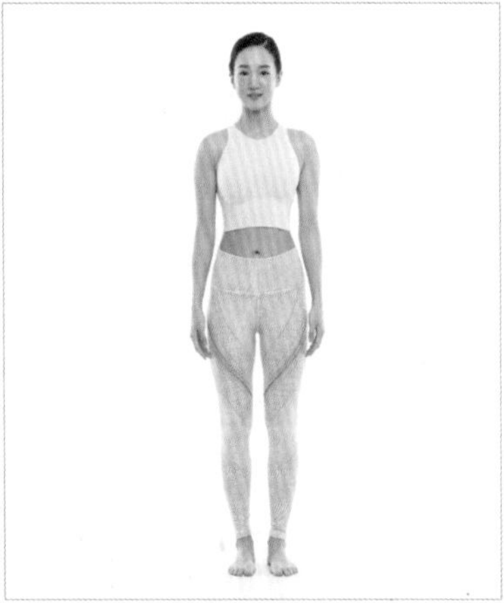

02 마시고 내쉬며 발을 멀리 던져 엉덩이를 뒤로 보내며 깊게 앉습니다.

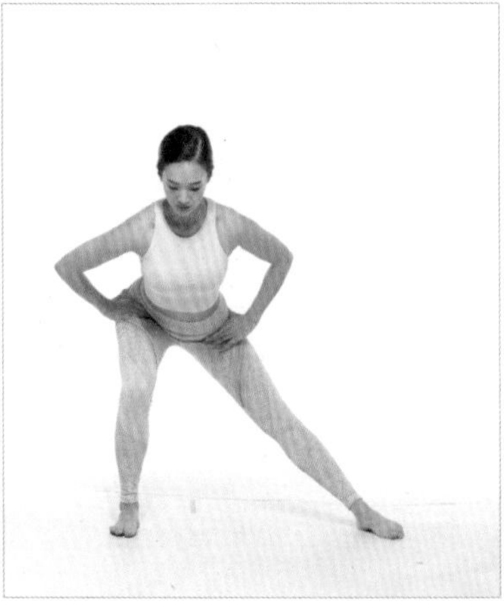

03 마시며 제자리로 돌아옵니다. (좌우 8회 2세트)

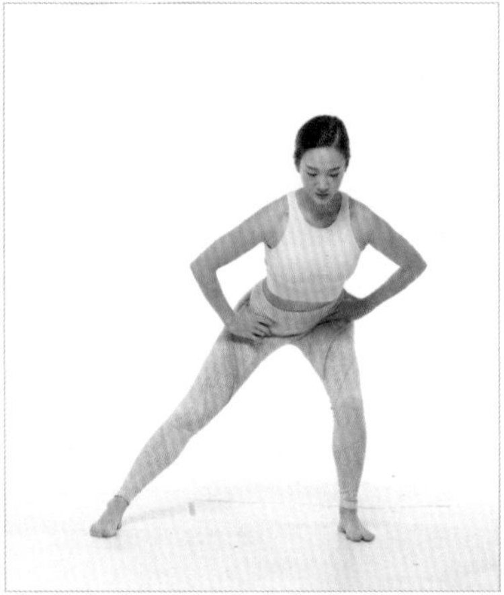

강한 하체와 힙을 위한 런지 동작으로 발바닥으로 바닥 지면을 밀어내는 힘을 인지하며 움직이면 코어까지 깨어나는 기분을 느낄 수 있습니다.

01 두 발을 11자로 모아 서서 시작합니다.

02 뒤로 다리를 살짝 구부려 짚고 앞쪽 무릎도 함께 구부리며 바닥을 밀어내고 마시며 제자리로 돌아옵니다. (좌우 각 8회 2세트)

03 이때 무릎이 배꼽 쪽으로 기울면 발의 아치가 무너지고 무릎과 허벅지에 불편함이 올 수 있으니 무릎은 정면을 볼 수 있도록 합니다.

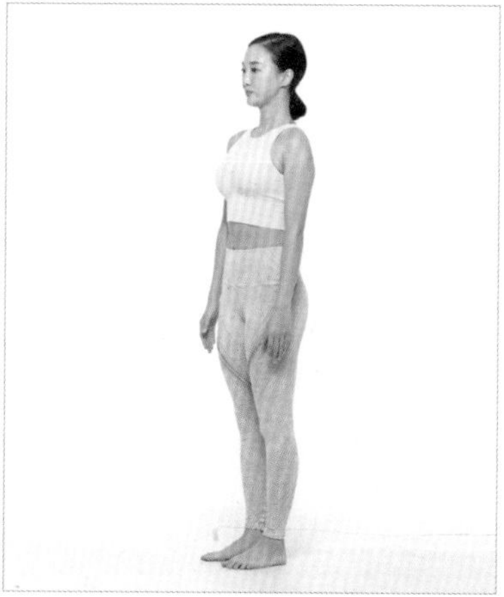

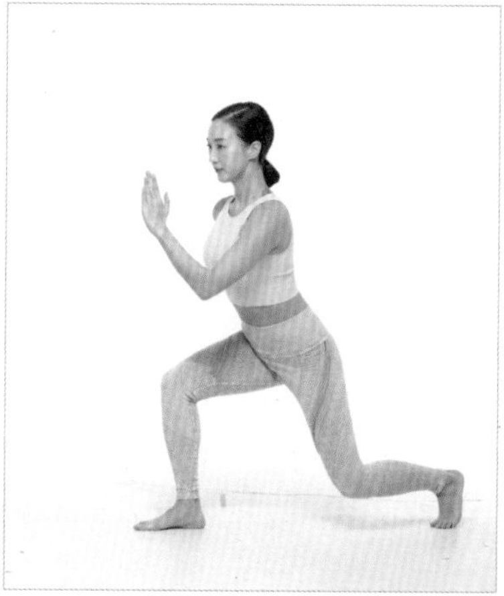

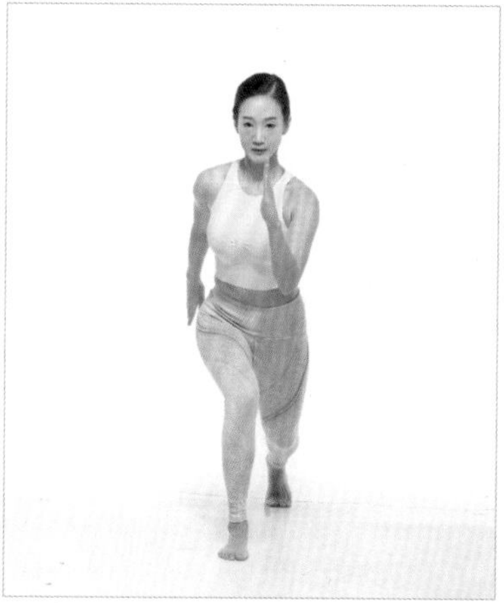

08 점핑잭

간단하게 할 수 있는 국민 유산소 운동입니다.

01 팔을 가슴 앞으로 모아 서서 시작합니다.

02 가볍게 뛰며 팔다리를 함께 열어줍니다.
다시 두 팔다리를 모았다 점프 뜁니다.

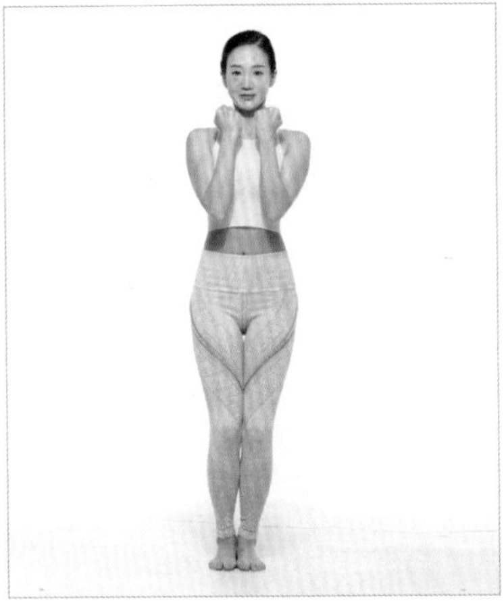

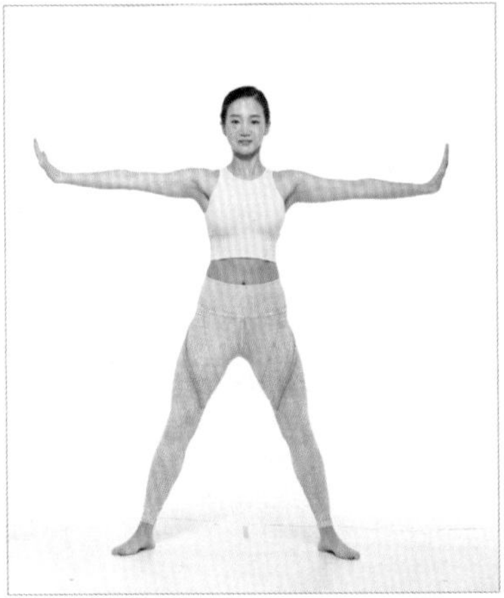

층간소음을 줄일 수 있는 유산소 운동입니다. 최대한 발과 무릎이 앞쪽을 향한 자세에서 동작합니다.

09 유산소 니 업

01 두 발을 골반 너비로 서고 런지 자세에서 시작합니다.

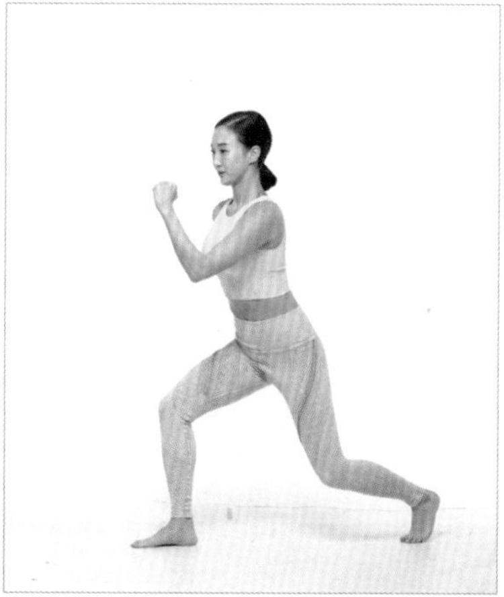

02 무릎을 가슴 앞으로 당겼다가 다시 제자리로 돌아갑니다. 반대쪽 똑같이 반복합니다. (좌우 8회 3세트)

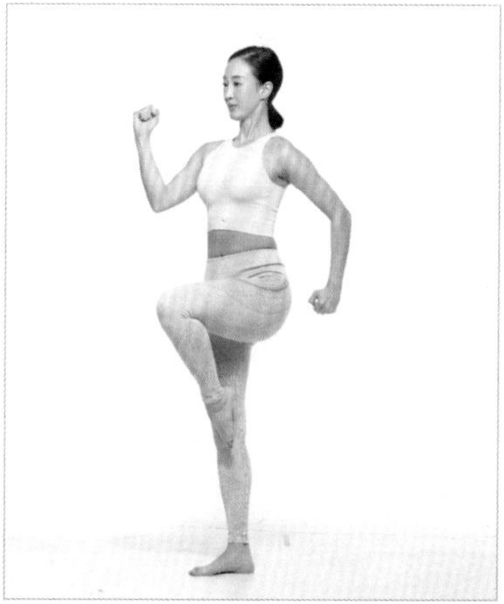

10 와이드 니 업

층간 소음 없는 유산소 운동입니다.

01 두 발을 V자 어깨너비로 살짝 열어 서고, 손은 가볍게 머리 뒤에 받쳐 시작합니다.

02 한쪽 무릎을 반대쪽 가슴 쪽으로 가져왔다 빠르게 제자리로 돌아갑니다.

03 반대쪽도 똑같이 당기고 뻗어줍니다. (좌우 8회 3세트)

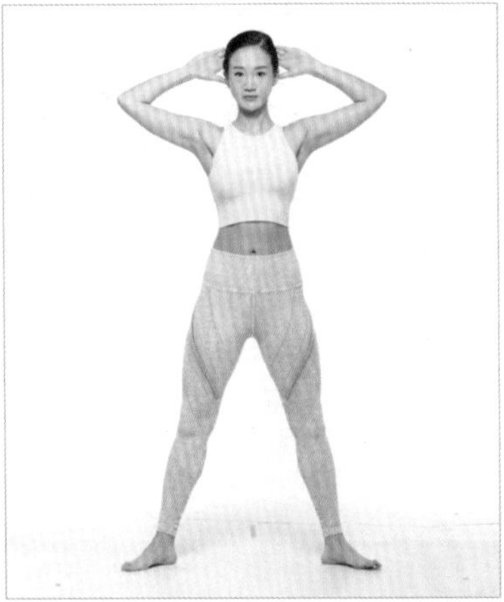

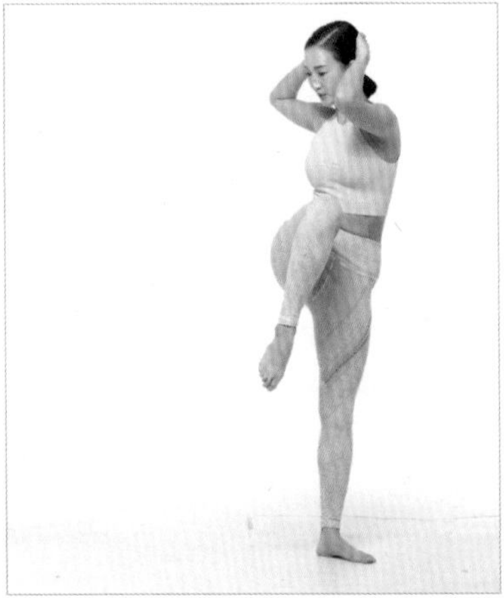

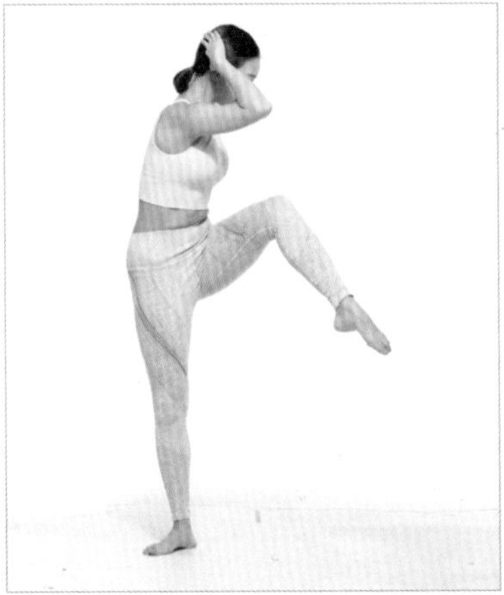

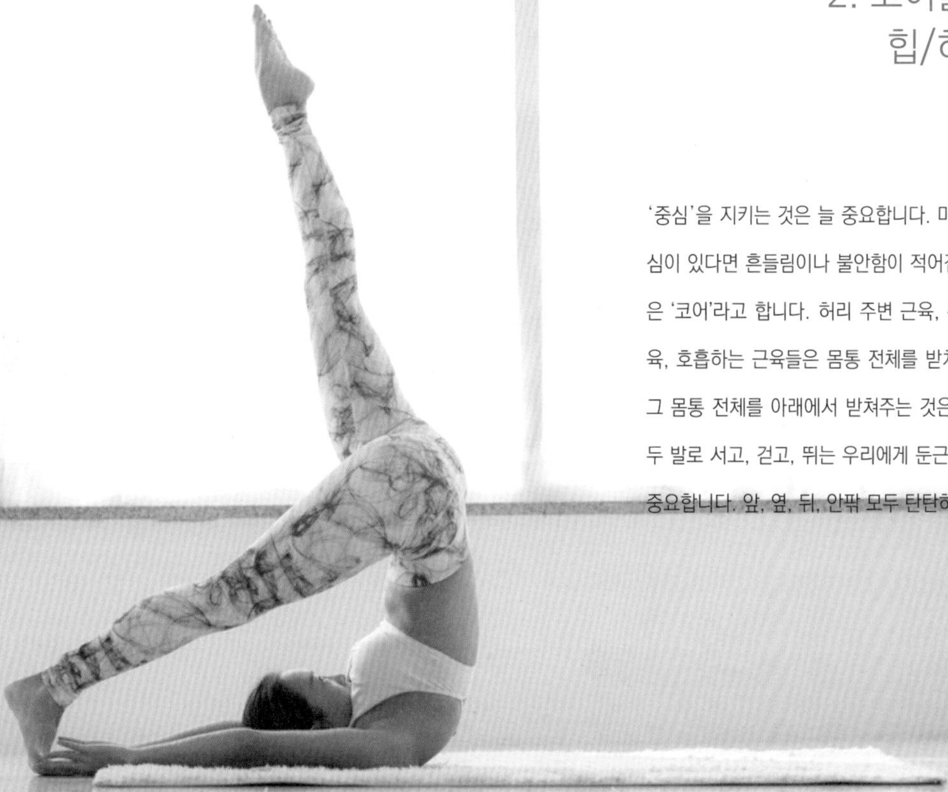

2. 코어를 채우는 힙/하체 운동

'중심'을 지키는 것은 늘 중요합니다. 마음도, 몸도 늘 중심이 있다면 흔들림이나 불안함이 적어집니다. 몸의 중심은 '코어'라고 합니다. 허리 주변 근육, 복부를 감싸는 근육, 호흡하는 근육들은 몸통 전체를 받쳐 줍니다. 그리고 그 몸통 전체를 아래에서 받쳐주는 것은 힙, 둔근입니다. 두 발로 서고, 걷고, 뛰는 우리에게 둔근과 다리의 역할은 중요합니다. 앞, 옆, 뒤, 안팎 모두 탄탄하게 채워보세요.

01 힙운동 브릿지

'코어'라고 불릴 만큼 몸의 중심부에서 중요한 역할을 하는 둔근 강화 운동입니다.

01 양 발과 무릎을 V자 모양으로 15도 정도 열고 누워서 시작합니다.

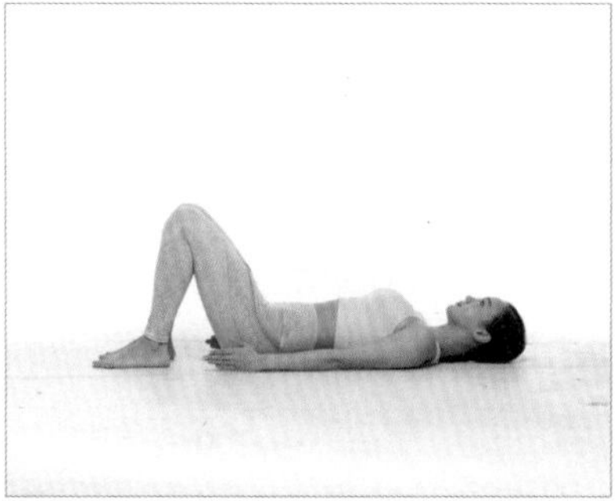

02 허리로 살짝 바닥을 눌러 골반을 말아들어 올립니다.

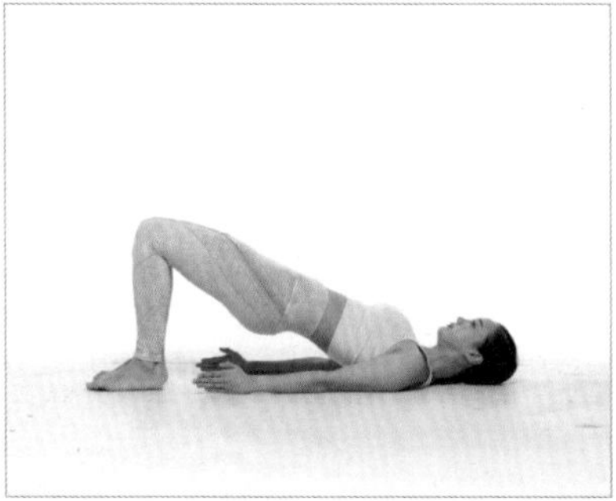

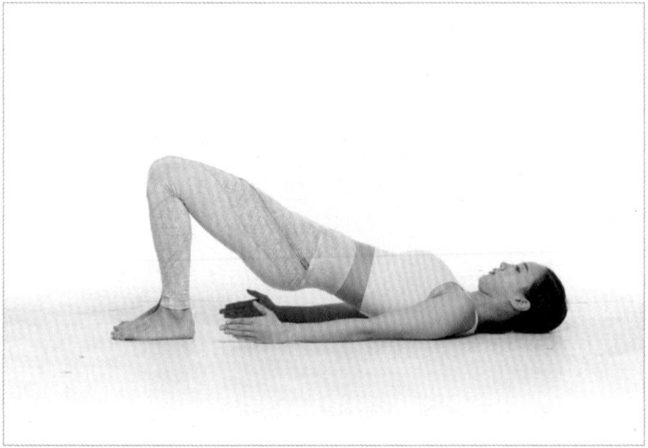

03 엉덩이를 반 정도 내렸다가 다시 천장을 향해 밀어 올립니다. (8회 반복)

02 네발 자세 킥

안정적인 몸통을 유지하며 둔근을 강화할 수 있는 네발 자세 힙 운동입니다.

01 네발자세에서 머리와 꼬리뼈는 길게 뻗고 양손은 바닥 면을 지지합니다.

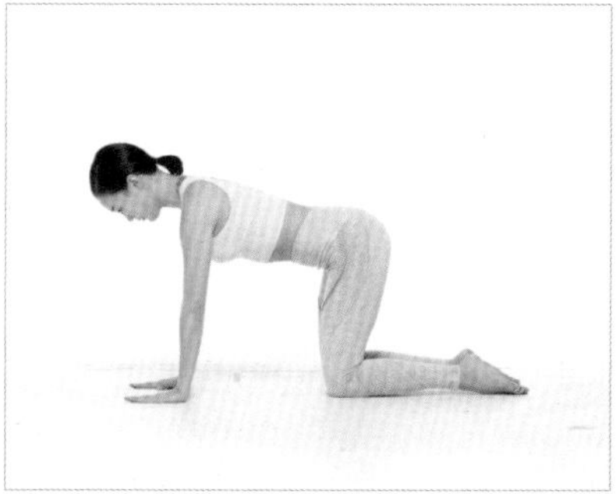

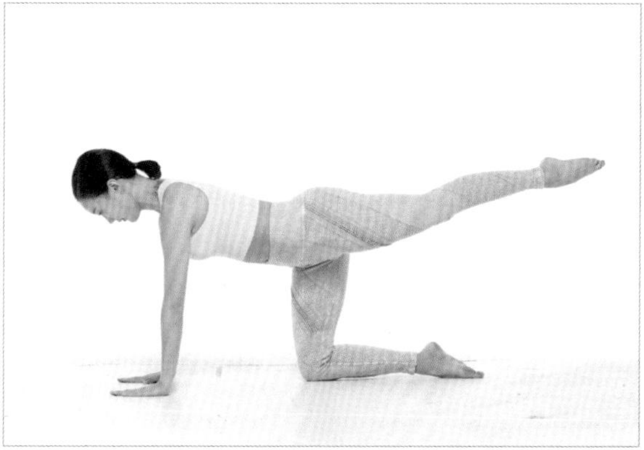

02 무릎이 바닥 면을 바라보며 엉덩이 힘으로 다리를 차올립니다. 마시며 다리를 내렸다가 다시 반복합니다. (8회 반복)

03 가능하다면 들고 있는 다리 반대편 팔을 들어 균형을 잡아봅니다.

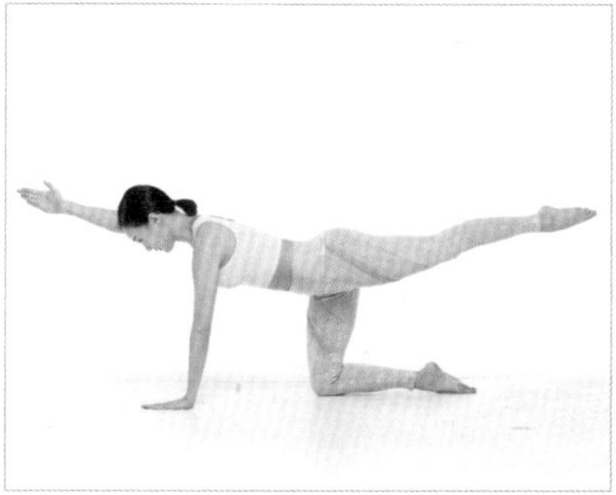

03 사이드 킥

짝다리로 일어난 골반 틀어짐을 예방할 수 있는 중둔근 강화 운동입니다.

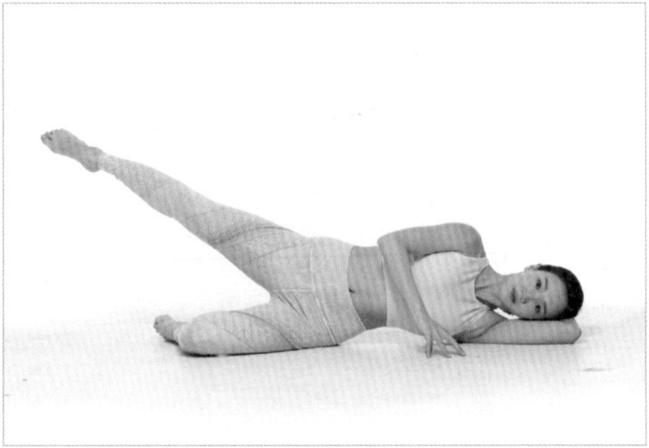

01 무릎을 살짝 구부려 옆으로 누운자세에서 시작합니다. 바닥 면의 허리를 살짝 들어 올려 좌우 척추 굴곡을 유지합니다.

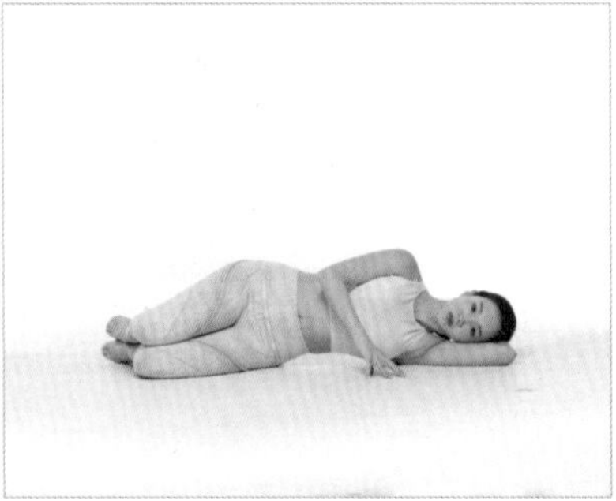

02 마시고 내쉬며 다리를 뒤쪽 천장 방향으로 들어 올립니다. 마시며 다리를 접어 내렸다가 다시 반복합니다. (8회 반복)

보이지 않는 하체의 뒷면, 둔근과 햄스트링을 탄력 있게 만들어주는 근력운동입니다.

04 무릎 자세 스쿼트

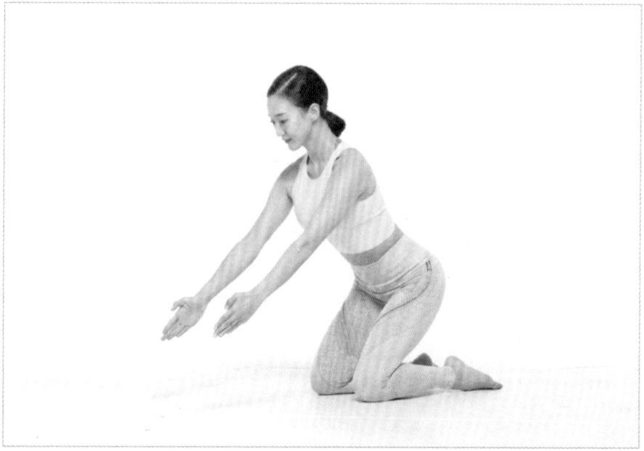

01 두 무릎을 꿇고 앉은 자세에서 시작합니다.

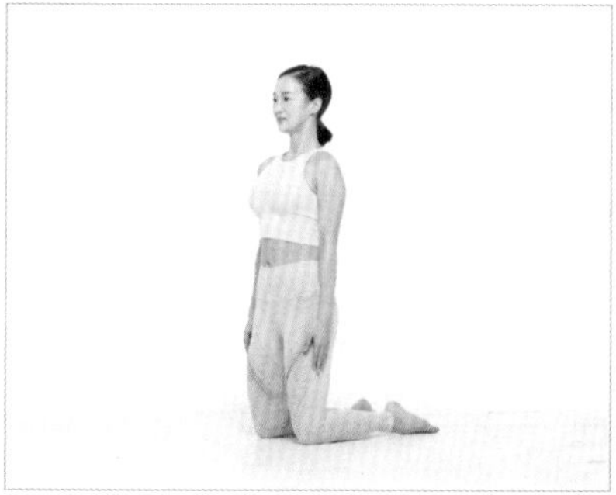

02 엉덩이를 뒤로 보내며 양손을 머리 위로 들어 올리고 체중을 발등에 실어서 앉습니다. 흉곽이 드러나거나 머리가 바닥을 바라보지 않도록 주의합니다. 마시며 천천히 엉덩이를 밀어내며 제자리로 돌아왔다가 다시 내려가며 반복합니다. (8회 반복)

05 싸이 스트레치

앞쪽 허벅지를 길고 가볍게 만들어주는 근력운동입니다.

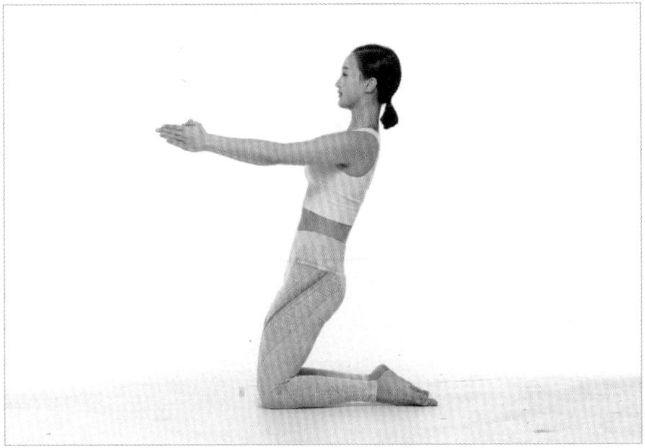

01 두 팔을 앞으로 뻗고 두 무릎을 꿇고 앉은 자세에서 시작합니다.

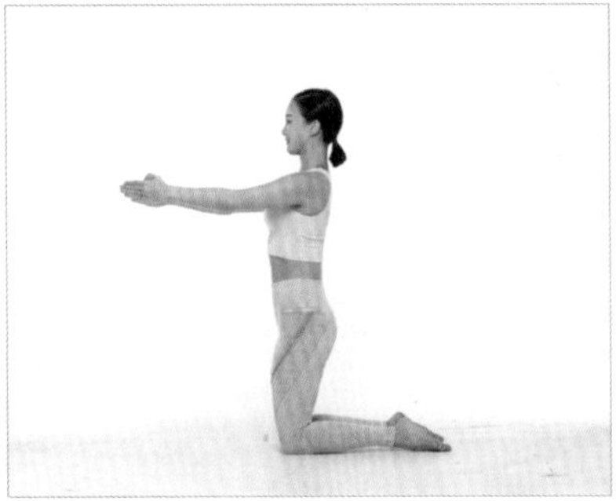

02 마시고 내쉬며 곧은 척추를 유지하며 몸통을 일직선으로 뒤로 기울여줍니다. 이때 허벅지 안에 공이 있다고 상상하며 허벅지 안쪽을 살짝 모아 줍니다. 마시며 천천히 엉덩이를 밀어내며 제자리로 돌아왔다가 다시 기울이기를 반복합니다. 흉곽이 드러나거나 머리가 앞으로 빠지지 않도록 주의합니다. (4회 반복)

06 안쪽 허벅지 운동

01 두 무릎을 꿇고 앉은 자세에서 시작합니다.

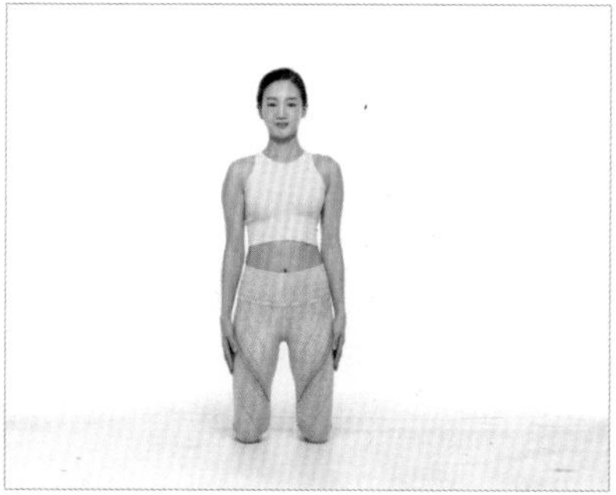

02 마시고 내쉬며 허벅지 안쪽을 모아줍니다. 마시며 천천히 힘을 풀어주며 제자리로 돌아가고 다시 내쉬며 반복합니다. (8회 반복)

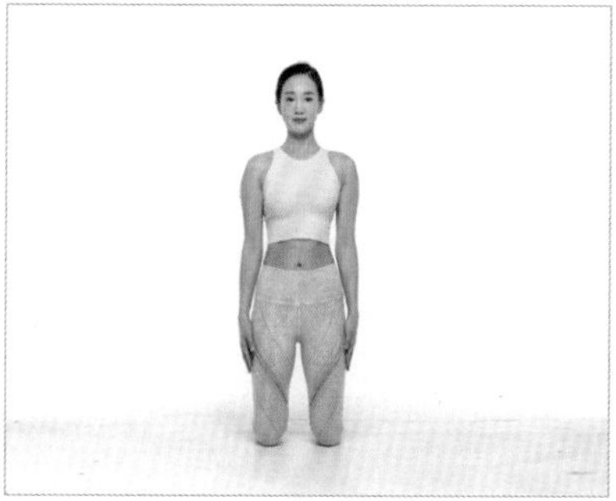

07 종아리 운동

종일 무거웠던 다리의 혈액순환을 돕는 종아리 강화 운동입니다.

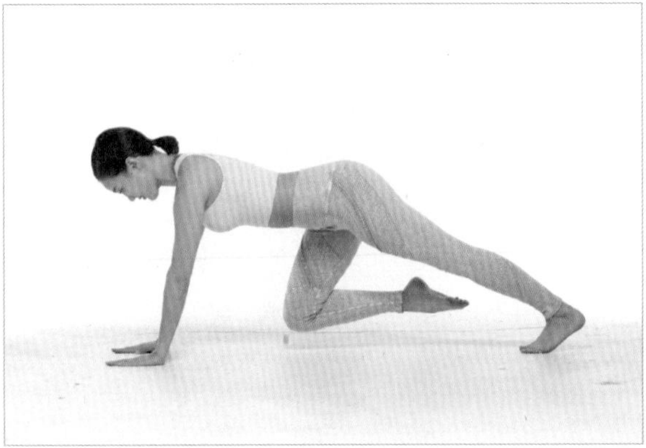

01 네발 자세에서 한쪽 다리를 멀리 뻗어 바닥에 짚습니다.

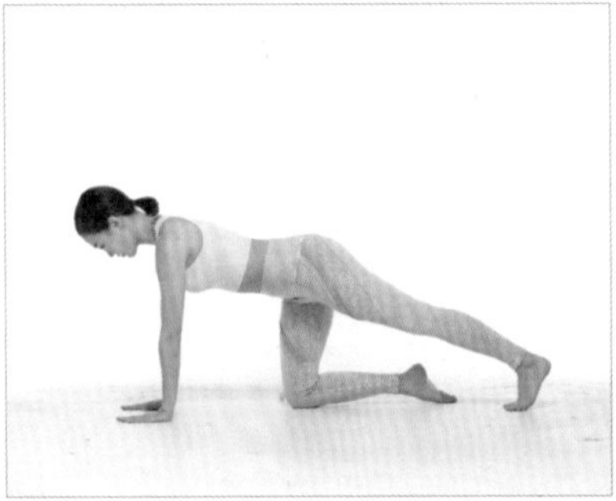

02 마시고 내쉬는 호흡에 뒤꿈치를 바닥으로 누른 상태에서 앞에 짚은 무릎을 살짝 들어봅니다. 가슴과 머리가 바닥으로 빠지지 않도록 단단하게 바닥 지면을 밀어냅니다. 마시며 천천히 무릎을 내려놨다가 다시 내쉬며 들어 올립니다. (4회 반복)

3. 탄탄한 복부 근육 운동

복부 근육 운동은 단순히 뱃살을 빼기 위함이 목적이 아닌 몸통의 둘레를 잡아주고 허리까지 세워주는 필수 과정이 되어야 합니다. 무조건적인 횟수 채우기식보다는 몸통이 충분히 사용되며 복부가 쓰이는지 느끼면서 움직여보세요.

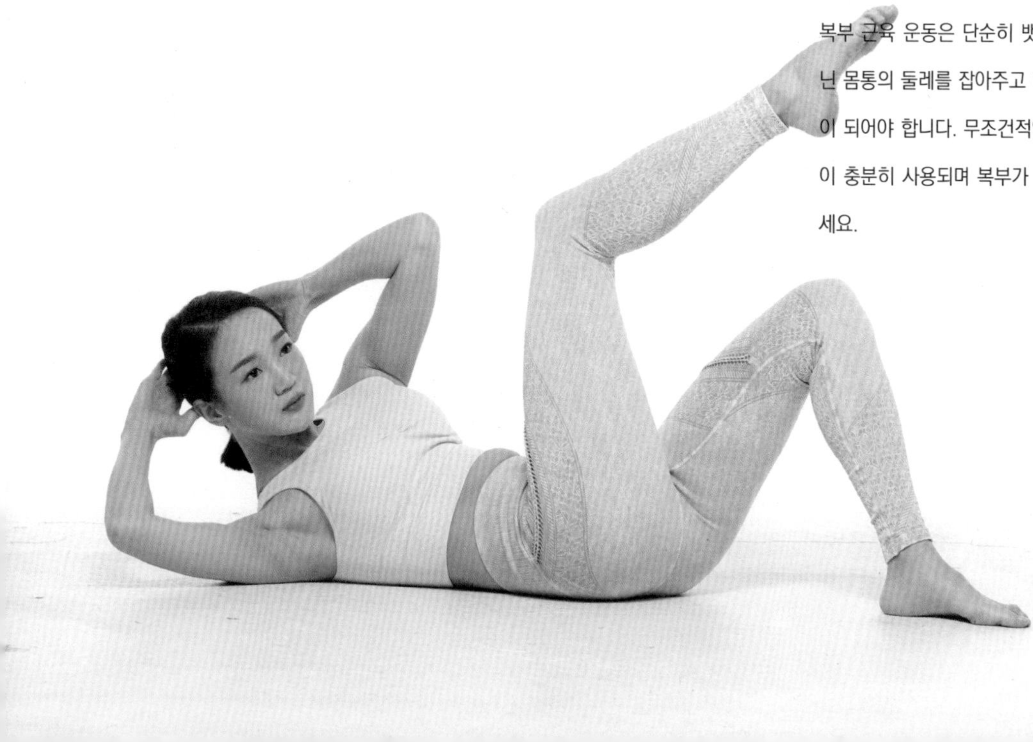

01 롤 다운

복부와 척추를 강하게 만들어주는 분절 운동입니다.

01 두 다리를 뻗어 앉은 자세에서 양손을 앞을 뻗고 앉습니다.

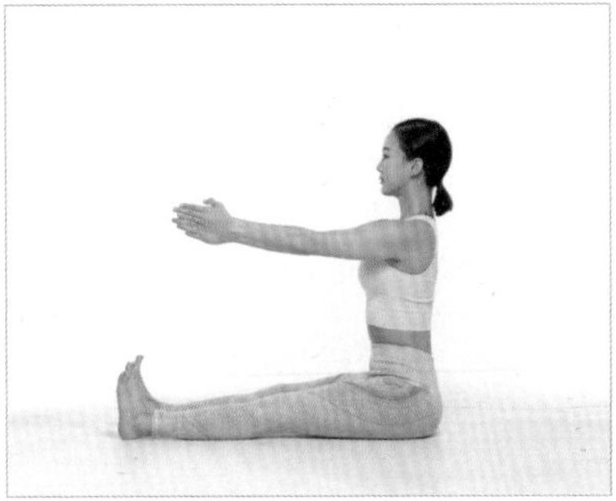

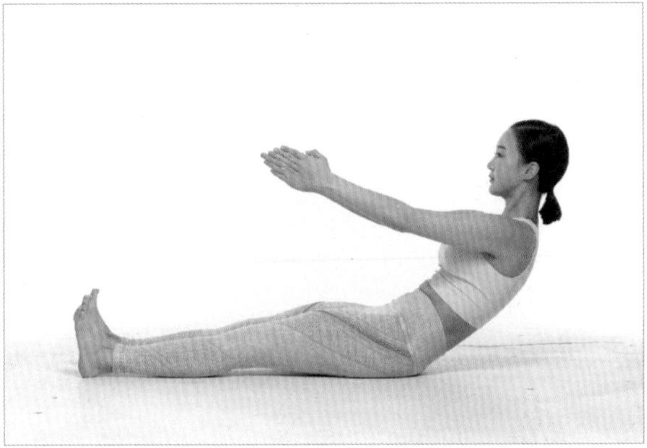

02 마시고 내쉬며 몸통을 동그랗게 말아서 바닥으로 떨어지지 않을 만큼 내려갑니다. 머리가 앞으로 빠져 긴장되지 않도록 주의합니다.

03 마시고 내쉬며 끝까지 바닥으로 내려가 눕습니다. 코로 크게 마시고 내시며 다시 올라옵니다. (4회 반복)

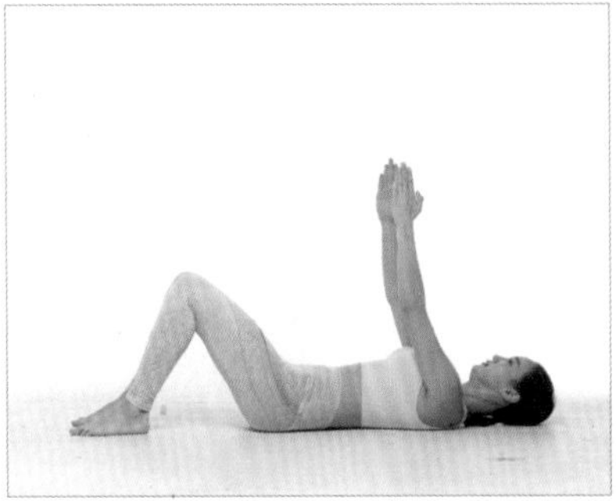

02 몸통 말아 올리기

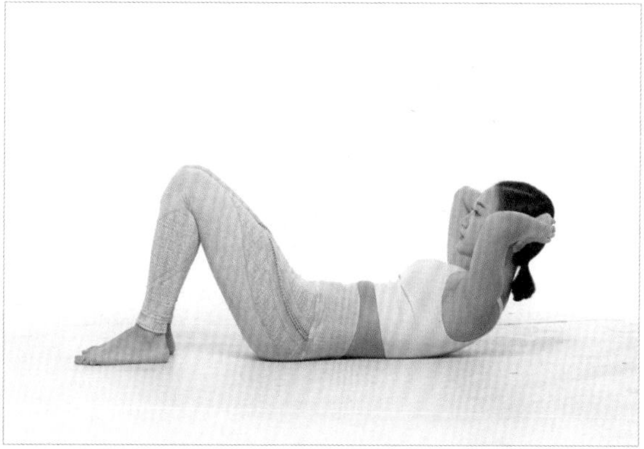

01 누운 자세에서 양손을 머리 뒤에 가볍게 받쳐줍니다.

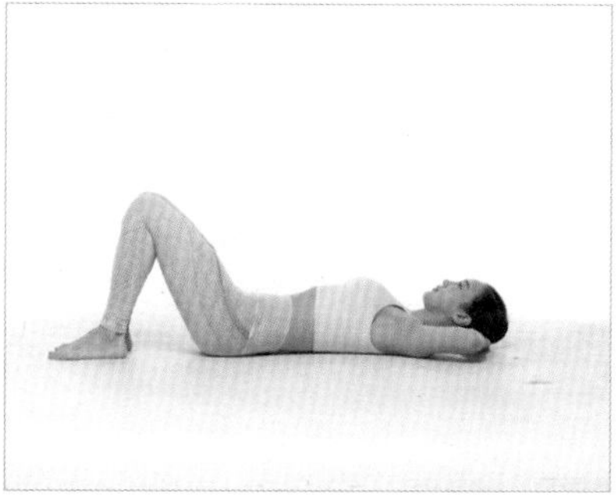

02 마시고 내쉬는 호흡에 몸통을 말아 올립니다. 마시며 천천히 제자리로 절반만 내려갔다가 내쉬며 다시 올라오며 반복합니다. 머리를 당겨 올라오지 않고 가슴을 끌어올립니다. 반동으로 올라오기보다 등을 늘려준다 상상하며 올라오고, 내려갈 때 무겁게 바닥을 누르며 제자리로 돌아갑니다. (8회 반복)

03 롤링

쉽고 재밌게 척추를 개운하게 만들어주는 운동입니다.

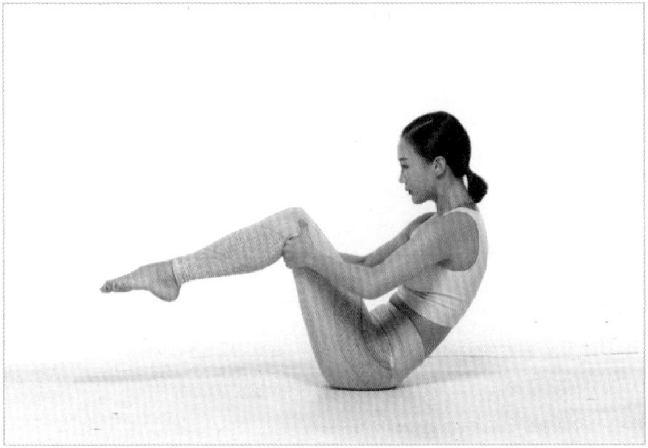

01 누운 자세에서 양손으로 두 허벅지 아래를 손으로 감싸 가슴 앞으로 당기고, 몸통은 절반 말아 올립니다.

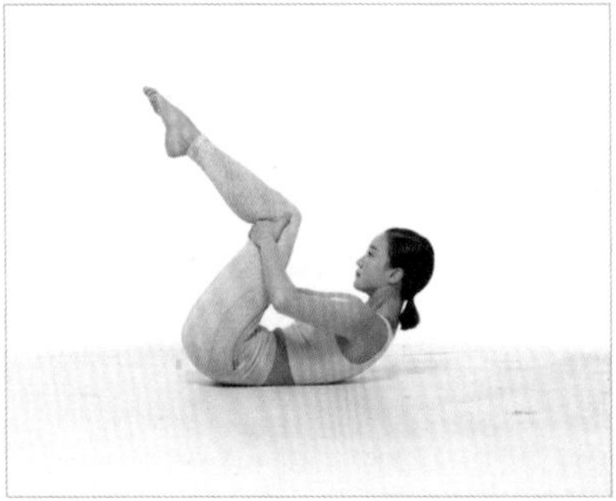

02 마시고 내쉬는 호흡에 복부 힘으로 반동하며 일어납니다. 마시며 내쉬며 다시 바닥으로 굴렀다 빠르게 일어납니다. 머리가 앞으로 숙어지지 않도록 주의합니다. (8회 반복)

몸통을 옆을 감싸주는 측면 복근 강화 운동입니다.

04 복사근 운동

01 누운 자세에서 양손으로 가볍게 머리를 받쳐 가슴을 일으켜 세웁니다.

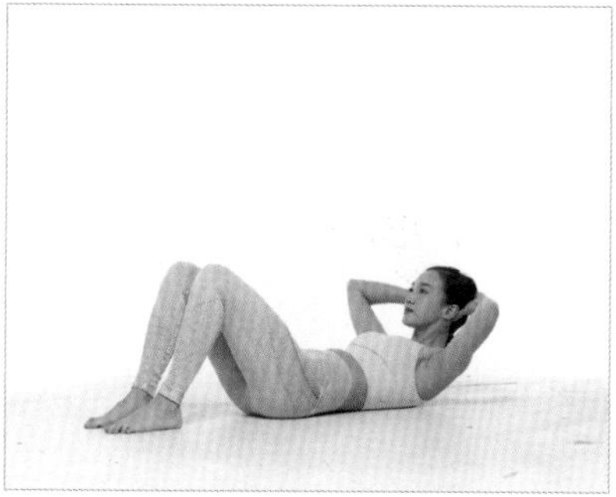

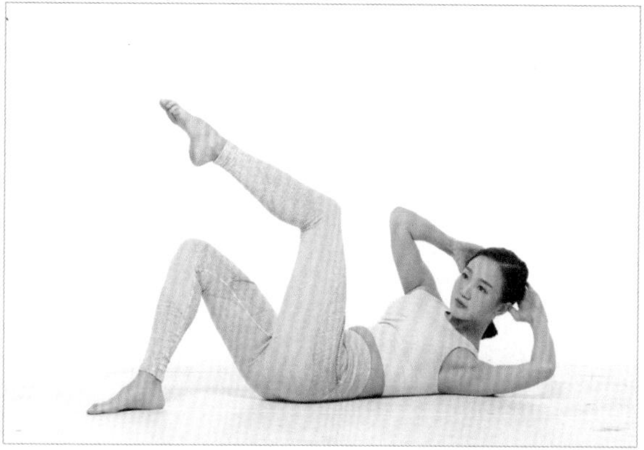

02 마시고 내쉬는 호흡에 한쪽 무릎을 구부려 반대쪽 가슴과 가까워지며 몸통을 말아들어 올립니다.

03 마시는 호흡에 절반만 내려갔다가 다시 내쉬는 호흡에 반대쪽 교차하기를 반복합니다. (좌우 8회 반복)

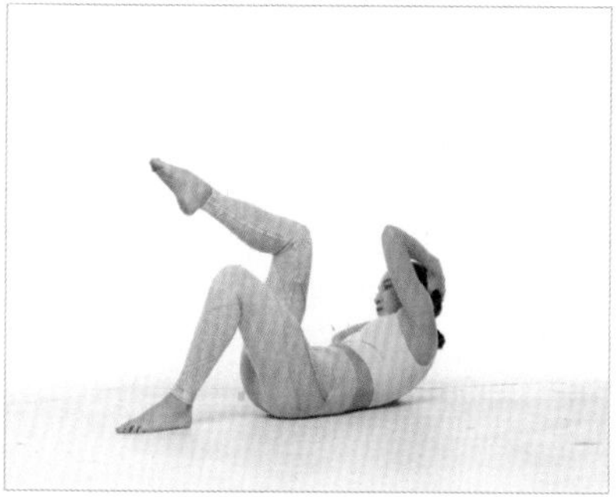

05 네발 자세 플랭크

몸을 견고한 테이블처럼 만들어 주는 복부 및 전신 강화 운동입니다.

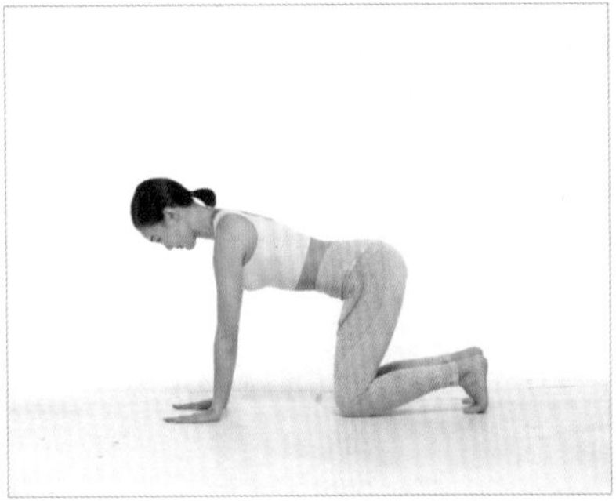

01 네발 자세에서 두 발목을 꺾어 바닥을 단단하게 짚습니다. 손목이 약하다면 팔꿈치로 바닥 지면을 짚고 밀어냅니다.

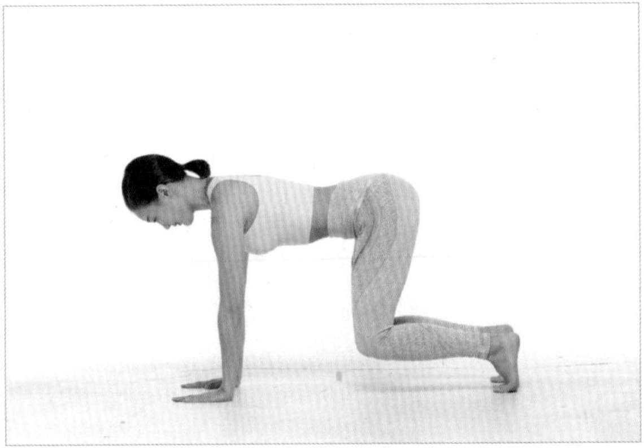

02 마시고 내쉬는 호흡에 손과 발로 바닥을 밀어내며 복부, 가슴, 발의 힘으로 무릎을 들어 올립니다. 마시고 내쉬며 다시 무릎을 바닥에 내려놓습니다. 머리가 앞으로 숙어지지 않도록 주의합니다. (4회 10초씩 반복)

06 로우 플랭크

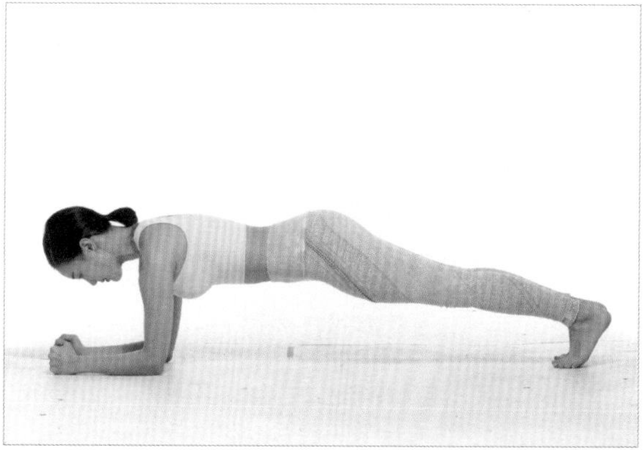

01 팔꿈치를 짚고 두 무릎을 바닥에 내려놓고 한 다리를 멀리 바닥을 짚습니다.

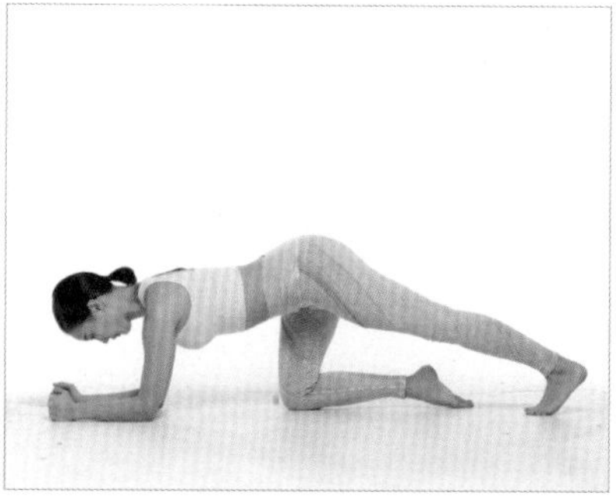

02 마시고 내쉬는 호흡에 반대쪽 다리도 멀리 뻗어 두 발을 나란하게 둡니다. 마시며 내쉬며 다시 한 무릎씩 바닥에 내려놓습니다. 머리와 가슴이 바닥으로 떨어지지 않도록 주의합니다. (4회 10초씩 반복)

4. 곧은 상체를 만드는 운동

일상생활에서 우리는 옆으로 걷거나 움직이는 일이 거의 없습니다. 대부분 앞을 많이 써서 등도 앞으로 구부러지고 어깨도 앞으로 말려있습니다. 측면은 특히 더더욱 쓰임새가 적어 많이 약해지고 자연스럽게 좌우로 몸이 휘어지기도 합니다. 상체 측면 강화 운동은 몸을 좌우로 올곧게 세워주고 무너진 어깨 등도 열어주는 효과까지 기대해볼 수 있습니다. 약해진 상체 근육을 골고루 탄력 있게 만들며 몸에 활력을 불어넣어 줍니다.

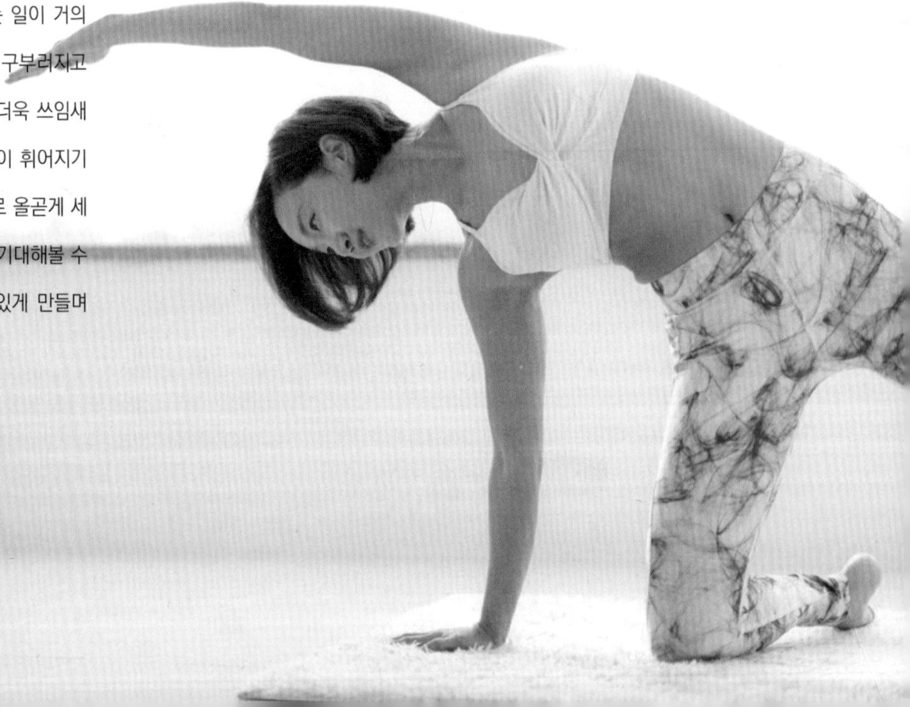

신경 쓰이는 옆구리 군살과 복부 탄력을 올려주는 측면 강화 운동입니다.

01 무릎 자세 사이드 밴드

01 두 무릎 자세로 시작합니다. 두 손을 겹쳐 이마에 손등을 두고 한쪽 다리를 옆으로 길게 뻗어줍니다.

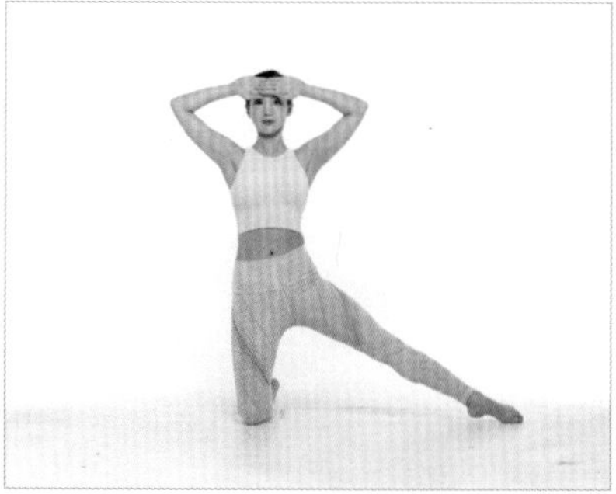

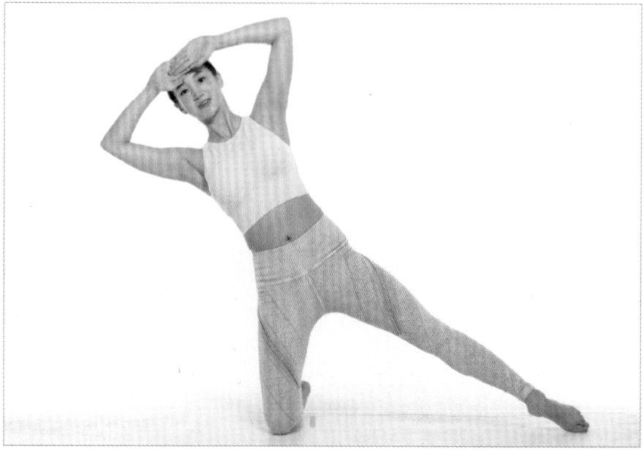

02 마시고 내쉬는 호흡에 뻗은 발끝 반대 방향으로 몸통을 길게 세워 옆으로 기울입니다. 이때 옆으로 뻗은 발끝이 살짝 떨어질 정도로 체중을 이동합니다. 복부에 힘이 풀려 허리가 휘어지지 않도록 주의합니다.

03 가능하다면 살짝 발끝을 들어 올려봅니다. 마시는 호흡에 제자리로 돌아옵니다.

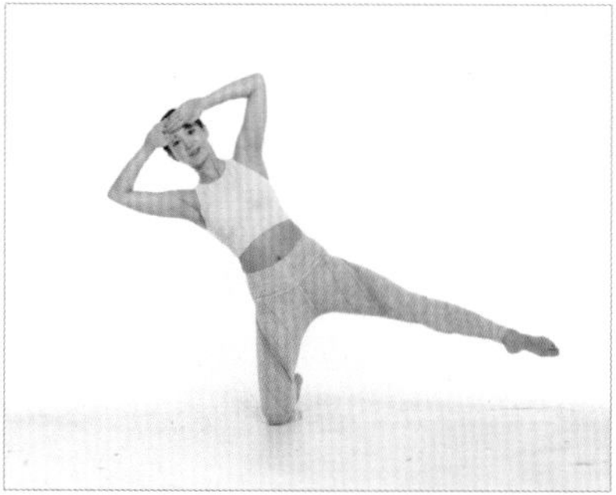

02 사이드 플랭크

몸의 측면에 기둥을 세워주는 측면 강화 운동입니다.

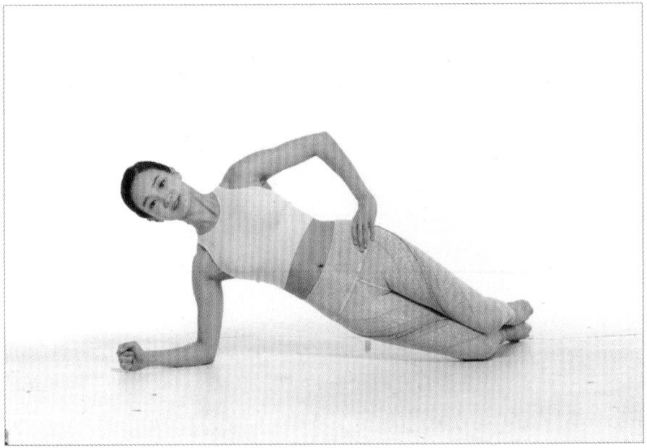

01 옆으로 무릎을 구부리고 포개어 앉아 팔꿈치를 무릎과 같은 일직선상에 짚습니다.

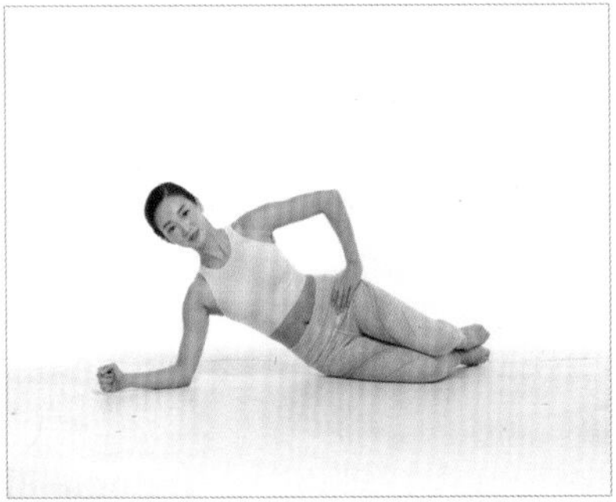

02 마시고 내쉬며 엉덩이를 앞으로 밀어내며 골반을 들어 올려 몸통이 평행하게 만들어줍니다. 어깨가 과하게 긴장되지 않도록 날개뼈를 허리 쪽으로 끌어내립니다. 마시는 호흡에 천천히 힙을 내려놓습니다.

03 옆으로 누워 균형잡기

측면 근육들은 우리 일상에 잘 쓰이지 않아 흐트러지기 쉬운 부분입니다. 간단한 운동이지만 생각처럼 쉽지 않은 측면 밸런스 운동을 따라 해보세요.

01 매트 세로 방향을 기준으로 일직선으로 두 다리를 뻗어 몸통 옆면으로 눕습니다. 이때 손으로 가볍게 바닥을 짚어 중심을 잡습니다.

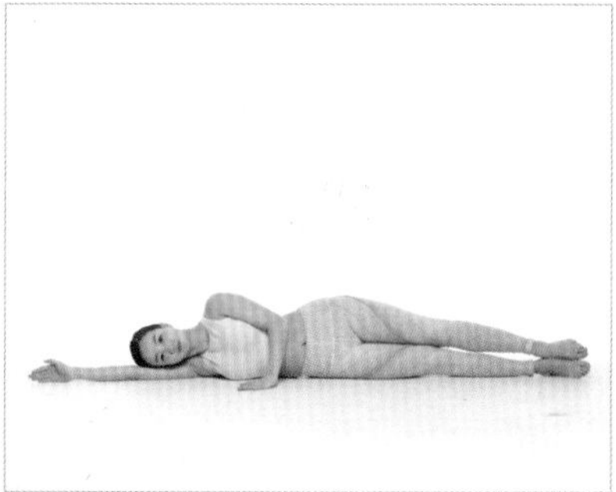

02 마시고 내쉬며 아래쪽에 떨어진 옆구리를 살짝 들어 올려 좌우 옆구리의 길이를 똑같이 만들어 줍니다.

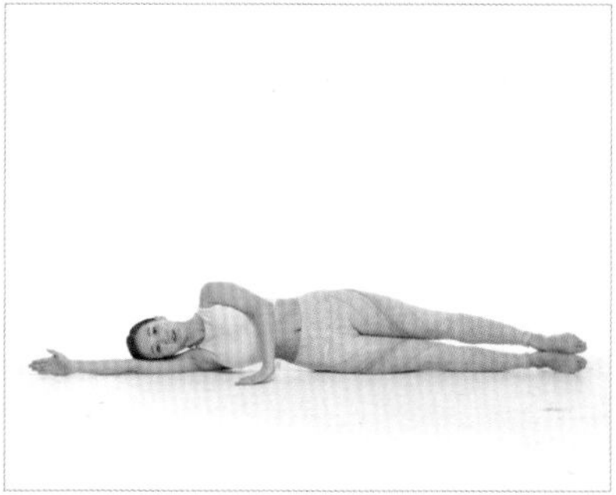

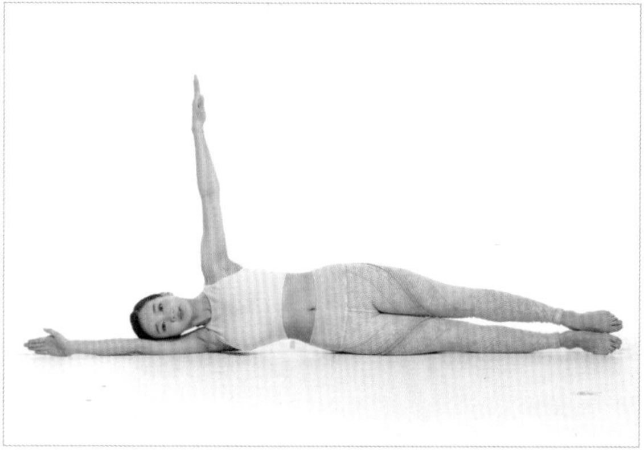

03 바닥을 짚은 손을 살짝 떼며 천장으로 길게 뻗어줍니다. 배를 내밀며 몸통이 휘지 않도록 주의합니다. (좌우 10초 3세트)

04 사이드 푸시업

몸통의 유연성 향상과 상체 강화를 돕는 운동입니다.

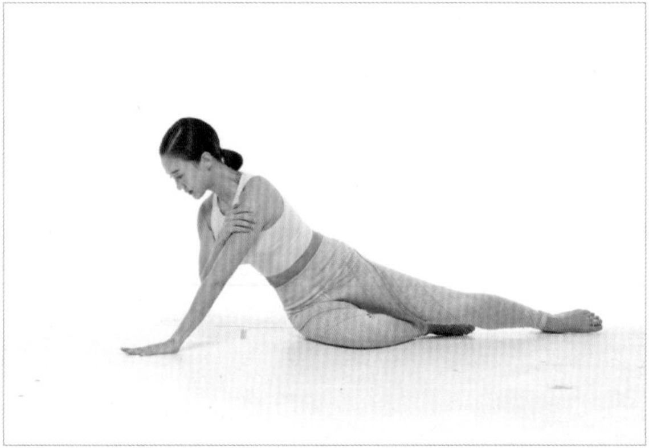

01 머리, 어깨 골반을 일직선상에 두고 무릎을 살짝 구부려 옆으로 누워 팔은 직각으로 어깨 앞에 짚어줍니다.

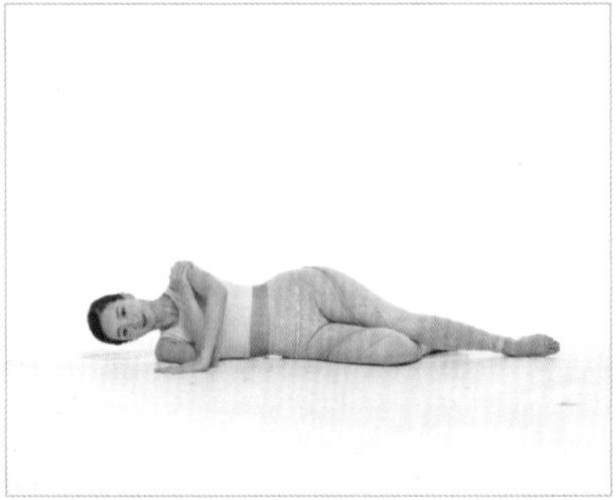

02 마시고 내쉬며 짚은 손으로 바닥을 강하게 밀어냅니다. 마시며 다시 천천히 내려갔다 내쉬며 다시 밀어내기 반복합니다. 팔을 밀어낼 때 머리가 빠지지 않도록 등 벽으로 밀어 보냅니다. (좌우 8회씩 반복)

05 무릎 짚은 푸시업

01 네발 자세에서 시작합니다.

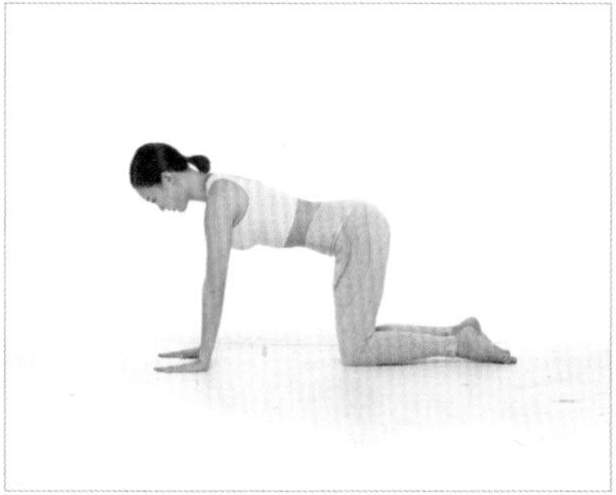

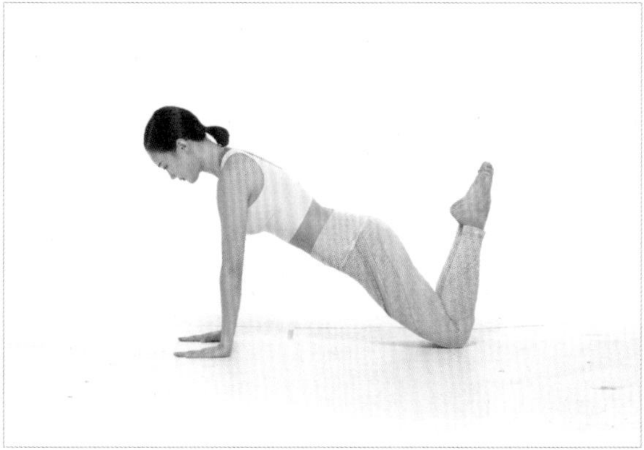

02 무릎을 뒤로 이동하고 힙을 낮추어 경사지도록 만들어줍니다. 목과 가슴이 떨어지지 않도록 주의하고 손등과 코끝이 멀어진다 상상하며 머리를 흉벽에 붙여 동작합니다.

03 마시고 내쉬며 팔을 구부렸다 다시 펴기 6~8회 반복합니다.

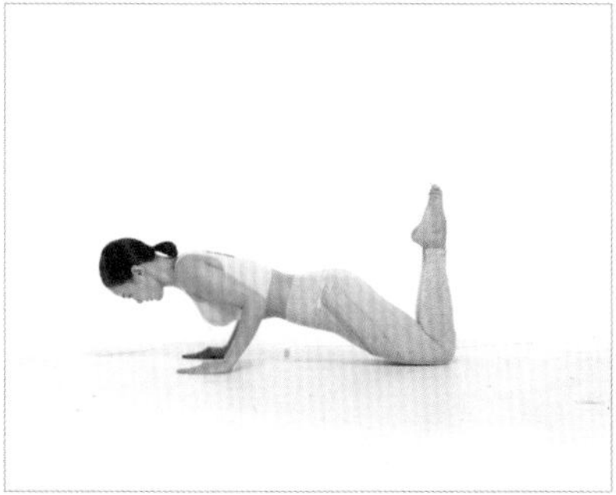

06 스완 다이브

허리를 곧게 세워주는 척추 강화 운동입니다.

01 두 손을 겹쳐 팔꿈치와 삼각형 모양이 되도록 짚고 엎드립니다.

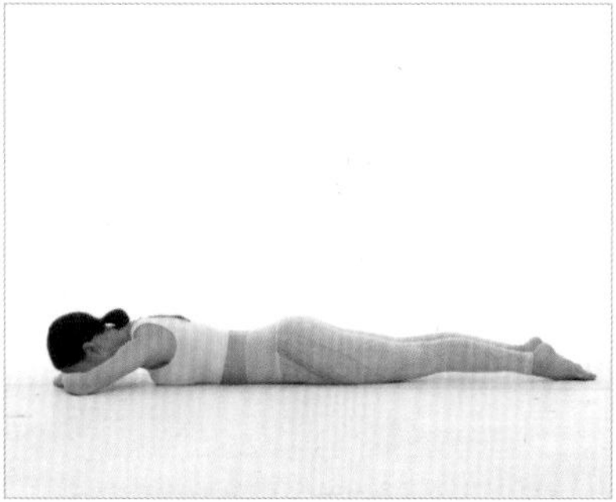

02 마시고 내쉬는 호흡에 손바닥을 강하게 밀어내며 복부와 가슴을 들어 올려줍니다.

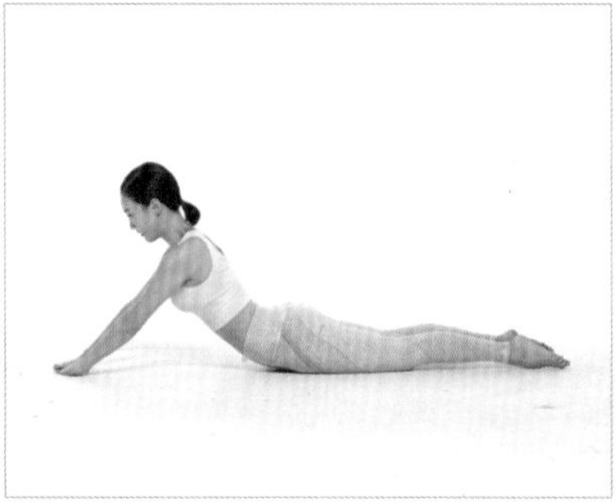

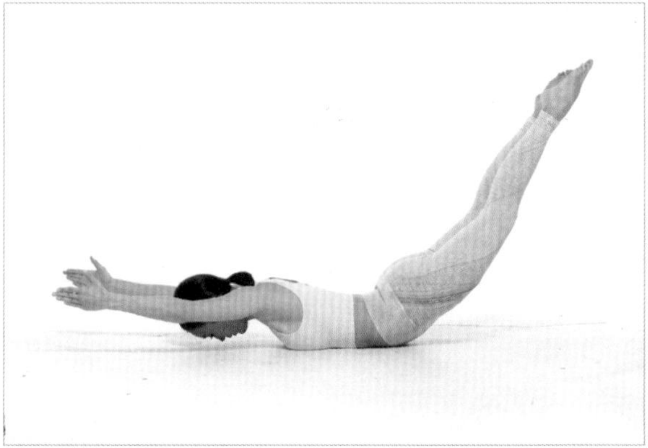

03 마시는 호흡에 엉덩이 힘으로 다리를 들며 체중을 복부로 이동했다가 내쉬며 다시 제자리로 돌아갑니다. 쏟아졌다가 다시 팔을 밀어낼 때 어깨가 으쓱 긴장되지 않도록 주의합니다. (6회 반복)

07 YTW (와이 티 더블유)

01 엎드린 자세에서 양팔을 옆으로 뻗어 엄지가 천장을 보도록 합니다.

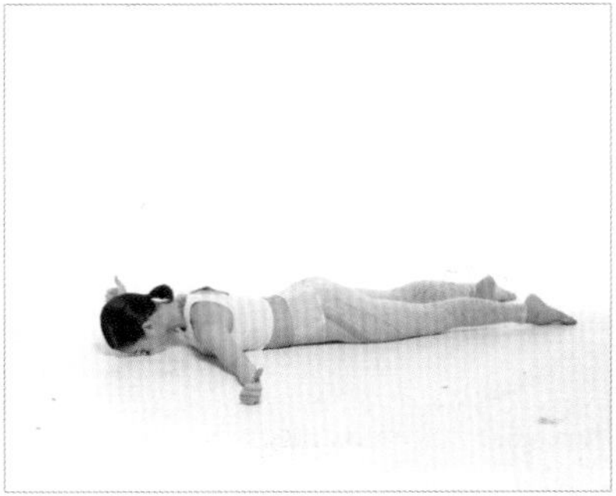

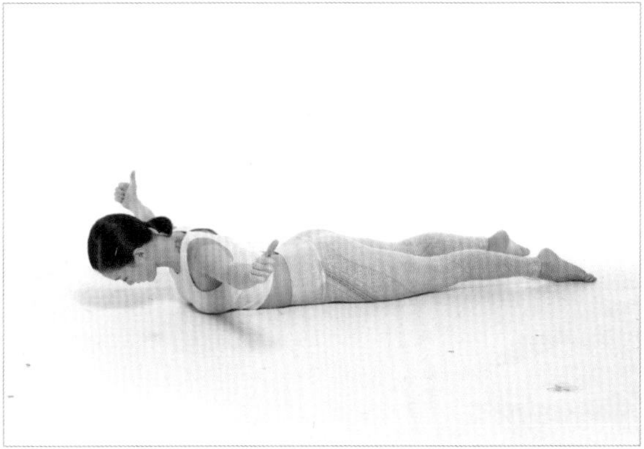

02 마시고 내쉬며 턱을 당겨 머리, 가슴, 팔을 살짝 들어 올립니다.

03 팔을 위로 뻗어 똑같이 들어 올립니다.

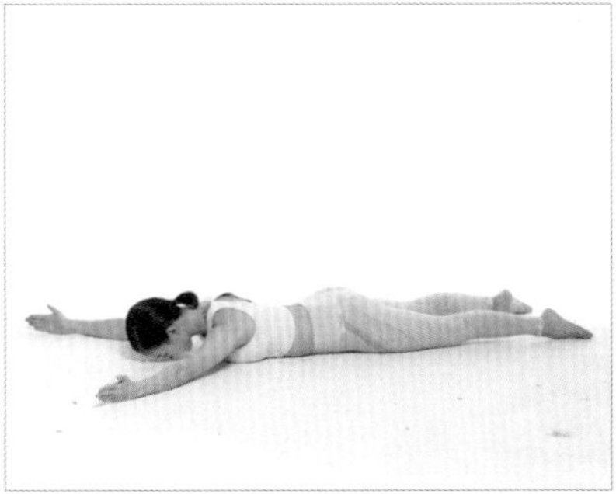

04 마시며 천천히 내려오고 내쉬며 이번에는 Y자로 뻗어줍니다.

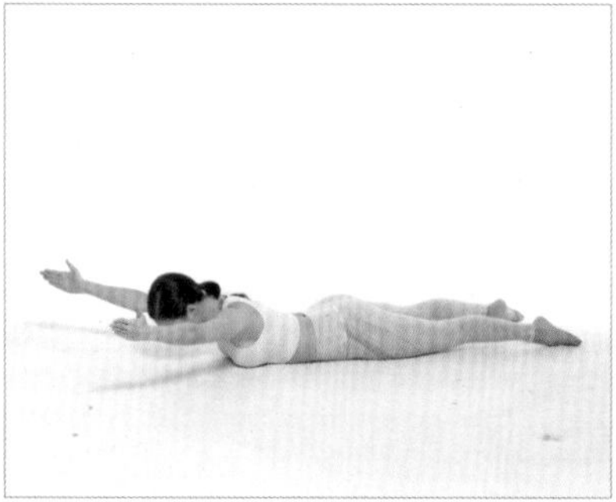

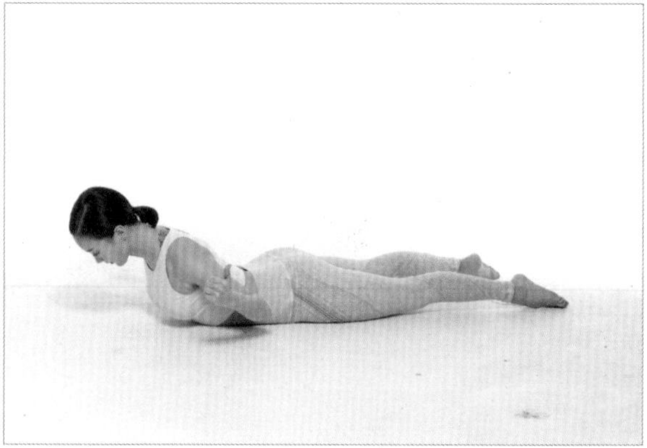

05 W 모양으로 등을 끌어 내립니다.

가슴과 어깨에 탄력을 붙여 주는 삼각근 운동입니다.

08 네발 자세 사이드 플랭크

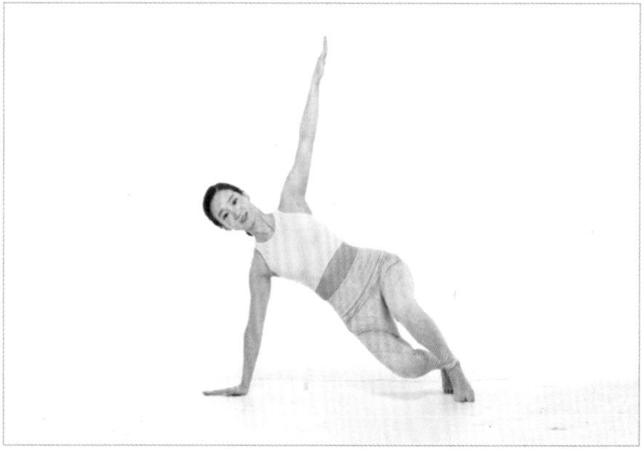

01 네발 자세에서 발목을 꺾어 바닥을 짚어 시작합니다.

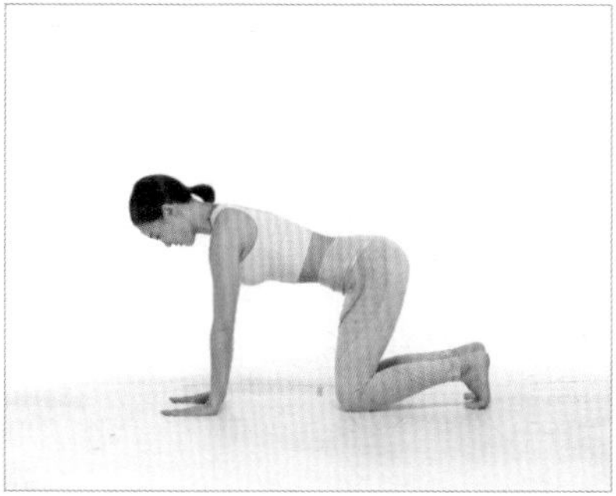

02 발로 바닥을 밀어 무릎을 살짝 들어 올려 줍니다. 한쪽으로 지지하며 무릎과 가슴을 회전하며 열어 줍니다. 손목이 불편하면 팔꿈치를 짚고 할 수 있습니다.

09 어깨 열기

손과 팔을 많이 쓰는 현대인에게 말린 어깨는 보기에도 좋지 않고 어깨 통증까지 불러일으킵니다. 간단한 동작으로 말린 어깨를 열어주는 견갑 외회전 운동입니다.

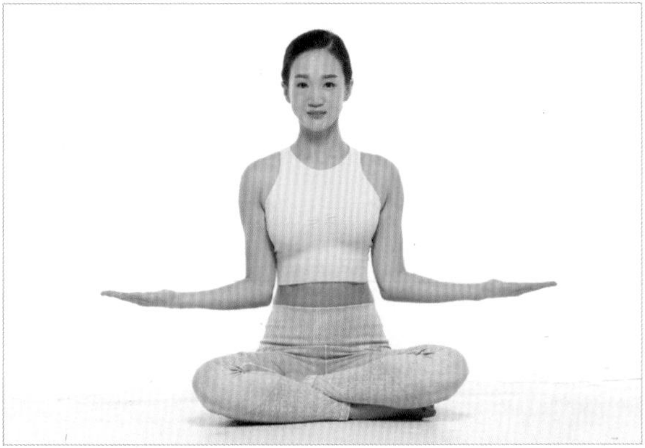

01 편안하게 앉은 자세에서 손바닥이 천장을 향하도록 팔꿈치를 ㄴ자로 옆구리 옆에 붙여 줍니다.

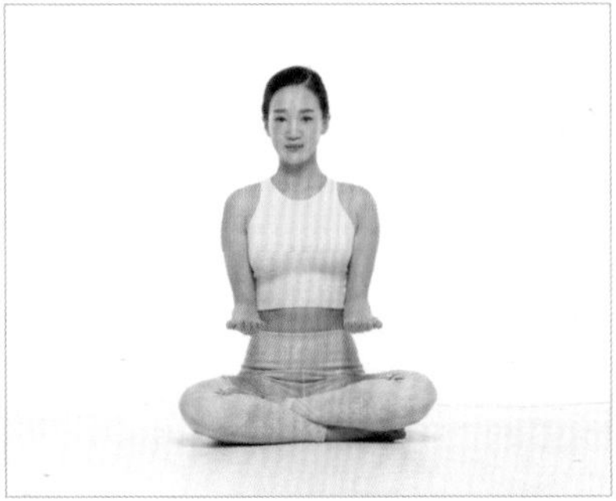

02 마시고 내쉬며 팔꿈치를 고정한 상태에서 문이 열리듯 손과 어깨를 열어줍니다. 마시는 호흡에 제자리로 돌아옵니다. 연약해진 어깨는 체중을 최소화 한 작은 움직임부터 시작해 천천히 체중 부하를 주는 운동으로 점진적으로 향상시켜갑니다.

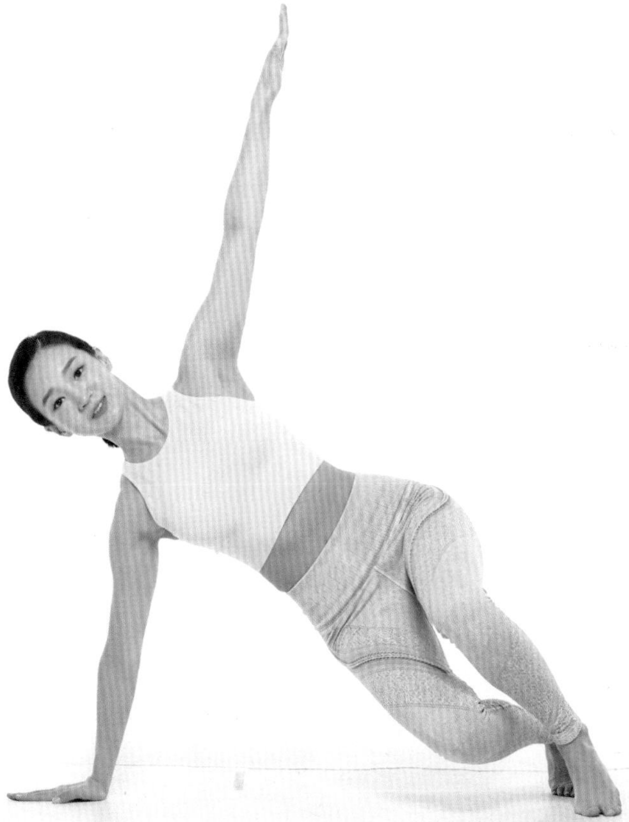

5. 목/어깨 탄력 운동

축 처져 힘없이 떨어지고 앞으로 빠진 목으로 인해 목 어깨 주변이 뭉치고 예민해져서 짜증까지 유발합니다. 힘없는 목 주변과 어깨 주변에 활력을 실어주는 움직임을 통해 머리를 곧게 세워주고 어깨에 피로감 대신 에너지로 가득 채워보세요.

01 팔 써클

가슴을 열어주는 누운 자세 어깨 가슴 운동입니다.

01 곧게 누운 자세에서 팔을 천장으로 들어 시작합니다.

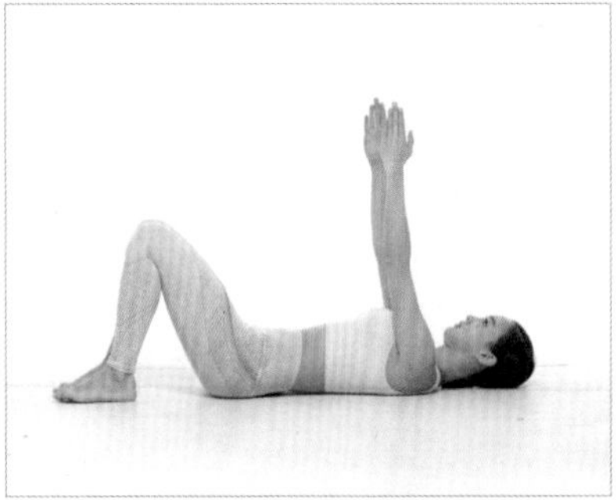

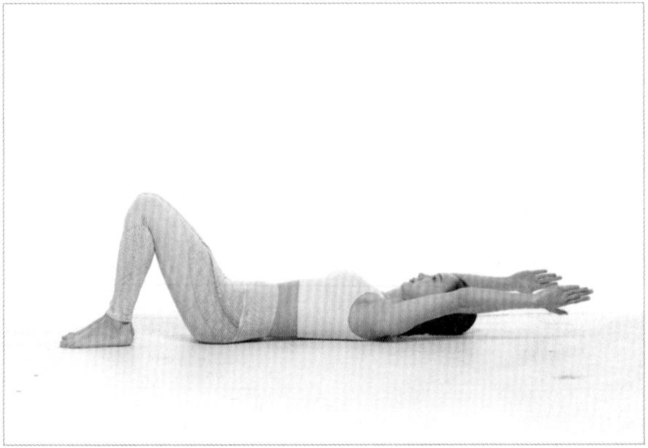

02 마시고 내쉬는 호흡에 팔을 머리가 있는 방향으로 보내며 크게 동그라미를 그립니다. 이때 갈비뼈가 천장으로 벌어지지 않도록 해야 합니다.

03 제자리 돌아오며 다시 마시고 내쉬며 다시 반복합니다.

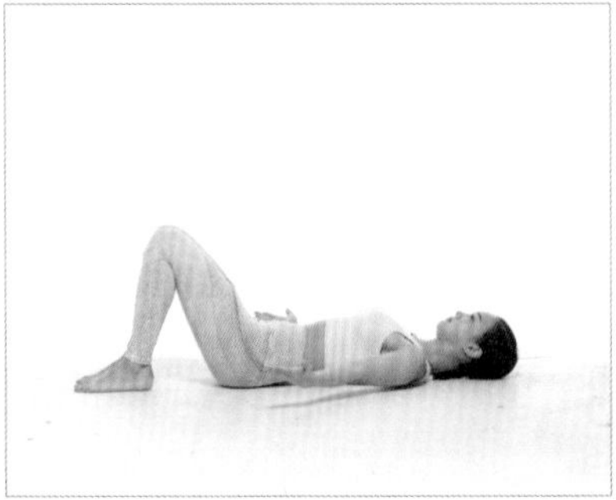

02 파이크

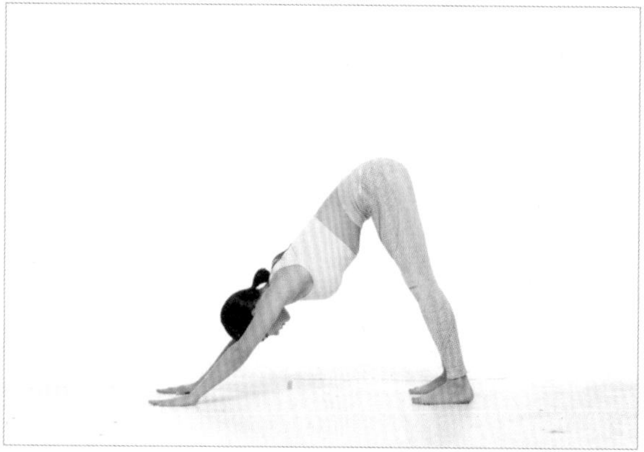

01 네발 자세에서 발목을 꺾어 바닥을 짚어 시작합니다.

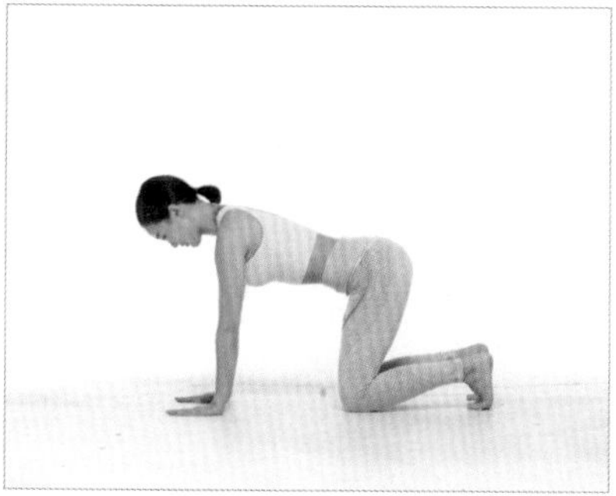

02 마시고 내쉬며 무릎을 펴 뒤꿈치로 바닥 지면을 누르고 손도 강하게 바닥을 짚어 삼각형을 만들어 줍니다. 머물러 호흡하고 마시고 내쉬는 호흡에 다시 제자리로 돌아옵니다.

03 아기 새

무겁게 긴장한 어깨 목을 가볍게 만들어 주는 운동입니다.

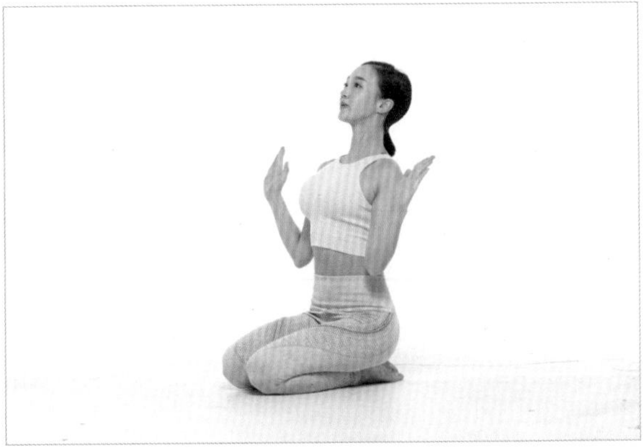

01 무릎을 구부리고 뒤꿈치에 앉아 양손을 머리 위로 올려줍니다.

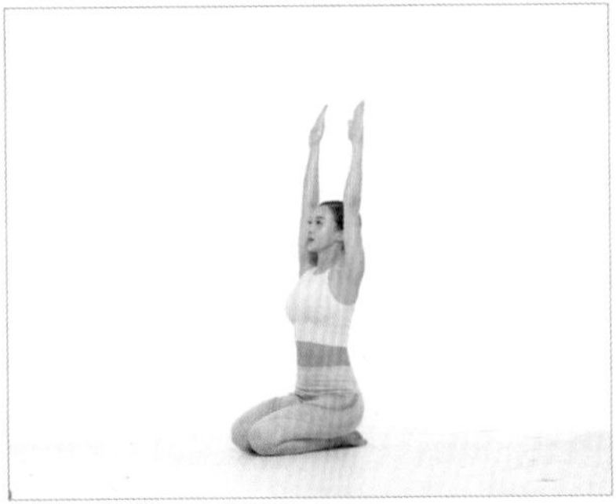

02 마시는 호흡에 가슴을 활짝 열며 팔꿈치를 W 모양으로 잡아당기며 날개뼈를 끌어내립니다. 내쉬며 다시 머리 위로 팔을 위로 뻗어줍니다.

04 끄덕이기

짧아진 목을 세워주고 주름을 펴 주는 동작입니다.

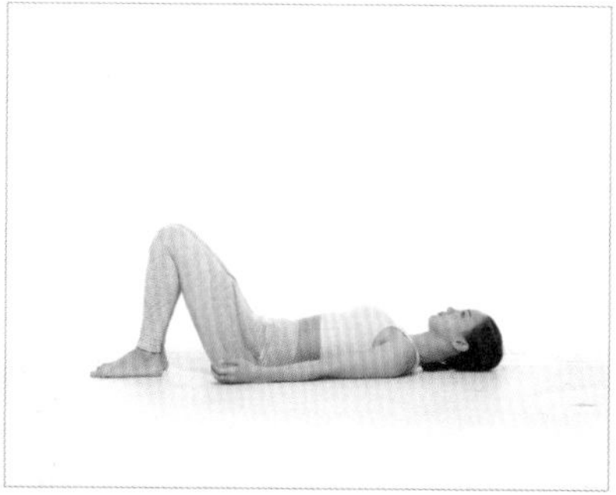

01 무릎을 구부려 세워 편안하게 누운 자세에서 시작합니다. 목이 짧아지는 느낌이 아닌 목덜미와 앞 목의 길이를 평행하게 만든다고 상상하며 움직여봅니다.

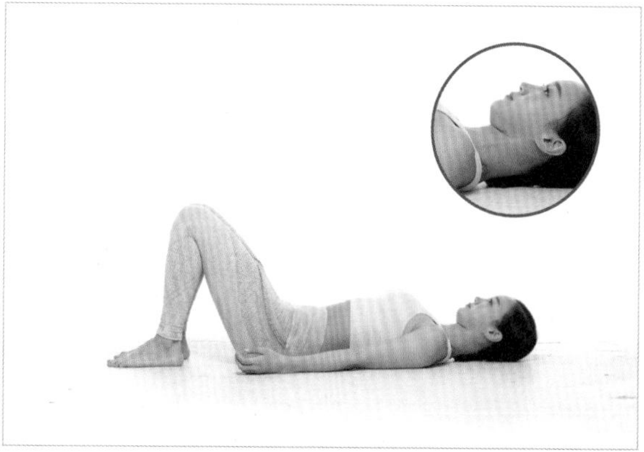

02 호흡을 편안하게 하며 턱을 끄덕이며 쇄골과 가까운 쪽으로 당겨주며 목덜미를 스트레칭 해 줍니다. 다시 힘을 풀어 턱을 제자리로 둡니다.

05 목 강화 운동

종일 앞으로 빠진 거북목을 백조처럼 만들어주는 깊은 목 굴곡근 운동입니다.

01 가볍게 양손을 머리 뒤에 받치고 눕습니다.

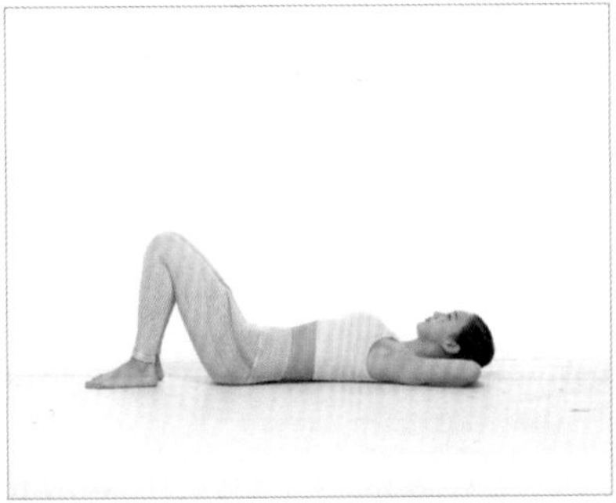

02 손으로 머리를 가슴 쪽으로 당겨 끌어올려 줍니다.

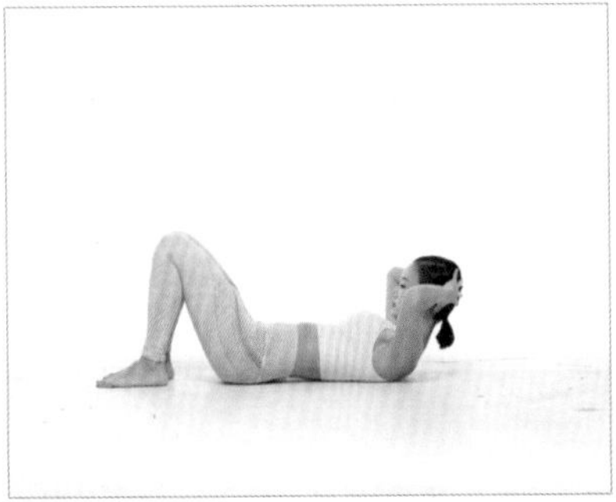

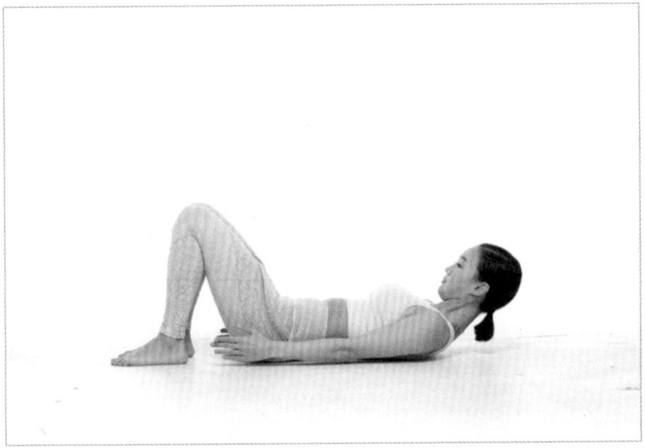

03 손을 놓고 천천히 머리를 바닥으로 다시 눕혀줍니다. 이때 턱이 들려 눕지 않도록 주의합니다.

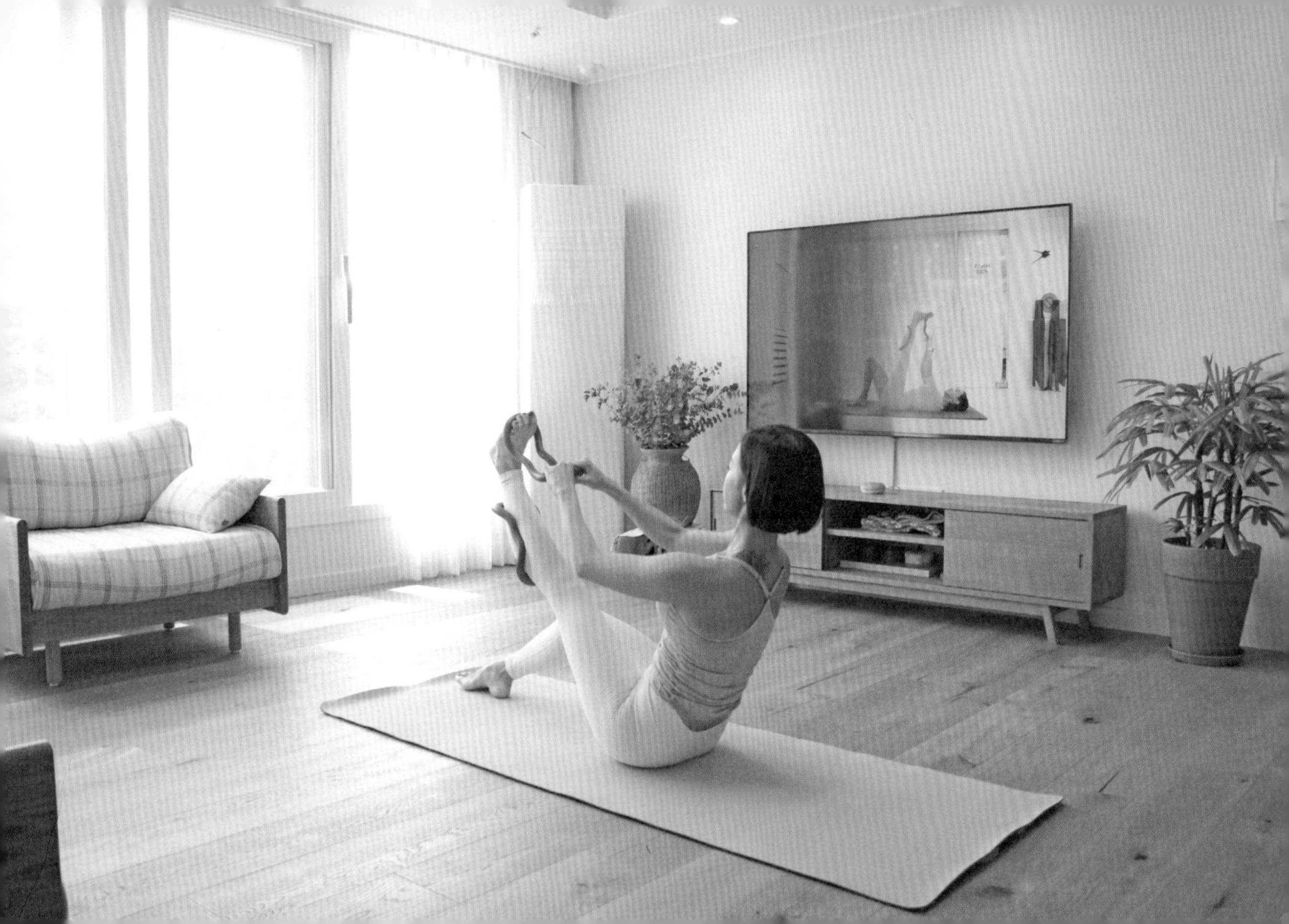

맞춤 운동 코스

exercise #5

우리의 몸과 마음의 컨디션은 늘 일정하지 않습니다. 어떤 날은 봄처럼 가볍고 온화했다가, 어떤 날은 피로가 누적된 금요일 오후처럼 무겁고 집중도가 떨어질 때가 있습니다. 운동 또한 자신의 컨디션과 지금 필요한 움직임으로 잘 선택해야 합니다. 그 선택이 모여서 '운동은 힘들지만 해야 하는 것'이라는 압박감 대신 '내 몸이 필요로 하는 시간'이라는 인식을 하게 합니다.

컨디션에 따라, 필요한 운동 부위에 따라 날마다 다른 운동 프로그램으로 선택하여 여러 소도구를 이용하여 다채롭게 움직여보세요.

01 네발 자세.

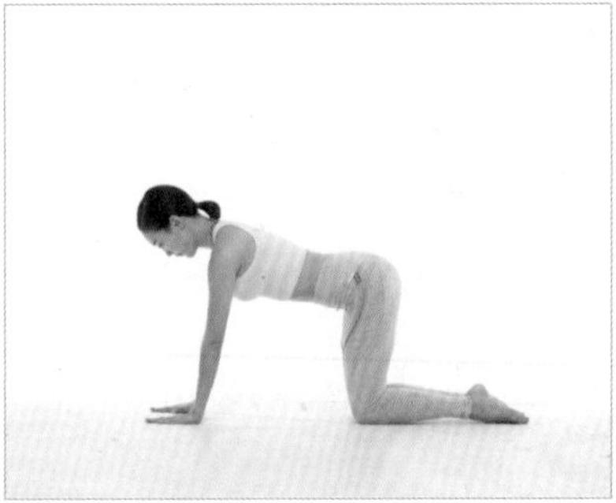

02 고양이 스트레칭으로 등과 어깨를 열어주기.

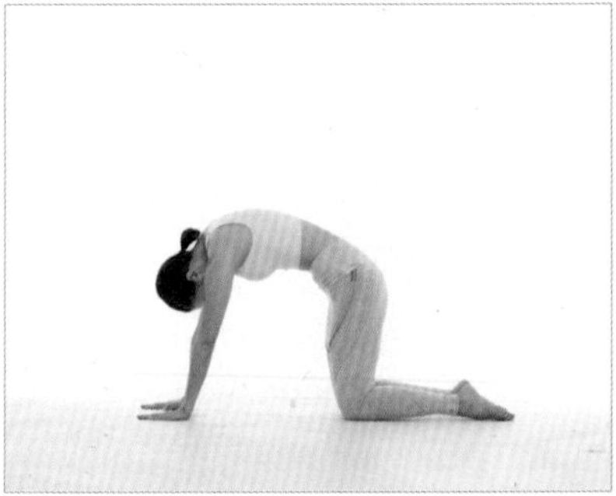

03 엉덩이를 천장으로 몸통 열기.

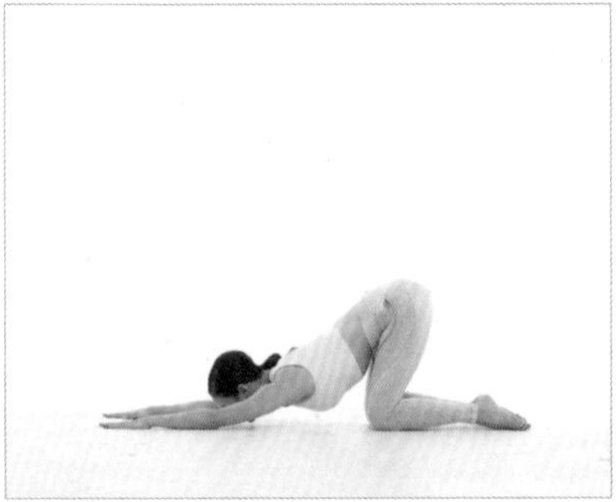

04 무릎을 ㄱ자로 짚고 상, 하체를 연결하는 고관절 굴곡근 스트레칭을 통해 허리 펴기.

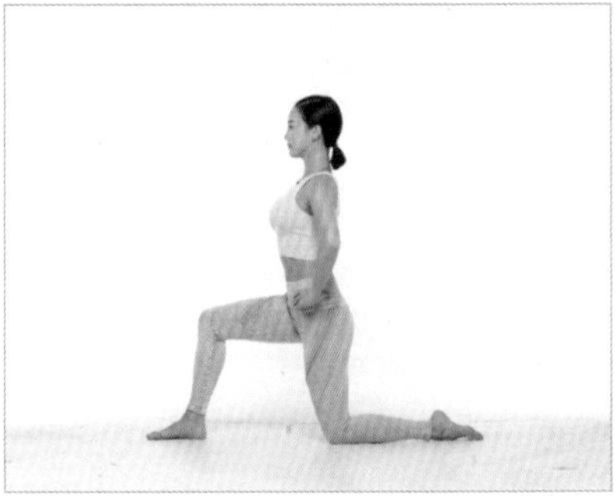

05 다리를 펴며 햄스트링 스트레칭.

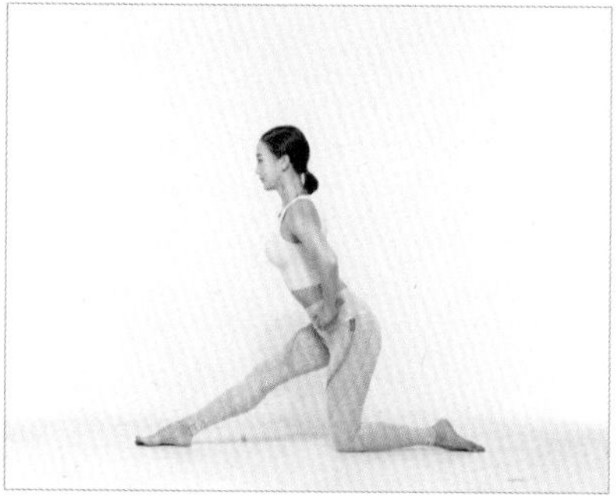

06 네발 자세로 손을 바닥에 짚어 종아리 스트레칭.

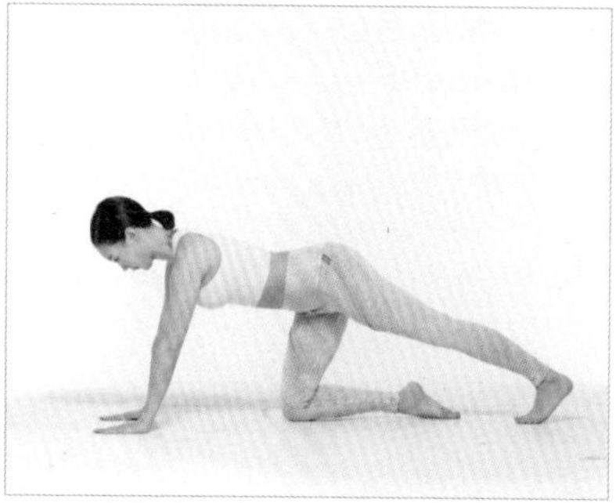

07 엎드려 가슴 옆에 손을 짚고 스완 자세로 가슴과 복부 열기.

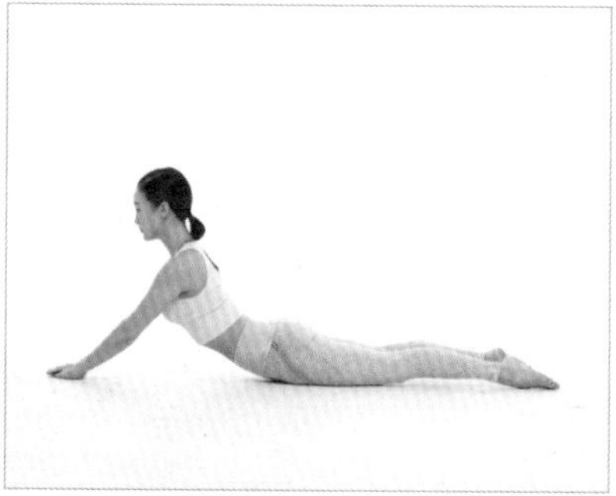

08 엎드려서 편안한 휴식 자세로 마무리.

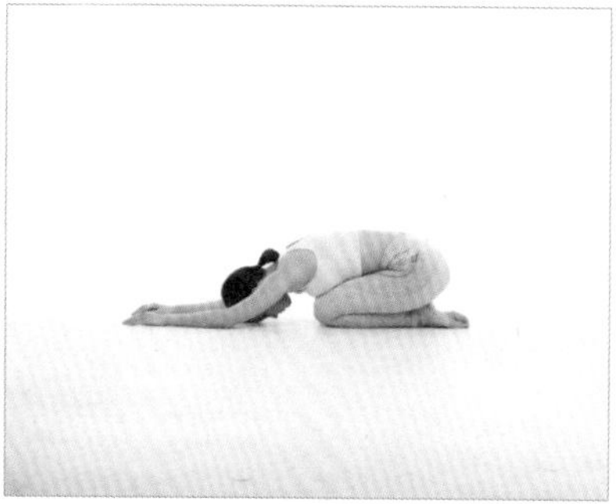

02 리커버링으로 피로한 날, 전신 스트레칭&이완

01 리커버링을 볼록하게 가로로 목에 두고 가볍게 목덜미 풀기.

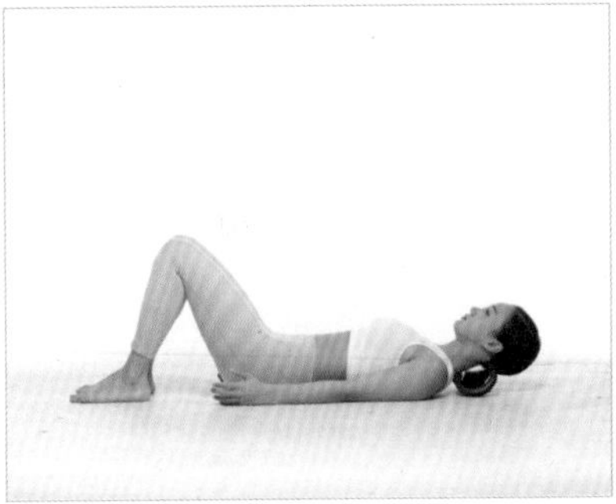

02 리커버링으로 머리를 감싸 가볍게 머리를 들어 올려 목덜미 스트레칭.

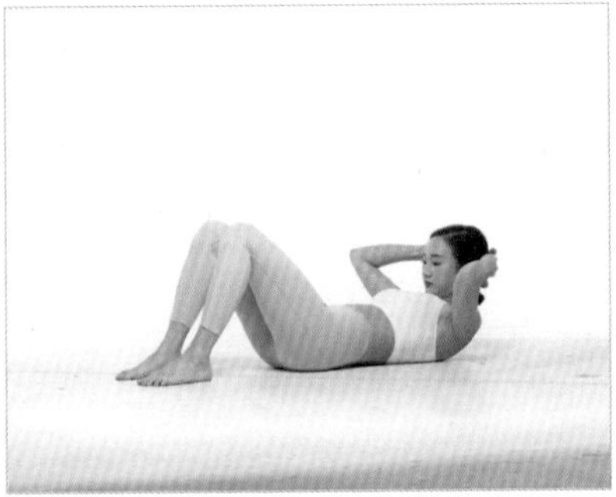

03 척추(등, 허리) 불편한 부분 아래 두고 골반을 좌우로 움직이며 허리 주변 풀기.

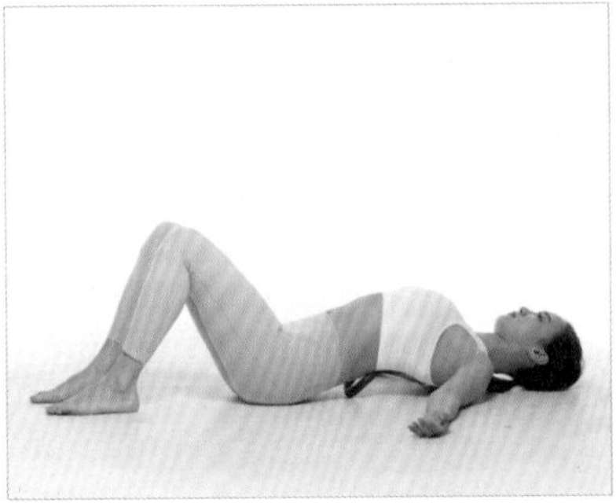

04 엉덩이 아래 가로로 오목하게 두고 무릎을 좌우로 이동하며 고관절 심부외회전근 풀기.

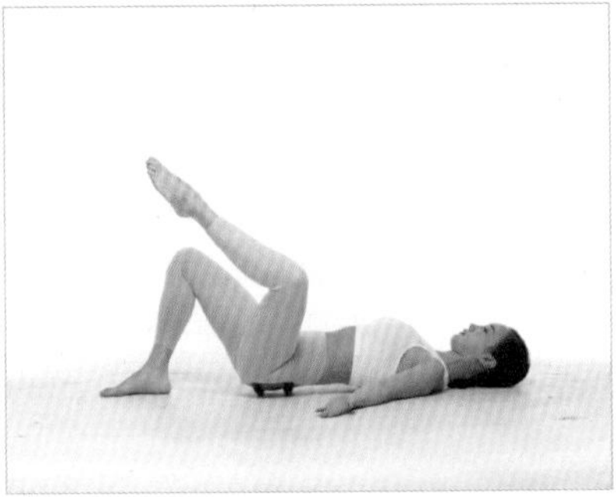

05 무릎을 구부려 세워 고관절 심부 외회전근 스트레칭.

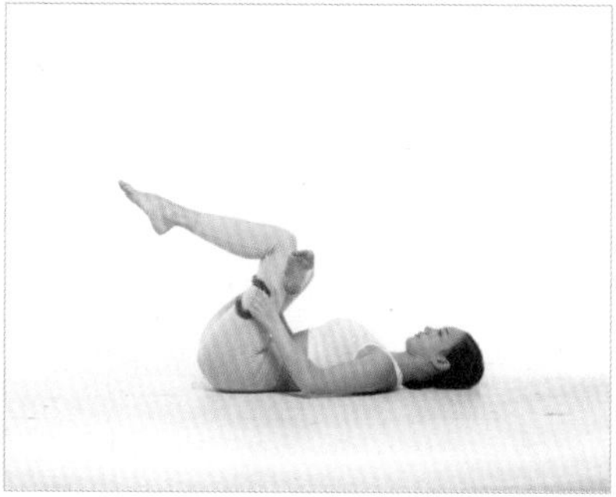

06 한쪽 발을 걸어 햄스트링 스트레칭.

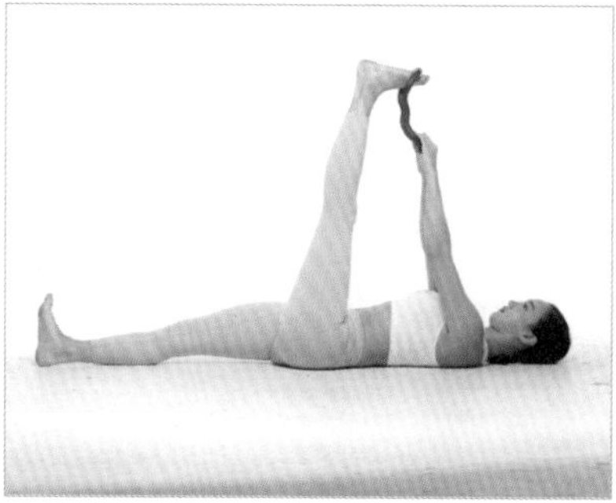

07 엎드린 자세에서 복부 아래 볼록하게 세로로 두고 복부 마사지.

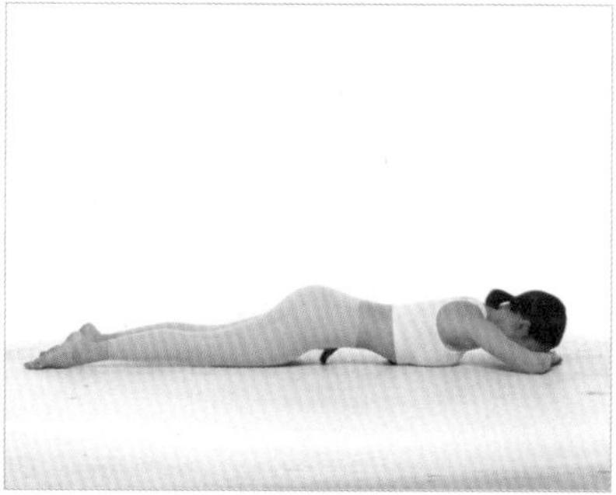

08 휴식 자세로 호흡하며 마무리.

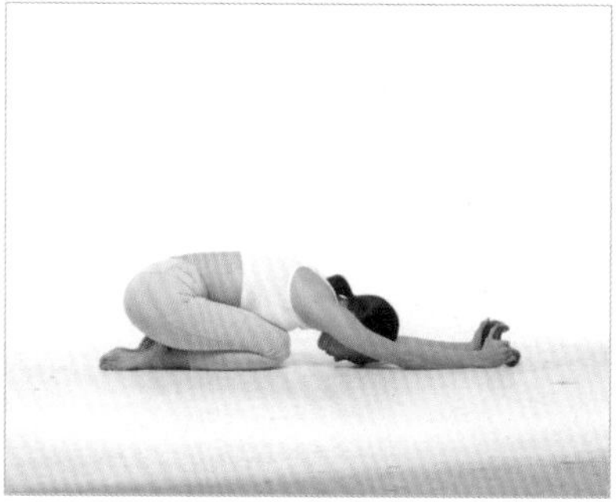

03 목, 어깨의 짐 덜어주는 날

01 누운 자세에서 턱을 당겼다 들어 올렸다 반복하며 편안하게 호흡.

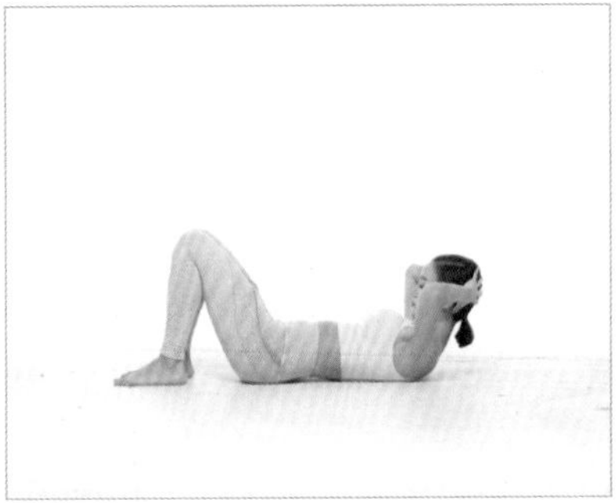

02 머리 아래 두 손을 깍지 끼고 머리를 들어 목 굴곡근, 머리를 천천히 바닥에 내리며 깊은 목 근육 강화.

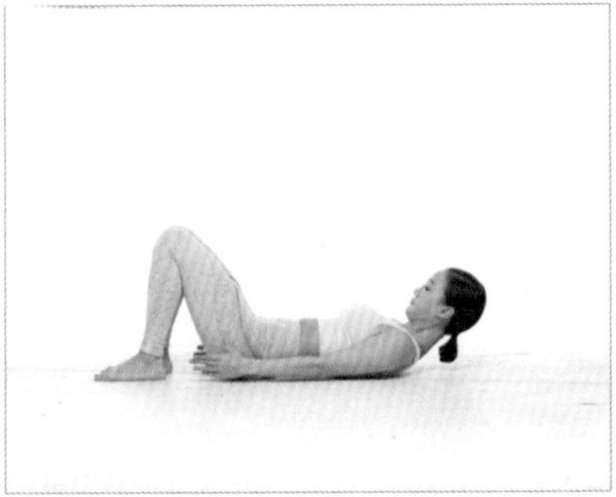

03 팔 서클을 그리며 가슴과 날개뼈 주변 풀기.

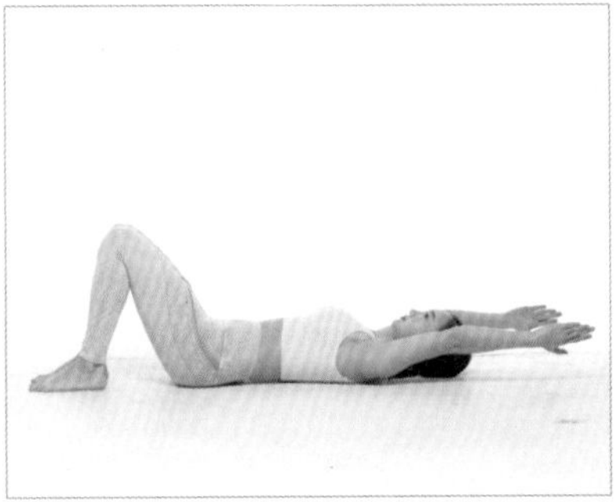

04 엎드린 자세에서 손등을 포개어 이마를 두고 편안하게 호흡.

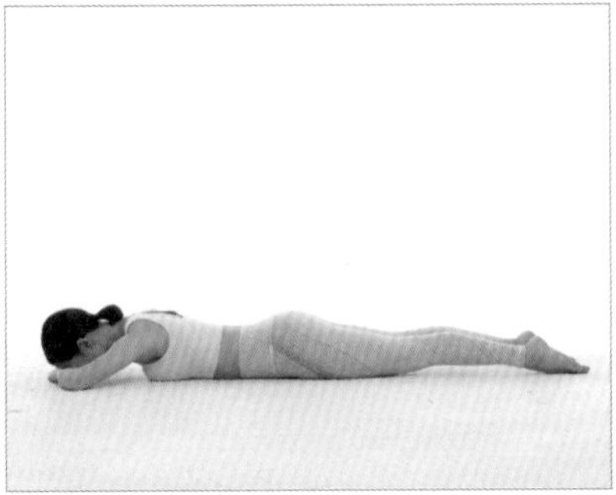

05 얼굴 옆에 손을 짚어 가슴을 일으켜 세우며 가슴 어깨를 열기.

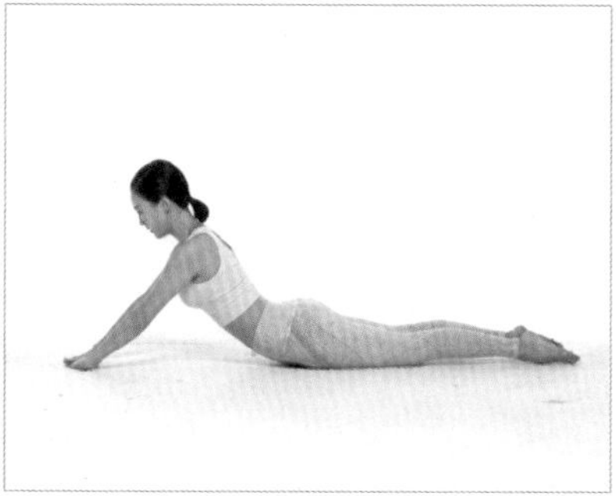

06 마시고 내쉬며 휴식 자세.

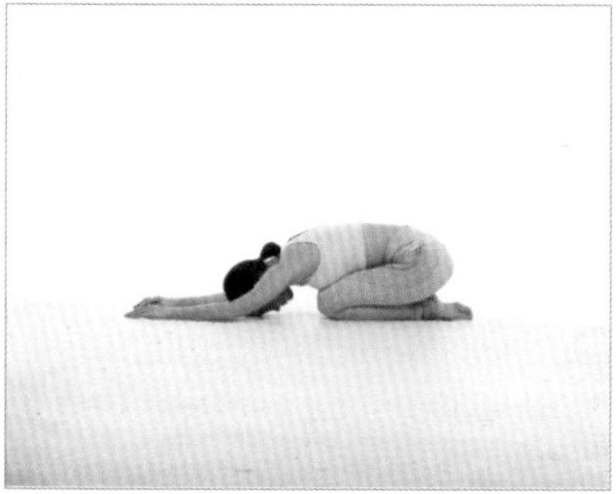

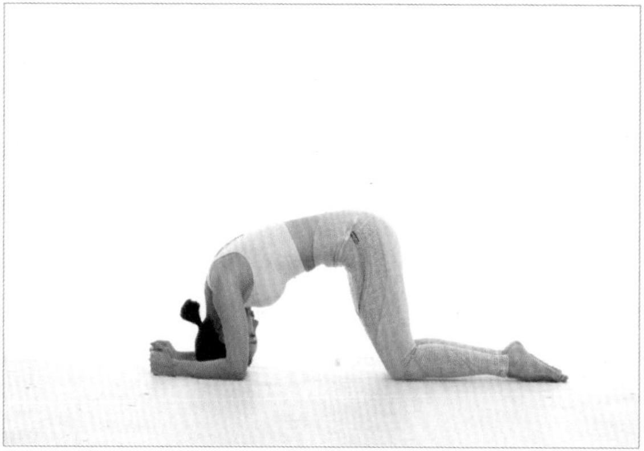

07 네발 자에서 팔꿈치로 바닥을 짚어 정수리로 바닥을 밀어내며 목 어깨 강화.

08 머리위로 팔을 들었다 팔꿈치를 겨드랑이로 당기며 아기 새 자세.

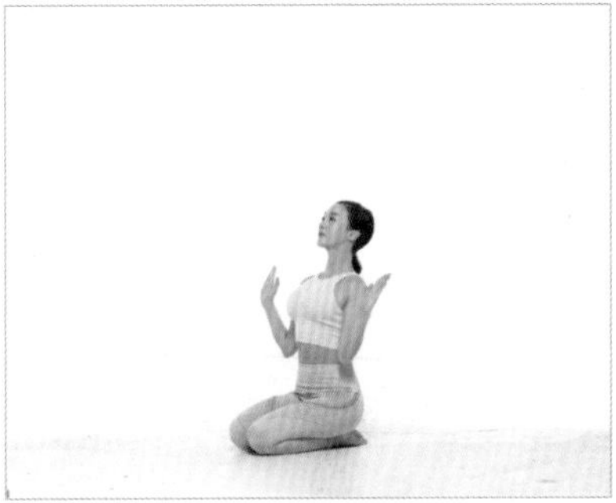

09 쇄골 사이에 양손을 짚고 가슴을 쓸어내리고 턱은 반대로 끌어 올리며 목 주변 근육 스트레칭.

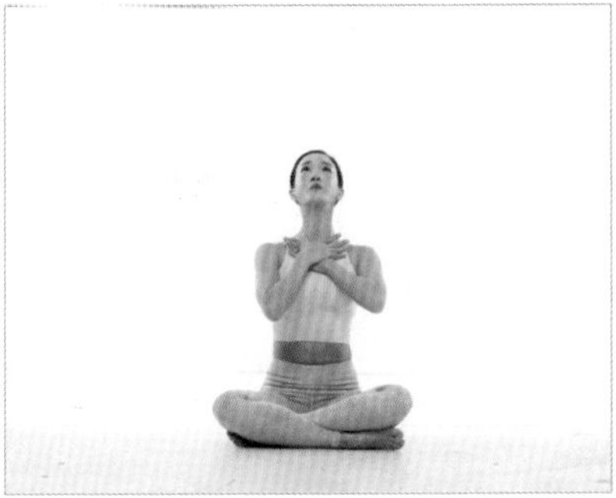

01 수건을 잡고 등을 곧게 세워 앉기.

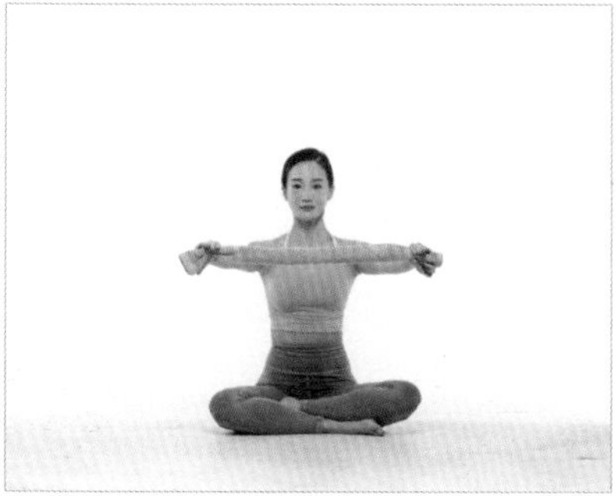

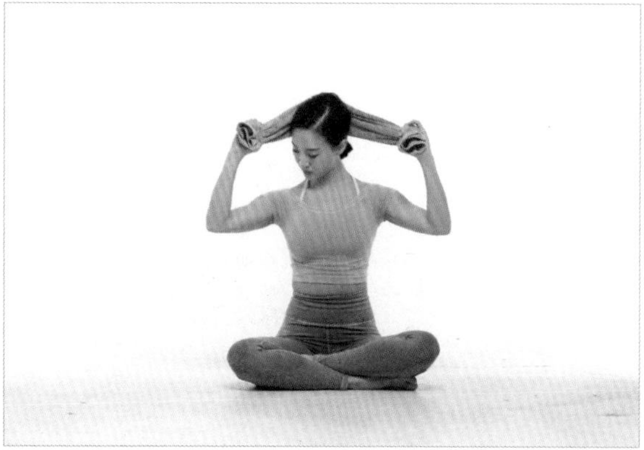

02 손은 가볍게 당기고 머리는 뒤로 밀어내기.

03 반대쪽도 부드럽게 당겨주며 호흡하기.

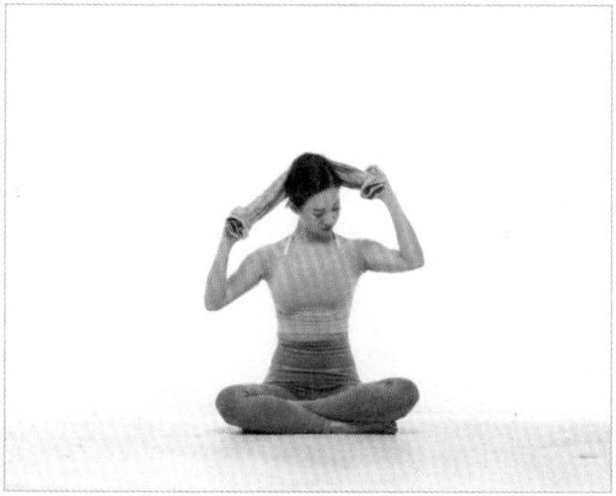

04 수건을 머리 뒤로 당기며 어깨, 가슴 열어 주는 스트레칭.

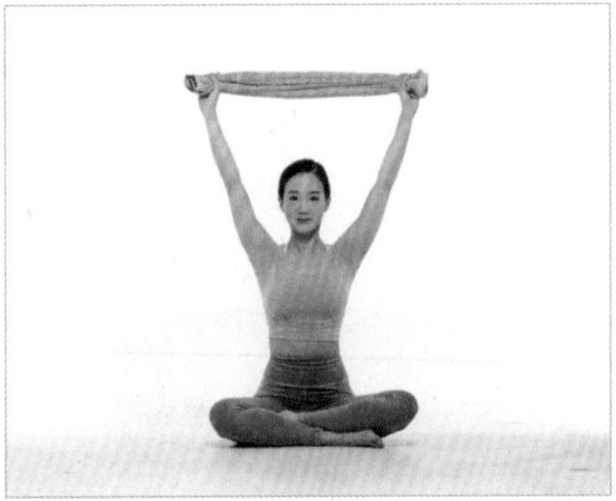

05 수건을 머리 뒤로 당기며 어깨, 가슴 열어 주는 스트레칭.

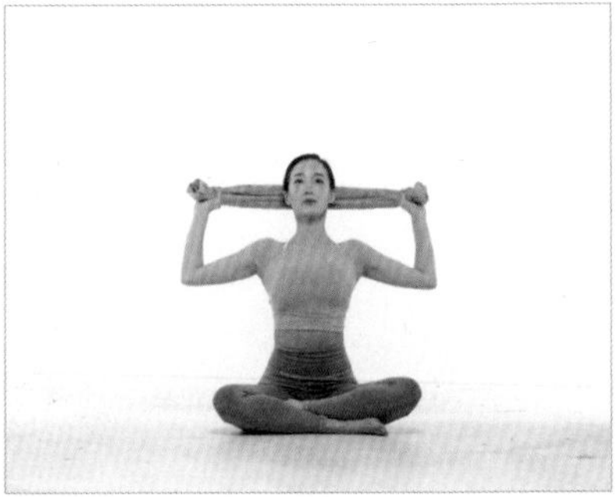

06 몸통을 부드럽게 만들어주는 몸통 스트레칭.

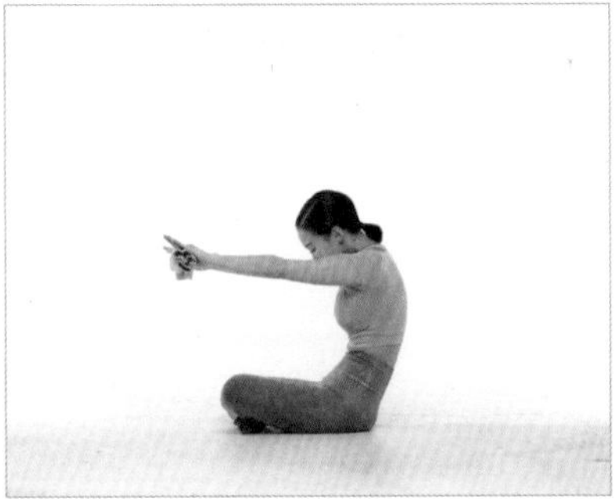

07 몸통을 부드럽게 만들어주는 몸통 스트레칭.

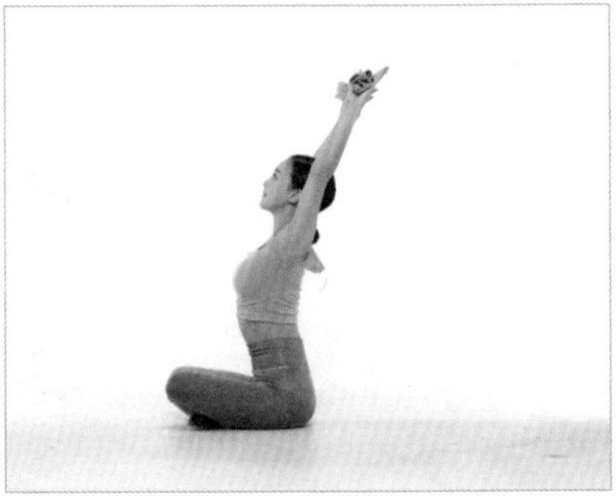

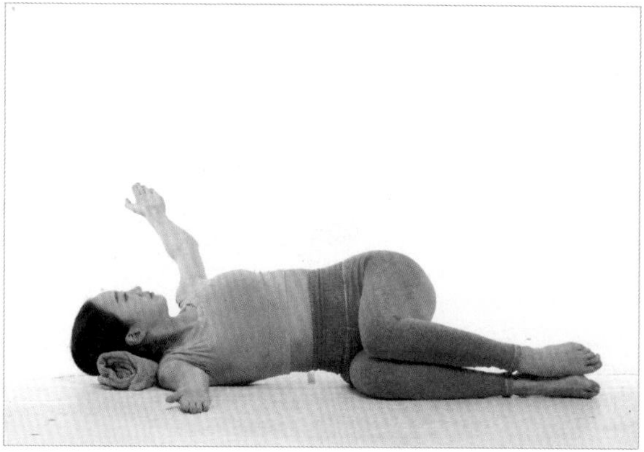

08 수건을 말아서 등 아래 두고 자리에 누워 편안하게 호흡.

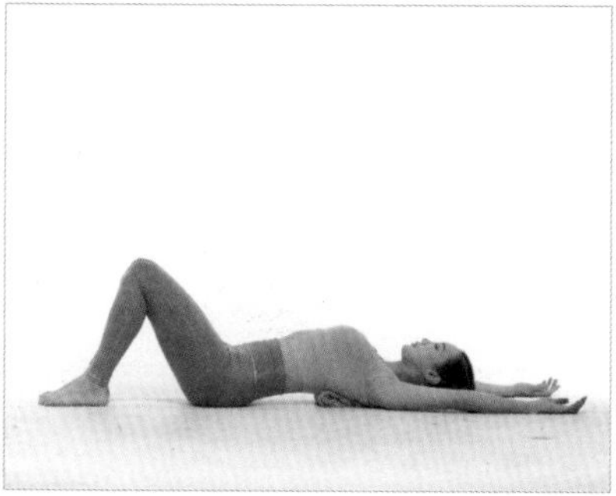

09 옆으로 누워서 천천히 팔로 크게 원을 그리기.

05 굽은 등 활짝 열어주는 날

01 옆으로 돌아누워 위팔을 크게 들기.

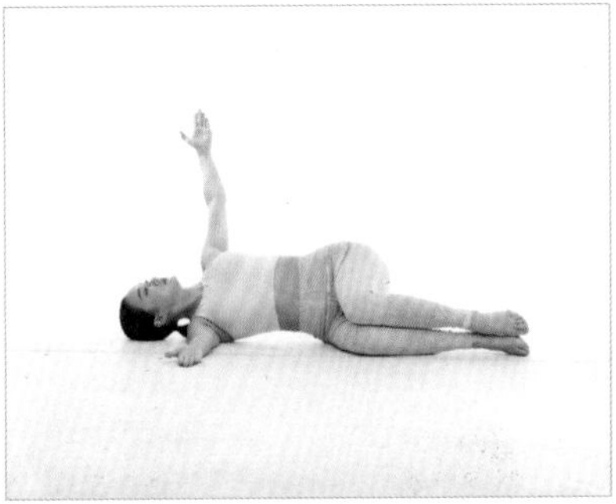

02 엎드려 손으로 바닥을 밀어내며 스완 자세.

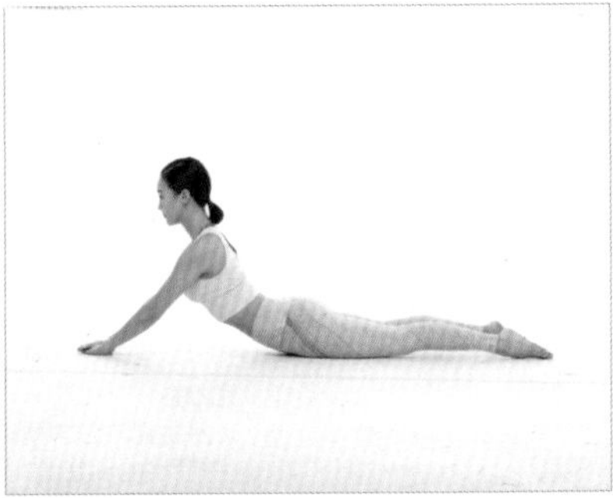

03 한쪽 팔을 다른 팔 아래 공간으로 밀어내며 전신 트위스트. (양쪽 진행)

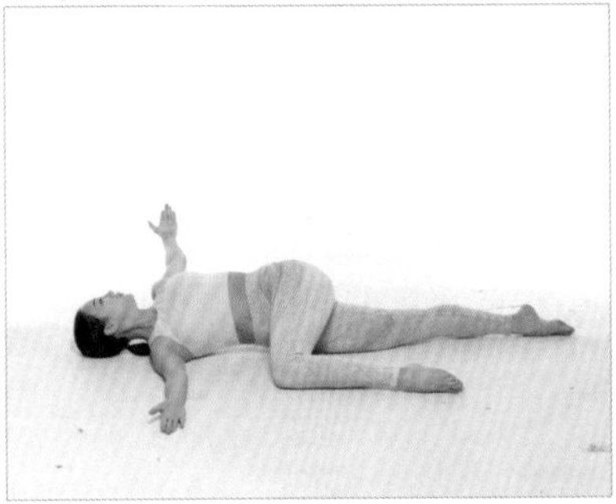

04 엎드린 자세에서 편안하게 호흡.

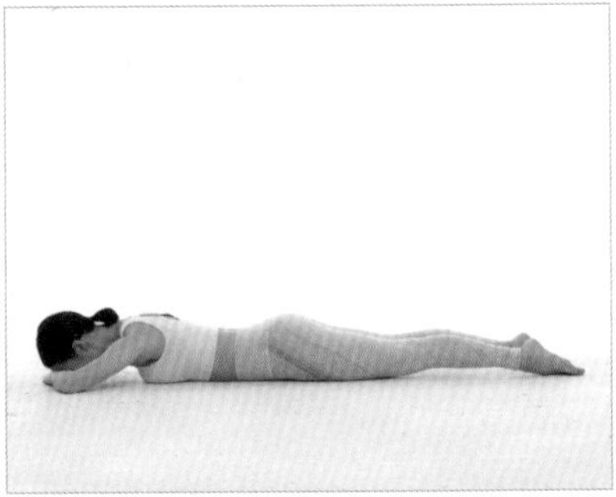

05 엎드린 자세에서 팔을 T자 모양으로 들어 올려 팔과 가슴을 살짝 들어 올리기. (4회)

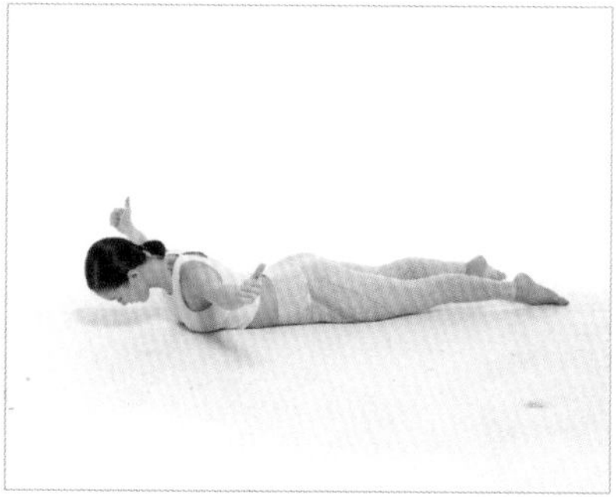

06 엎드린 자세에서 팔을 Y자 모양으로 뻗어 들어 올리기. (4회)

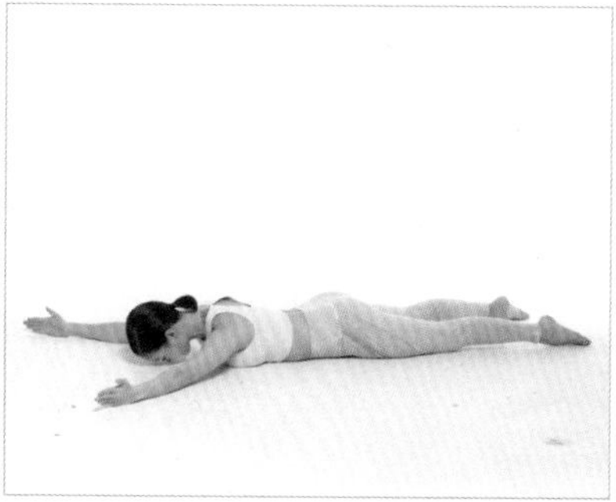

07 Y자 모양으로 뻗었다가 W 모양으로 등 끌어내리기. (4회)

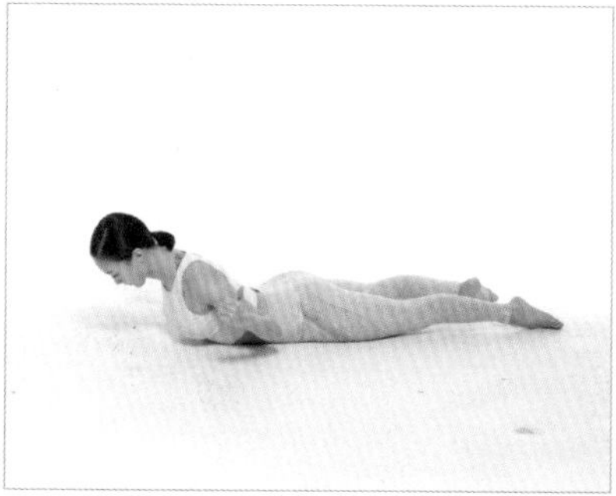

08 휴식 자세.

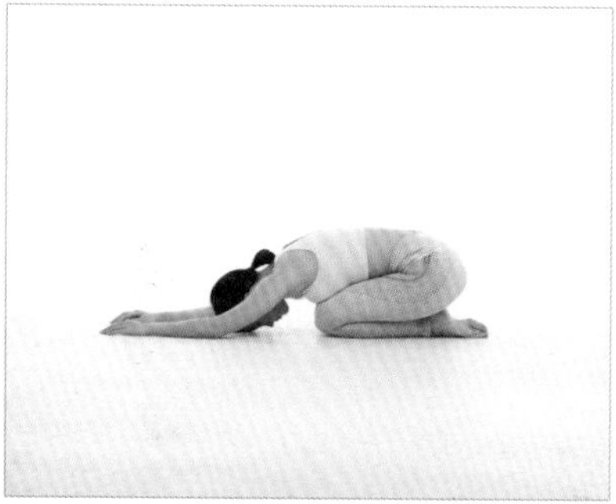

06 보수팟으로 굽은 등 활짝 열어주는 날

01 보수팟을 등 아래 두고 누워서 편안하게 호흡.

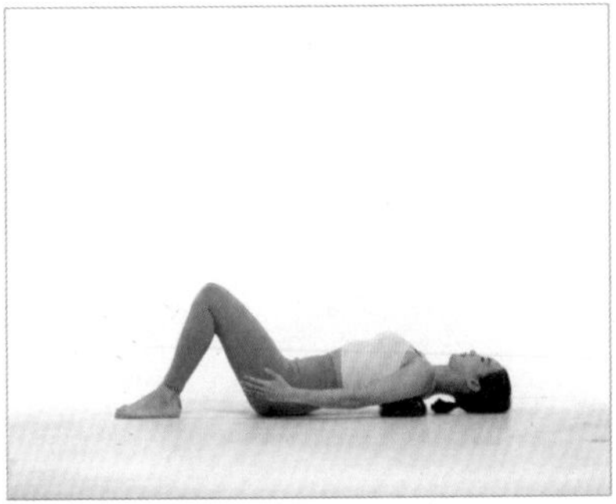

02 팔로 원 그리면서 보수팟 가슴 열기.

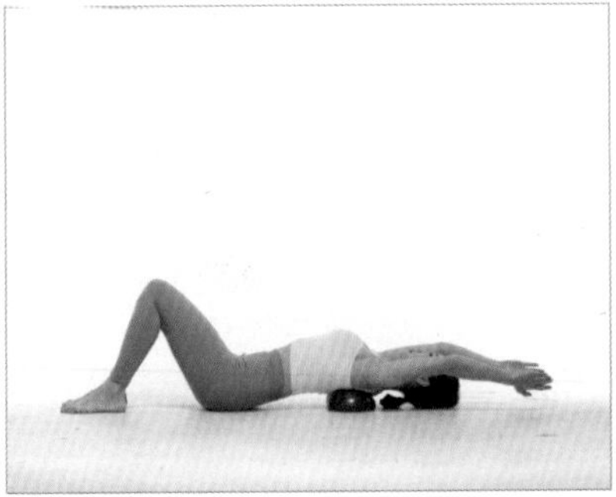

03 고양이 스트레칭. 보수를 앞으로 기울여 손목의 각을 줄여주면 바닥에서보다 훨씬 가볍게 할 수 있습니다.

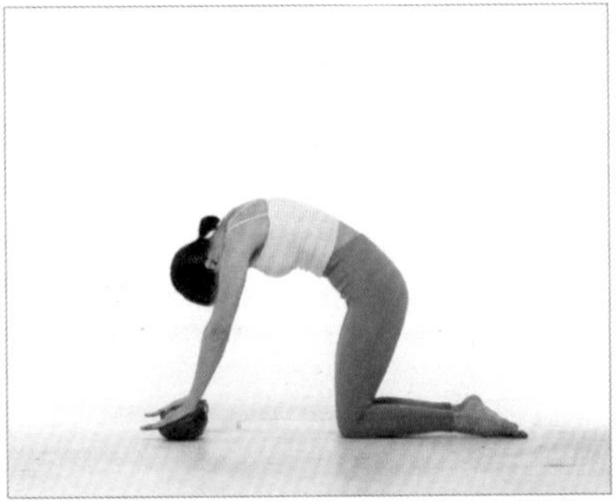

04 보수팟을 공 모양으로 겹쳐 양 손바닥을 포개어 놓고 가슴, 복부 스트레칭.

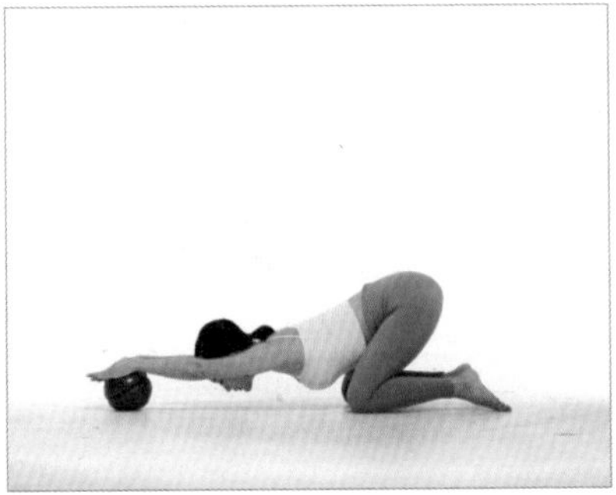

05 보수팟을 들고 앉은 자세.

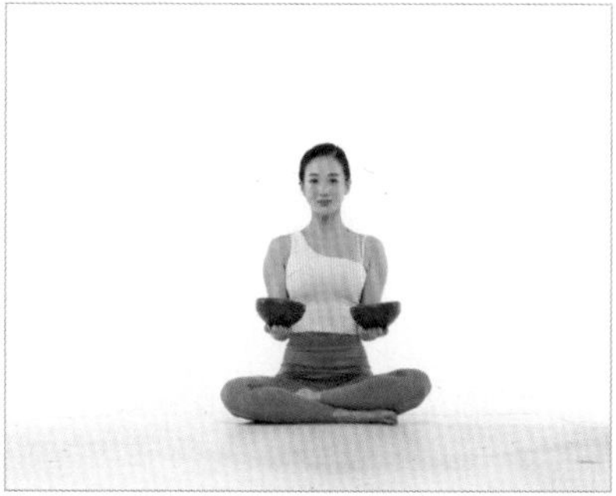

06 어깨 열기.

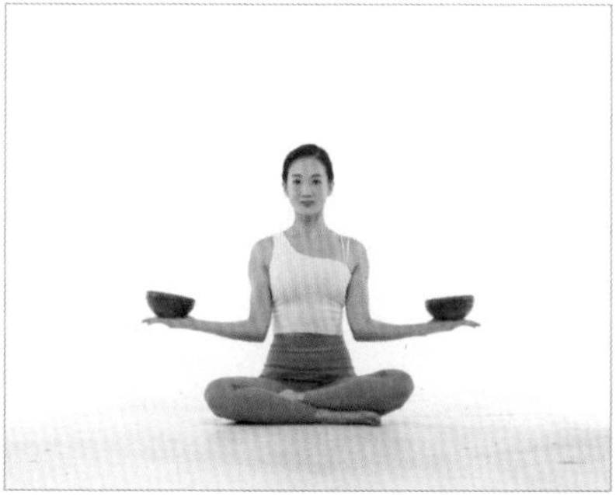

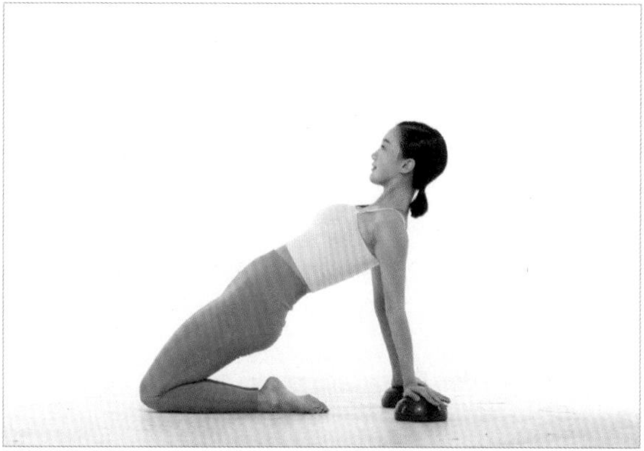

07 앞쪽 허벅지 스트레칭으로 허벅지와 가슴 열어주기.

07 팔뚝, 겨드랑이 라인 정리하는 날

01 손을 바닥 지면을 밀어내며 사이드 푸쉬업.

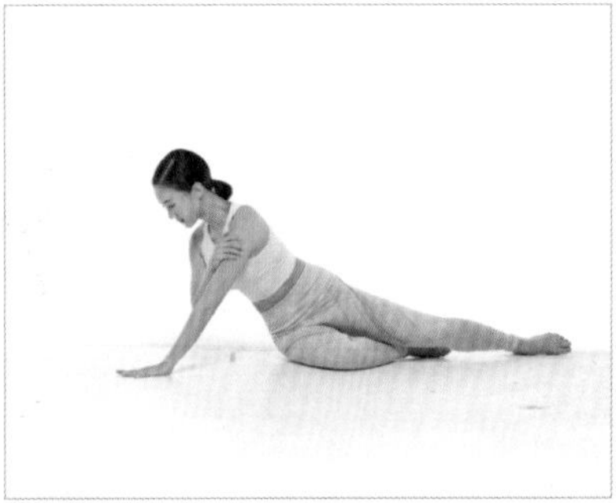

02 복부에 단단하게 힘을 주며 무릎 자세 푸쉬업.

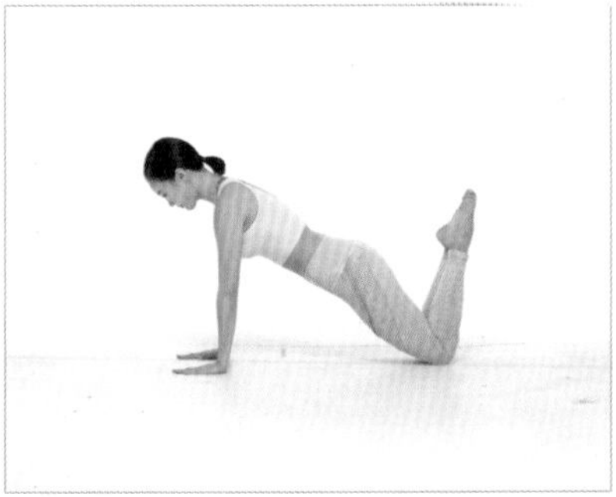

03 양 손바닥으로 바닥을 단단히 밀어내며 네발 자세 플랭크.

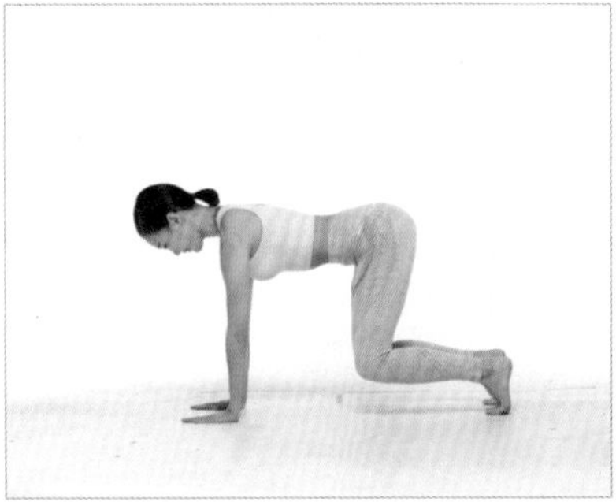

04 무릎과 가슴을 측면으로 돌리며 네발 자세 사이드 플랭크.

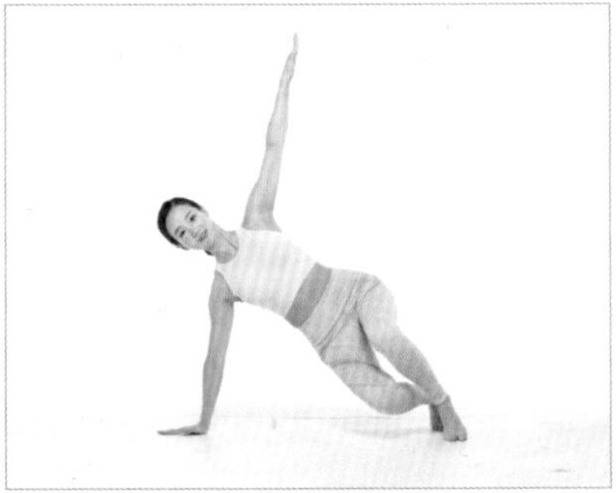

05 팔을 Y 모양으로 펼쳐 몸통과 함께 들어 올리기.

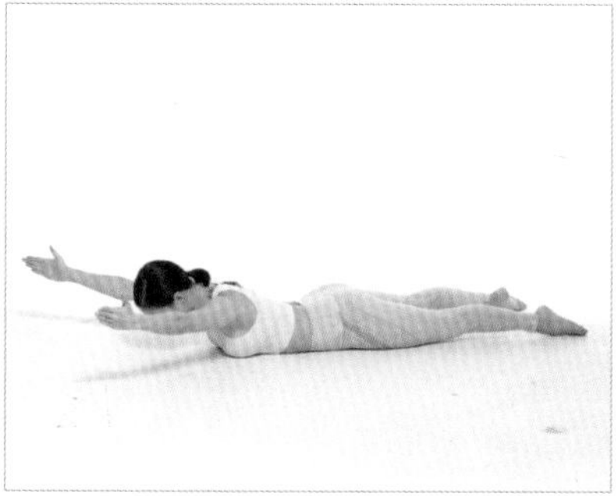

06 양 팔을 옆으로 뻗어 가슴을 열며 몸통 들어 올리기.

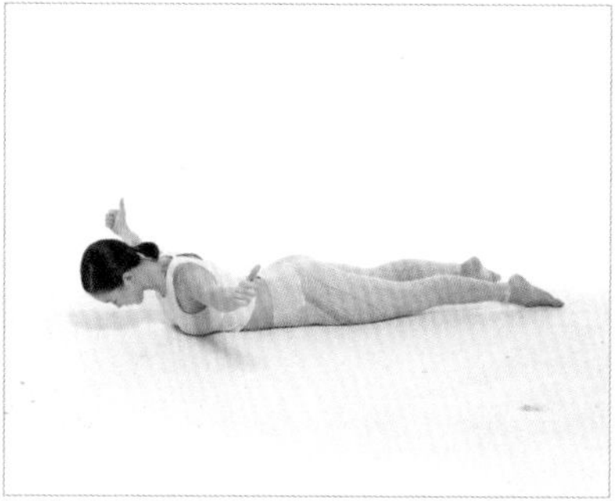

07 만세 자세에서 팔꿈치를 옆구리 옆으로 가져오며 W 모양 만들기.

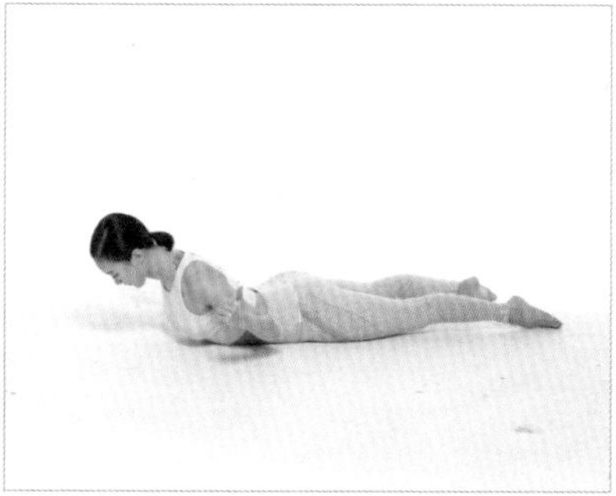

08 앉은 자세에서 손을 머리 위로 뻗었다 겨드랑이 옆으로 당기며 아기새 동작.

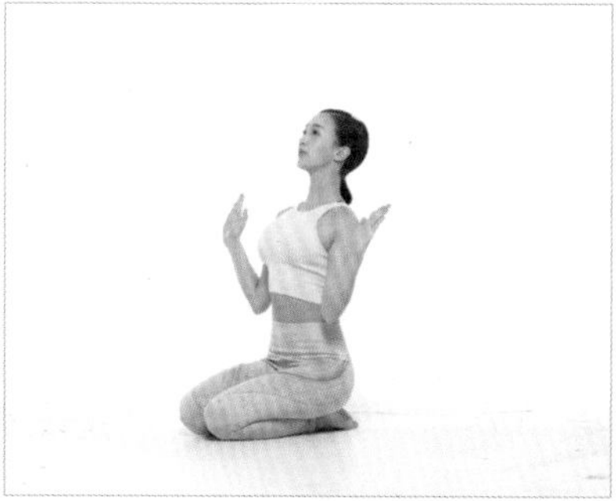

08 수건으로 팔뚝, 겨드랑이 라인 정리하는 날

01 양손으로 수건을 앞으로 밀어내고 등은 뒤로 밀어내며 몸통 스트레칭.

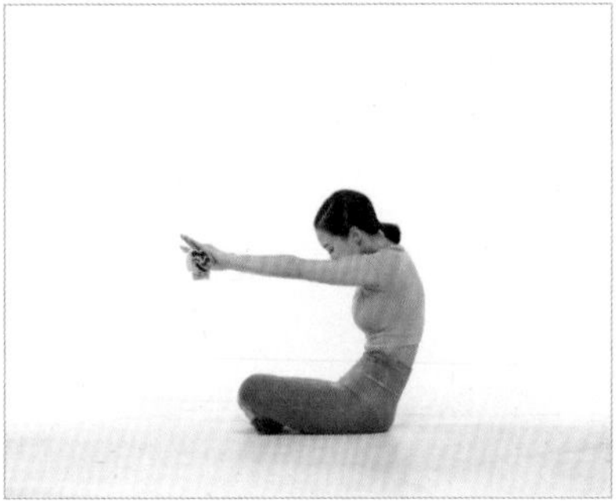

02 수건을 머리 위로 들며 몸통 확장.

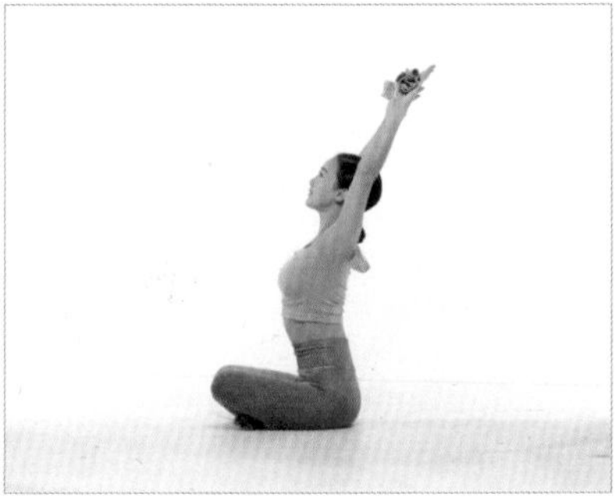

03 수건을 머리 뒤로 당기며 어깨 가슴 스트레칭.

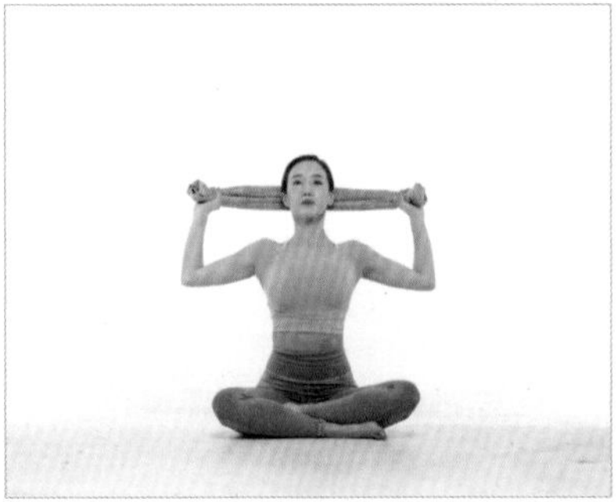

04 멀리 무지개 모양을 그리며 옆구리 스트레칭.

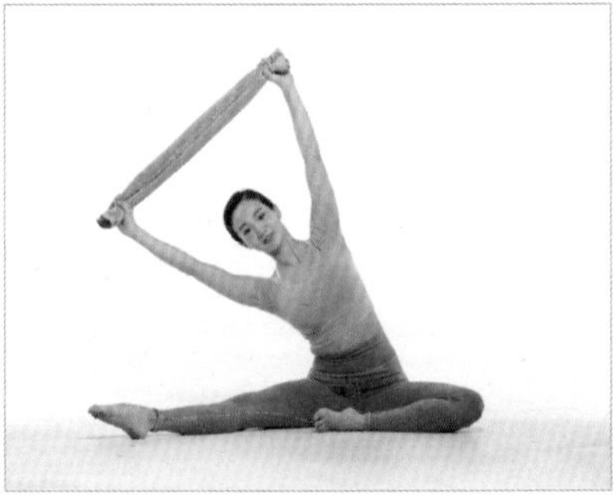

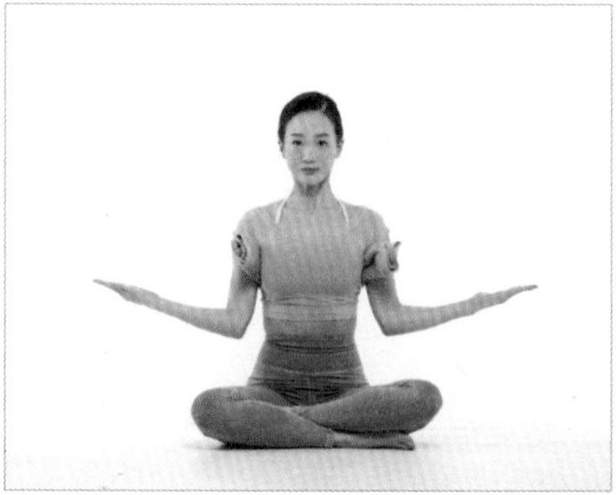

05 수건을 겨드랑이에 끼우고 어깨 열기.

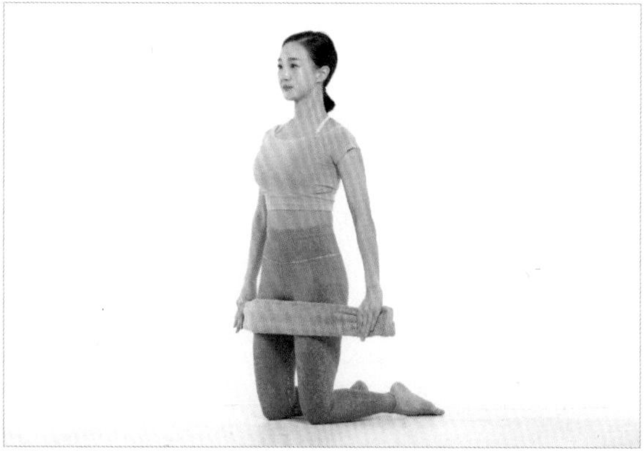

06 두 무릎 자세에서 어깨를 열며 수건으로 허벅지 밀어내기.

07 무릎 자세 몸통 열기 스트레칭.

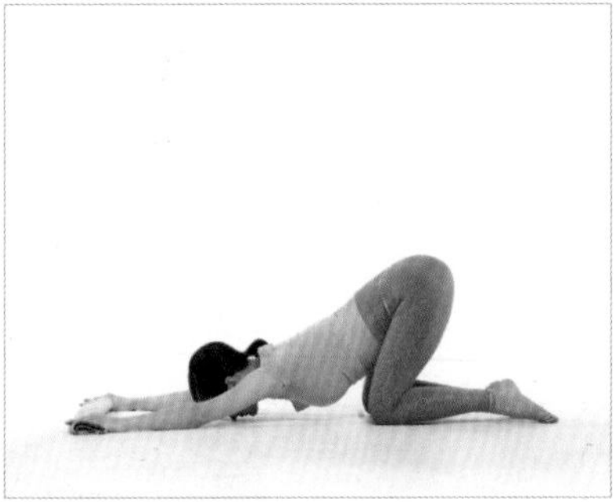

08 Y자 엎드린 자세에서 수건을 서로 옆으로 잡아당기며 몸통 들어 올리기.

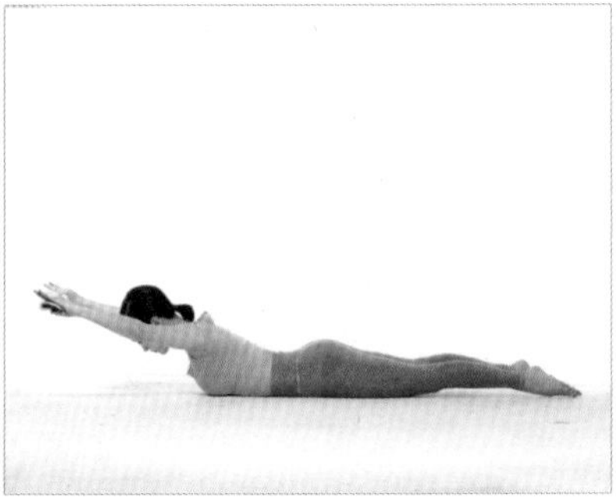

09 수건을 등 뒤로 가져오며 팔꿈치를 W자로 만들며 겨드랑이 조여 주기.

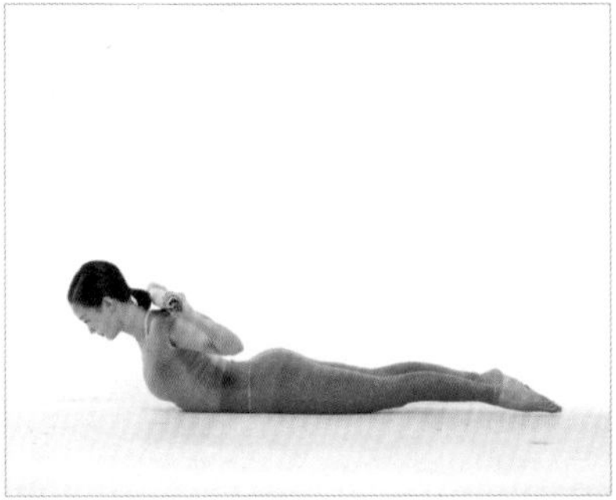

01 무릎자세에서 한 발을 앞으로 가져오기.

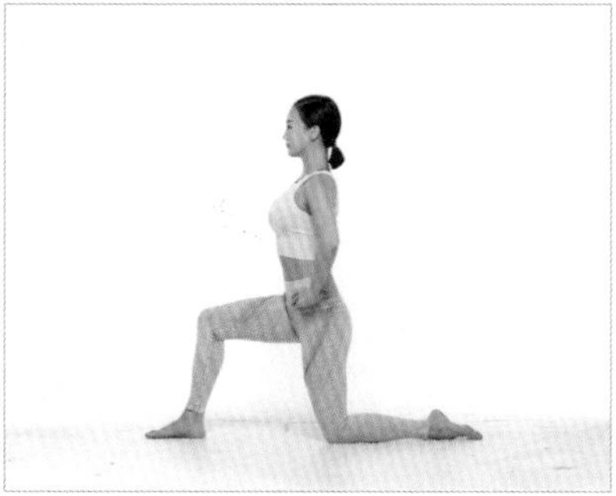

02 앞으로 밀어내며 고관절 굴곡근 스트레칭.

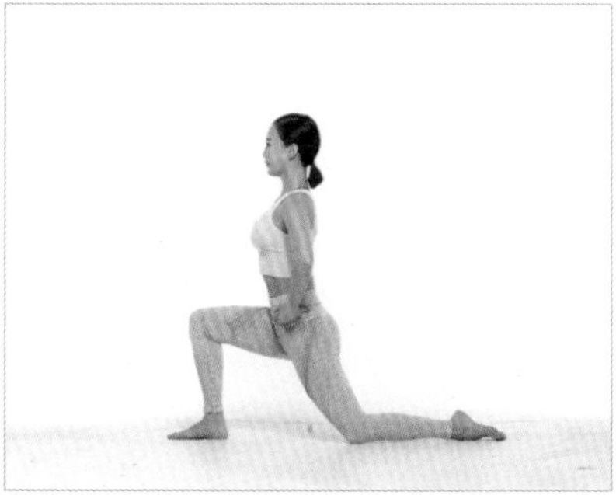

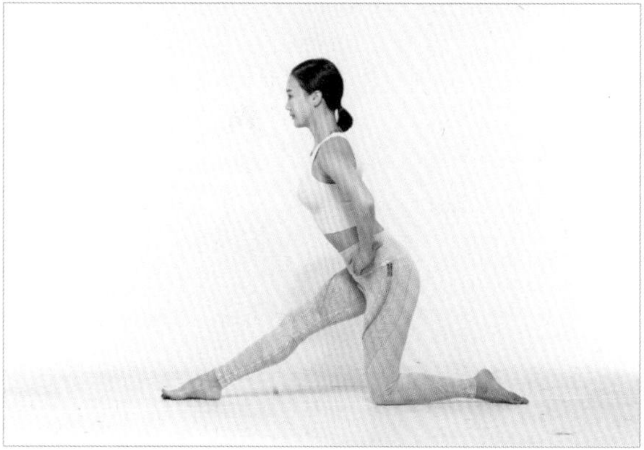

03 발로 바닥을 지지하며 엉덩이를 뒤로 보내며 허벅지 아래, 햄스트링 스트레칭.

04 뒤꿈치에 엉덩이로 앉으며 허벅지 안쪽 내전근 스트레칭.

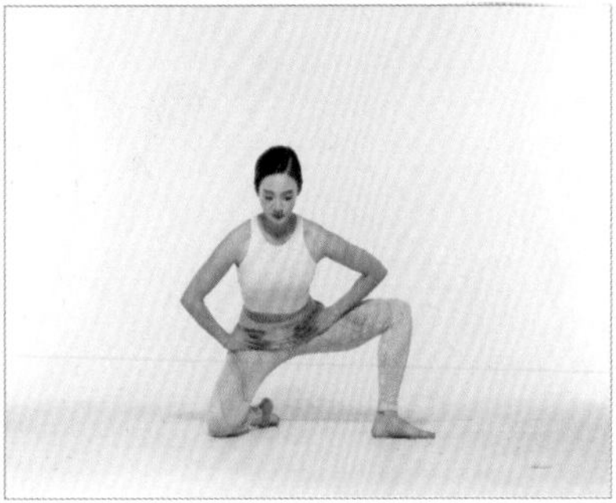

05 네발 자세에서 다리를 뒤로 멀리 보내며 종아리 스트레칭.

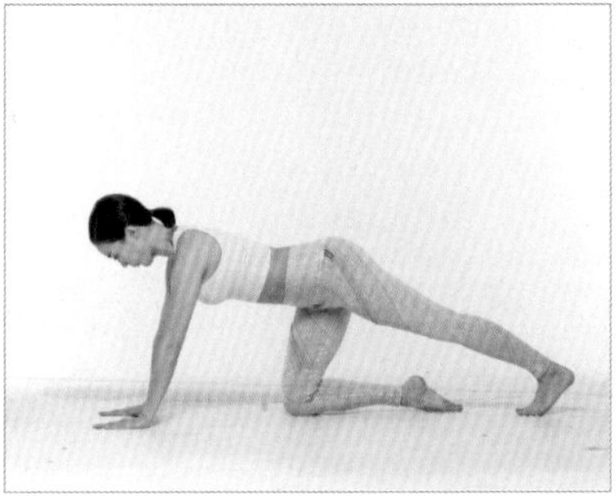

06 가슴과 복부를 열어주는 무릎 자세 몸통 열기.

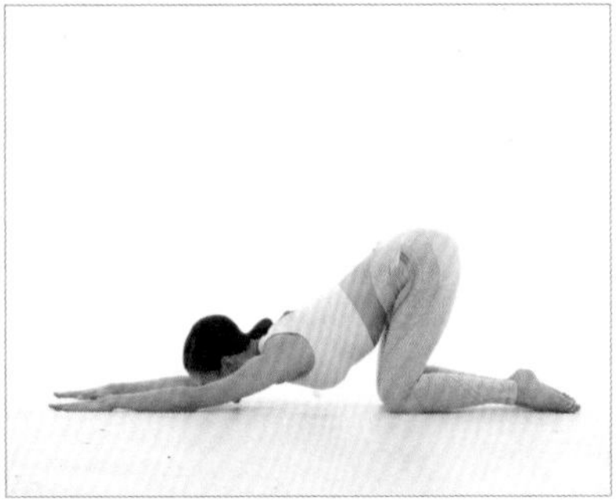

07 양손으로 바닥을 밀어내며 등을 동그랗게 말아 머리에 힘을 풀며 고양이 스트레칭.

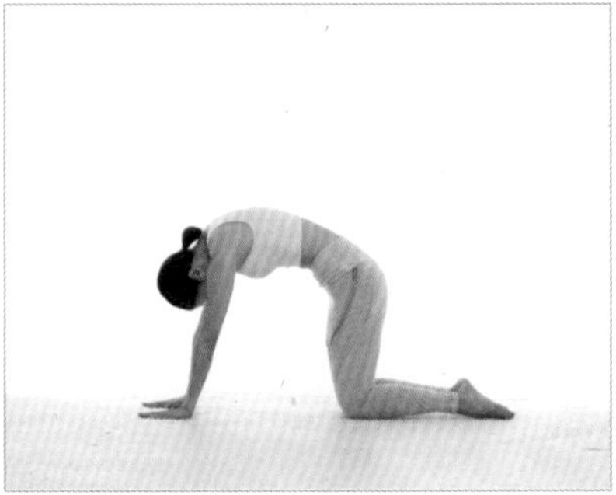

오래 앉아 있는 날은 고관절이 긴장을 하고 힘을 잃고 늘어져 척추 전체를 무너뜨립니다.
빠근한 고관절을 스트레칭하고 코어에 활력은 채워주는 동시에, 긴장한 상체는 풀어주며 전신 밸런스를 맞춰 주세요.

08 뻐근한 손목 주변을 풀어주는 전완근 스트레칭.

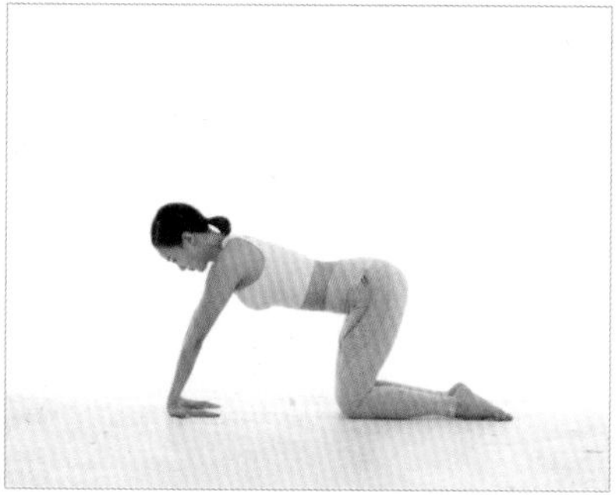

09 양 손으로 쇄골 안쪽을 잡고 가볍게 당기고 턱은 45도 위를 바라보며 목 스트레칭.

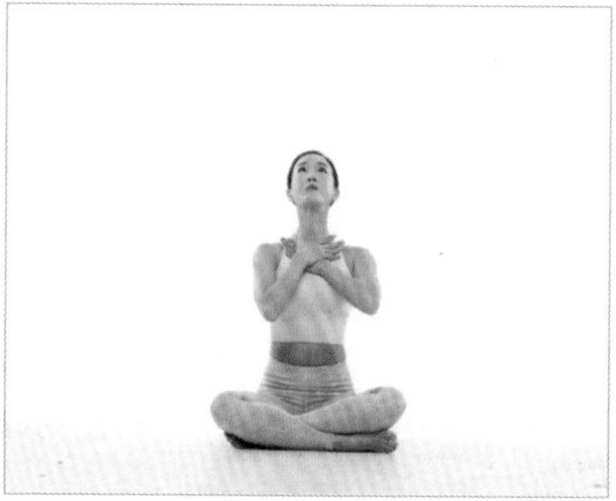

10 보수팟으로 하루를 정리하는 날

01 보수팟을 엉덩이 밑에 두고 편안하게 앉아 편안하게 호흡하기.

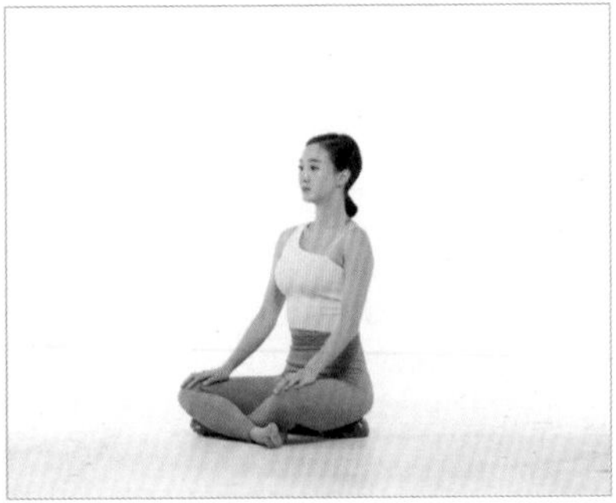

02 골반을 앞, 뒤, 좌, 우로 왔다 갔다 기울이며 골반 스윙.

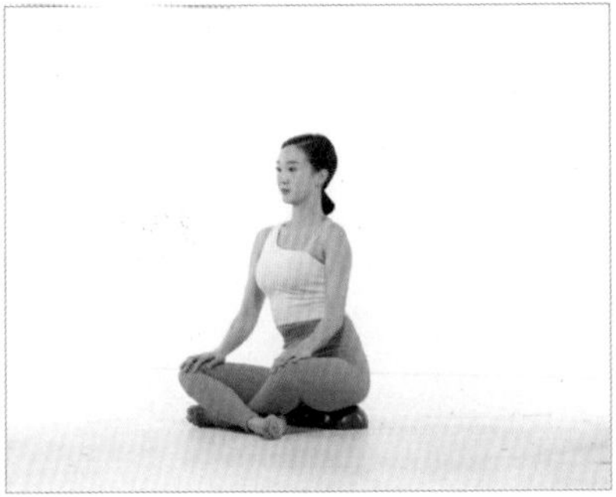

03 보수팟에 앉은 상태에서 아기 새.

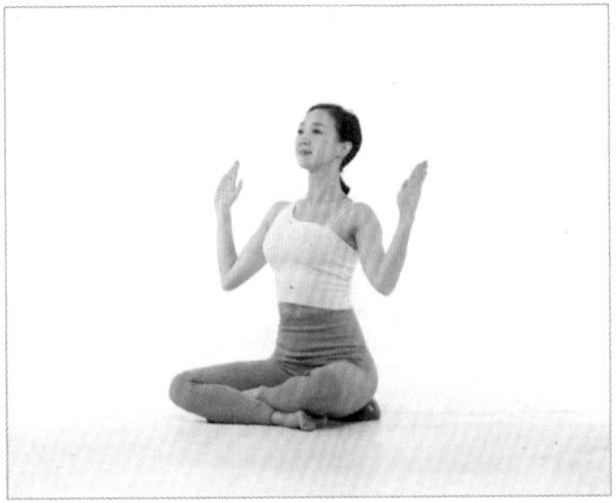

04 보수팟을 나란히 두고 앞다리는 ㄱ자, 뒷다리는 길게 뻗어 고관절, 둔근 스트레칭.

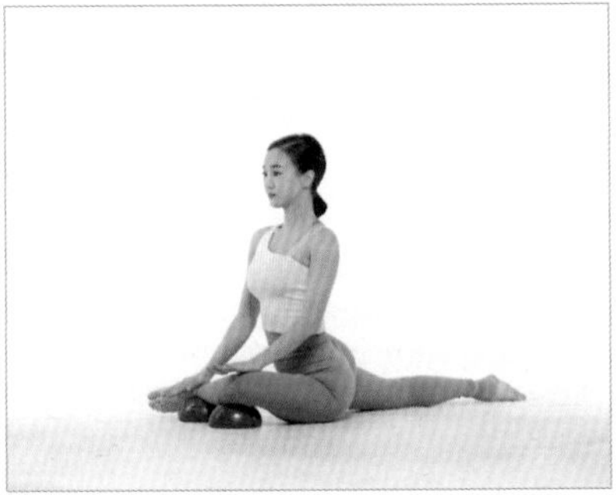

05 가슴을 열어주며 뭉친 앞쪽 몸을 활짝 펴고 허벅지 스트레칭.

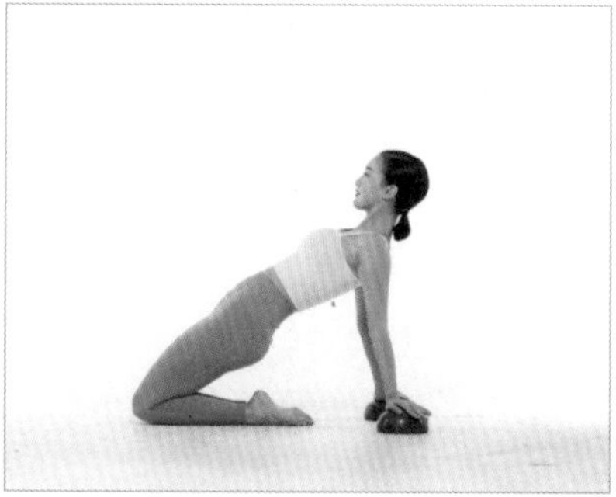

06 보수팟에 엎드린 자세로 Y자 등 끌어당기기.

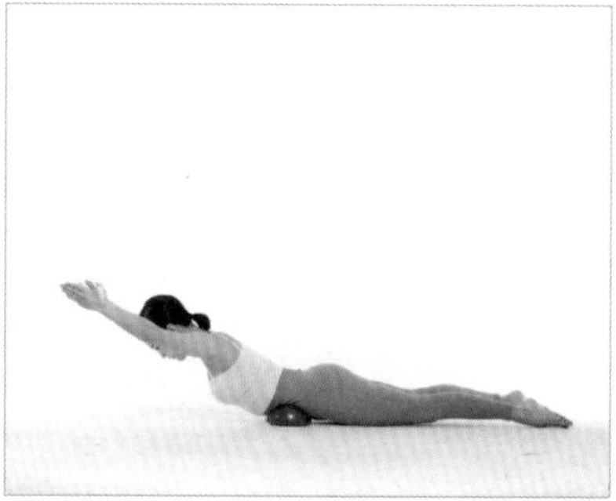

07 보수팟에 엎드린 자세로 W자 등 끌어당기기.

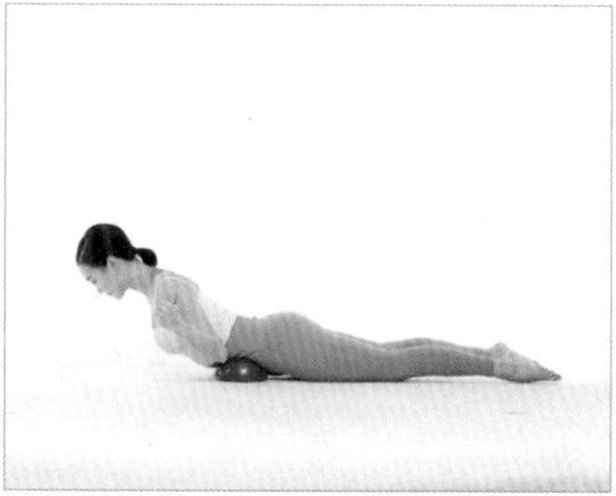

08 자리에 편안히 앉아 마무리 호흡.

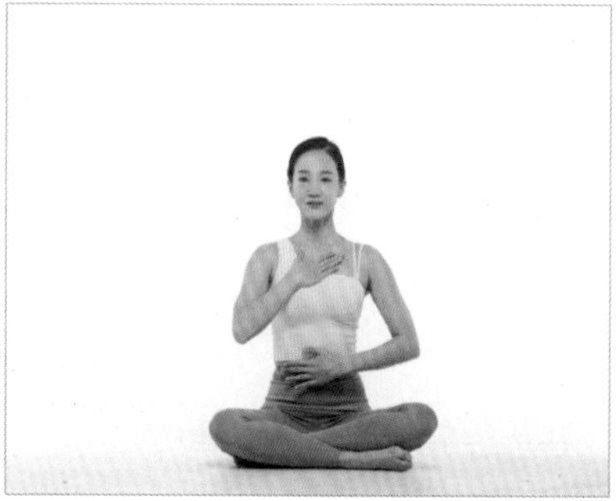

01 두 무릎을 구부려 세운 누운 자세에서 편안하게 호흡.

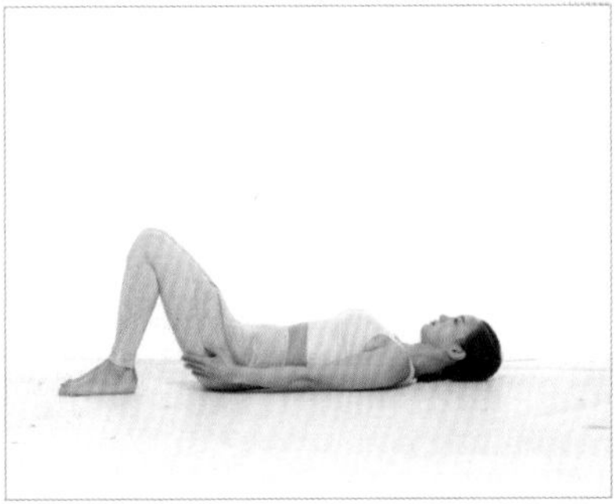

02 한쪽 무릎을 가슴 앞으로 당기고 아랫다리는 바닥으로 눌러주며 고관절 굴곡근 스트레칭.

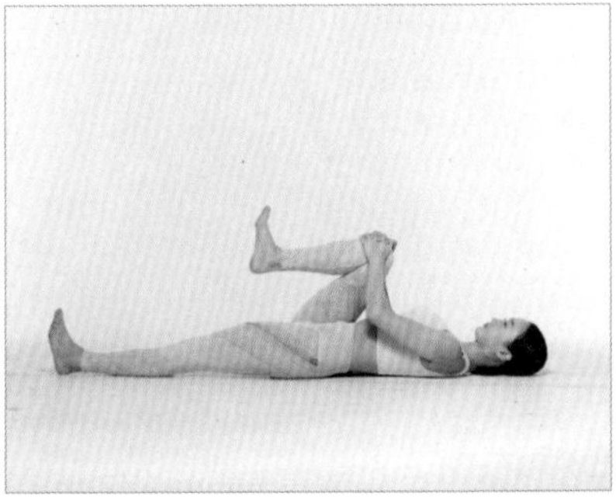

03 한쪽 다리를 반대 허벅지에 ㄱ자로 올려 가슴 앞으로 당기며 둔근 주변을 풀어주는 힙 스트레칭.

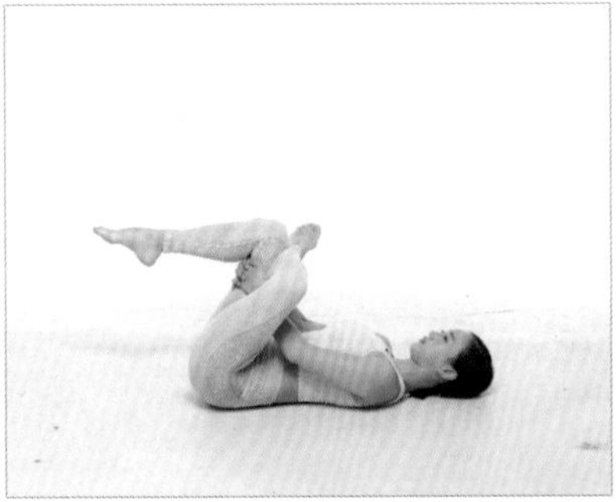

04 발을 바깥쪽 엉덩이 옆에 두고 무릎을 멀리 보내며 뭉쳐있는 앞쪽 허벅지 스트레칭.

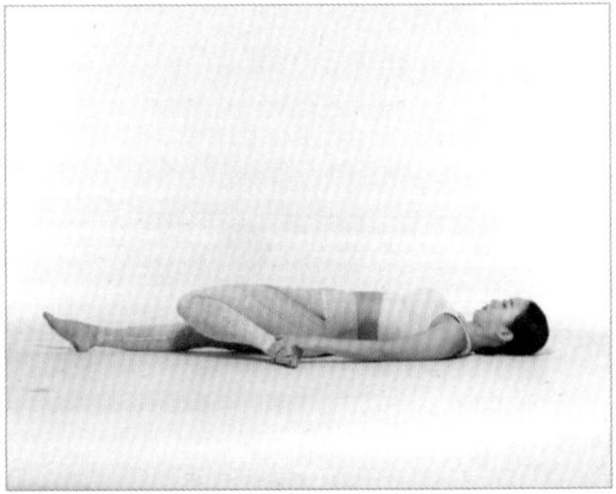

몸의 중심인 허리. 오래 서 있거나, 오래 앉아있을 때 뻐근한 허리는 퇴근 후까지 신경을 곤두서게 합니다. 허리 통증은 여러 가지 이유로 찾아오지만 운동 부족으로 인한 이유가 의외로 많습니다. 충분한 스트레칭과 운동으로 가벼운 밤을 보내고 개운한 아침을 맞이해보세요.

05 누운 자세에서 골반을 천장으로 밀어내며 힙 브릿지.

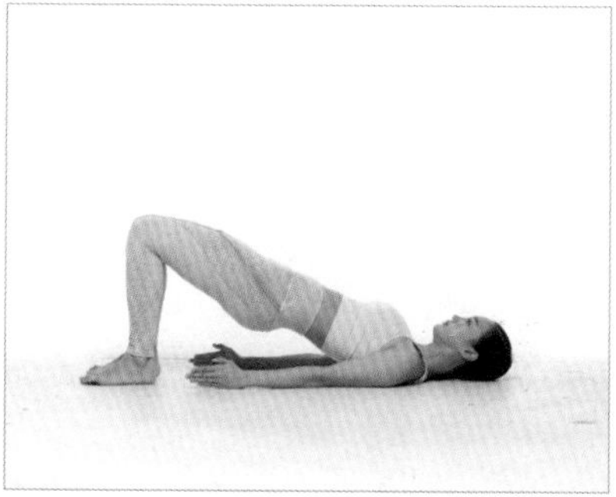

06 네발 자세에서 양손으로 바닥을 밀어내고 복부 가슴을 천장으로 들어 올리는 네발 자세 플랭크.

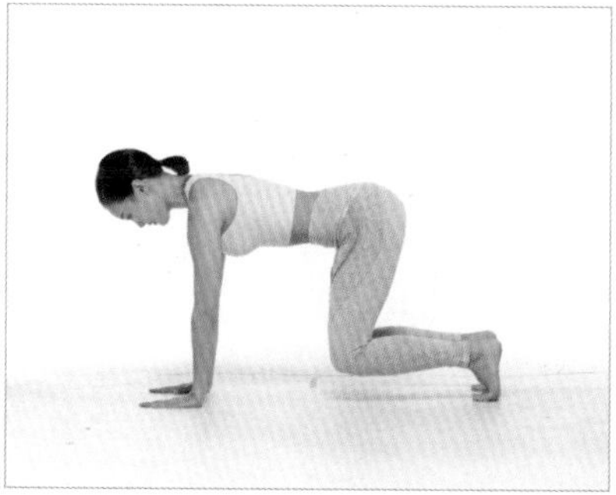

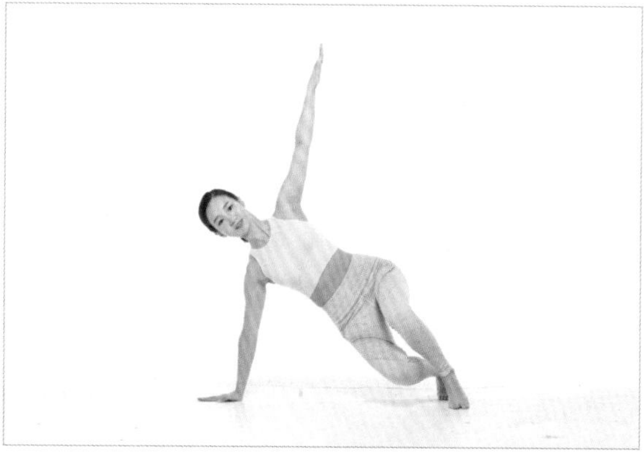

07 무릎과 가슴을 옆면으로 돌리며 사이드 플랭크.

08 팔꿈치 짚은 사이드 플랭크.

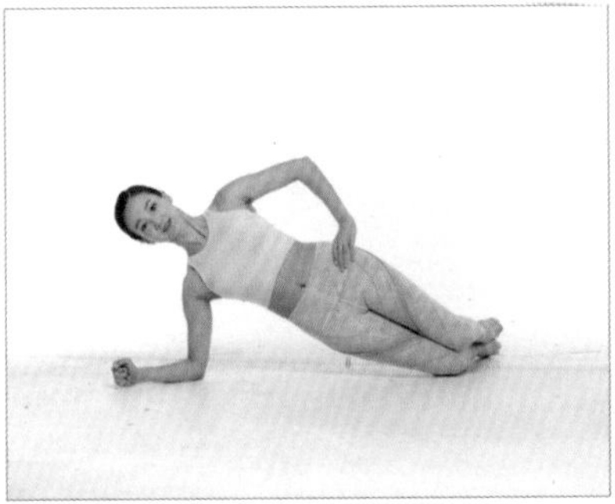

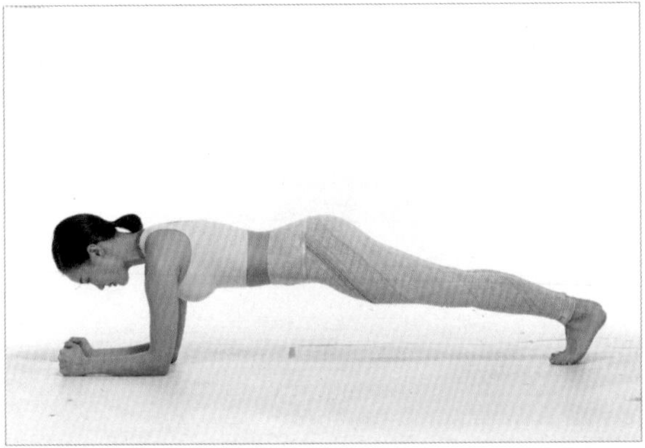

09 팔꿈치로 단단하게 바닥을 밀어내고 복부, 가슴, 발까지 에너지를 느끼며 온몸의 힘으로 몸통을 밀어내는 팔꿈치 짚은 플랭크.

10 휴식 자세.

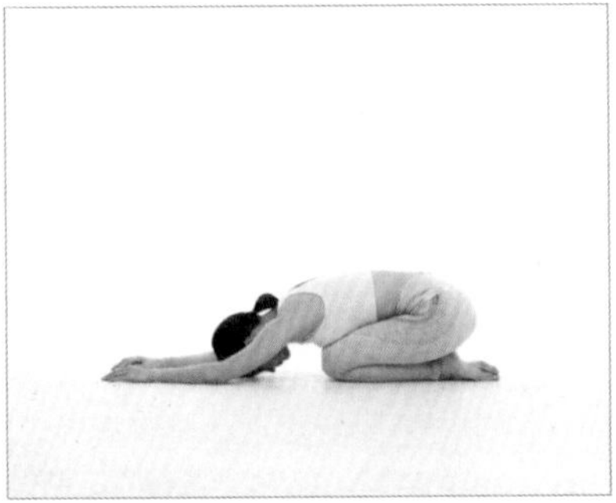

01 리커버링을 볼록하게 세로로 등 중간에 두고 누워 호흡.

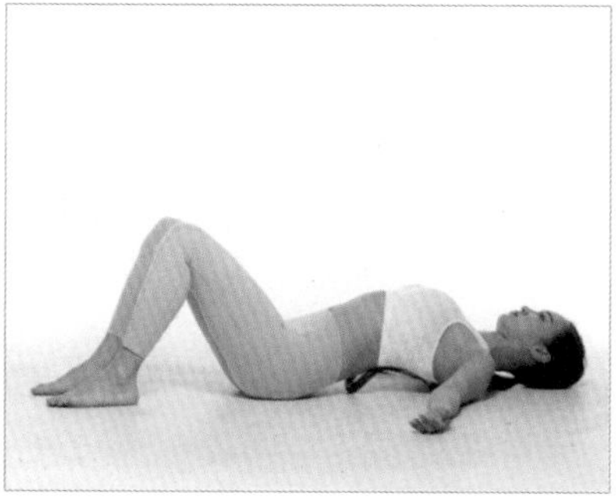

02 좌우로 체중을 이동하며 허리 근육을 풀어줍니다.

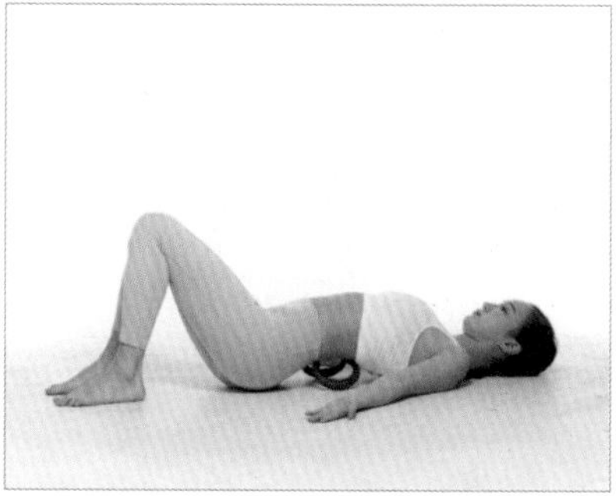

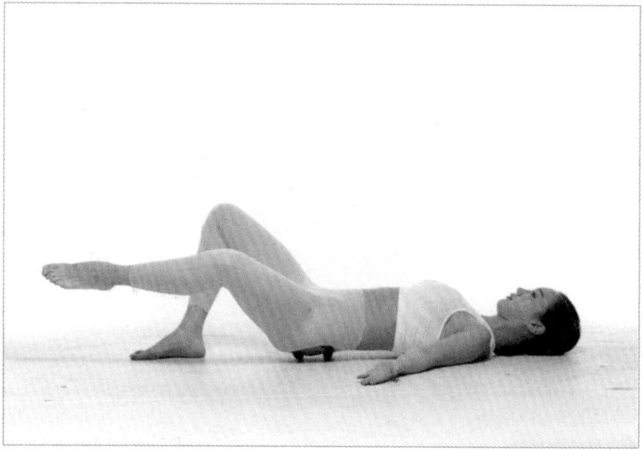

03 엉덩이 아래 오목하게 가로로 두고 고관절 심부외회전근 풀기.

04 무릎을 구부려 세워 힙 스트레칭.

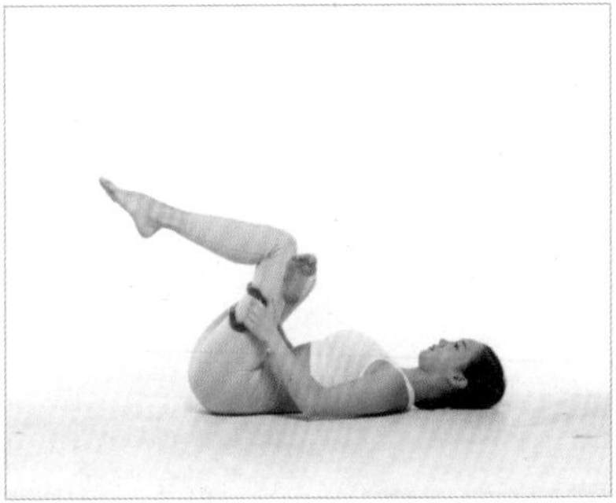

05 발을 리커버링에 걸어 당기며 햄스트링 스트레칭.

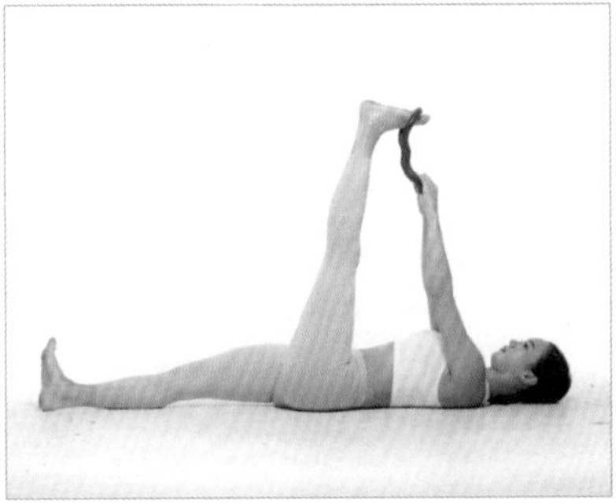

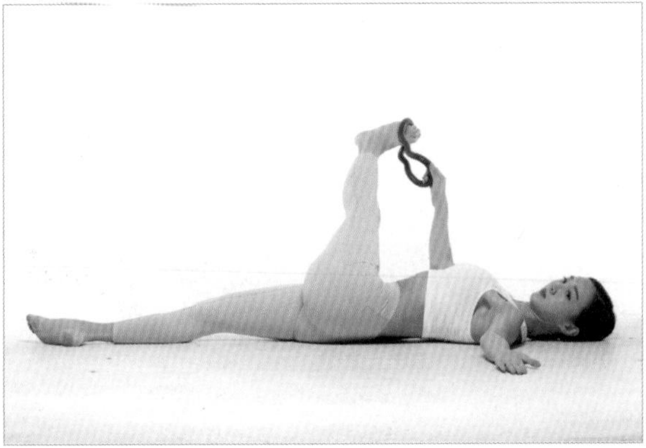

06 반대쪽으로 다리 넘기기.

예민하고 피로한 날 긴장돼 더욱더 허리가 아플 수 있습니다.
허리 통증을 줄이는 가장 쉬운 방법 중 하나는 충분한 호흡을 통해 마음의 안정을 찾는 것입니다.

08 가볍게 리커버링을 끼운 상태로 제자리 걷기.

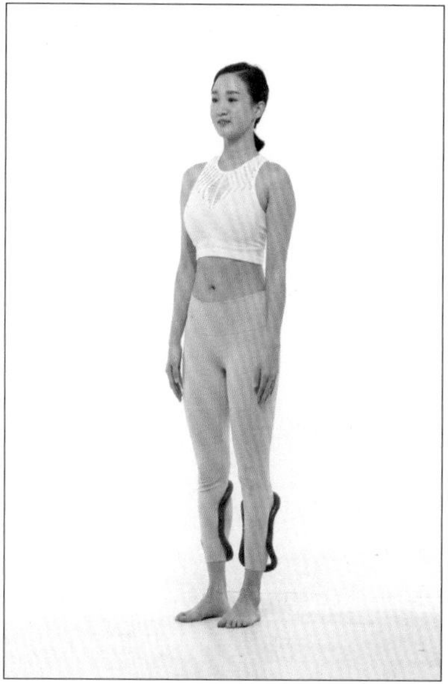

07 리커버링을 내려놓고 편안하게 호흡.

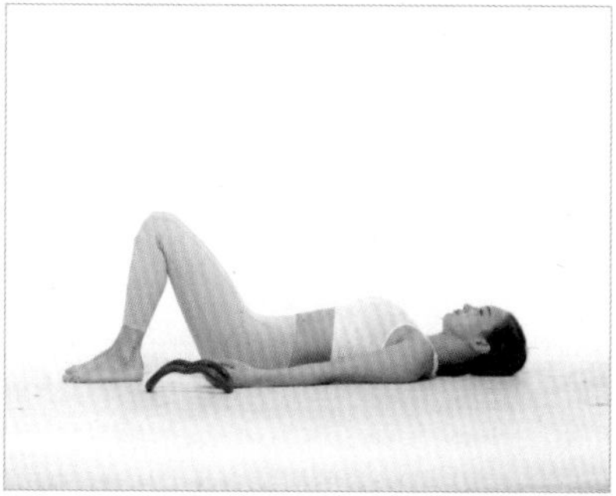

13 뱃살을 줄이고 싶은 날

01 뒷꿈치를 들었다 내리며 종아리에 힘을 느끼며 종아리 운동. 엉덩이가 뒤로 빠지거나 목이 앞으로 나오지 않도록 주의합니다. (8회)

02 가볍게 뛰며 팔과 다리를 열었다 닫아주는 점핑잭. 허리가 뒤로 젖혀지지 않도록 주의합니다. (10회 3세트)

03 고관절과 복부에 힘을 느끼며 니 업. 최대한 무릎이 앞쪽을 향할 수 있도록 합니다. (10회 3세트)

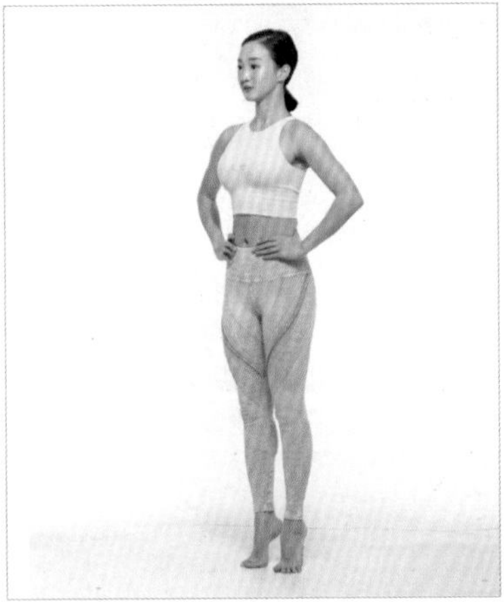

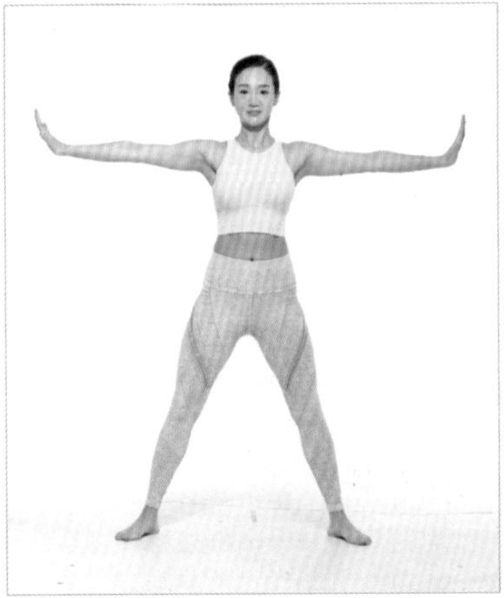

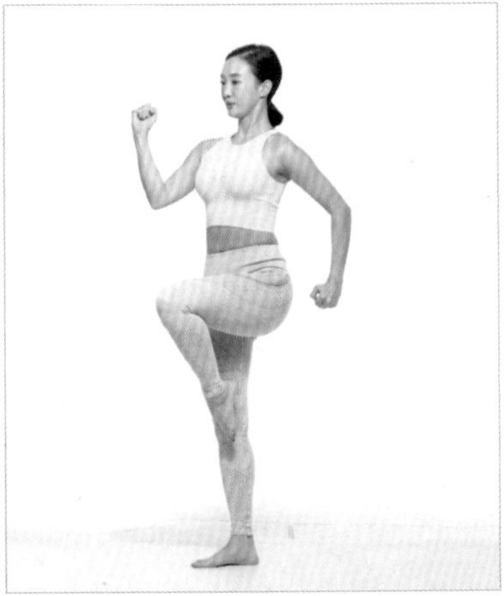

남녀노소 누구나 가장 신경 쓰이는 부분은 복부입니다. 올바른 식습관과 적절한 유, 무산소 운동으로 뱃살을 조금씩 줄여보세요.

04 쌓여가는 옆구리 군살을 정리해주는 무릎 자세 사이드 밴드. (좌우 8회)

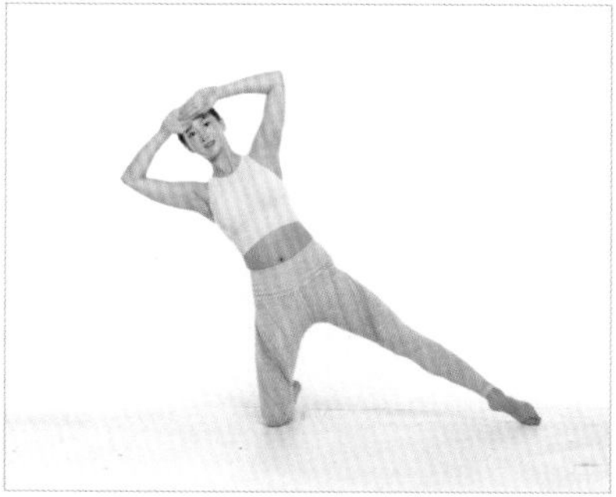

05 네발 자세 플랭크. (10초 3회)

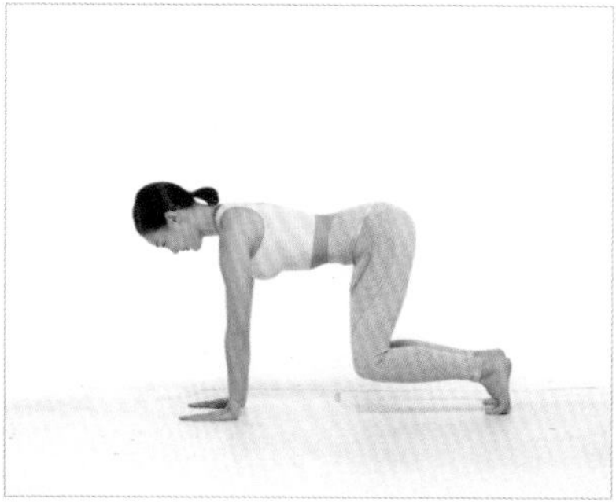

06 양 손으로 허벅지 아래를 감싸고 복부 힘으로 흔들흔들 앞뒤로 움직이며 롤링. (8회)

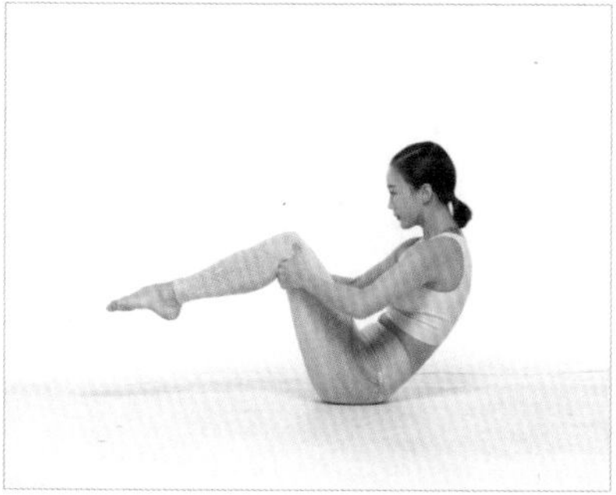

07 최대한 등을 동그랗게 말아서 천천히 뒤로 롤 다운하며 눕기. (2회)

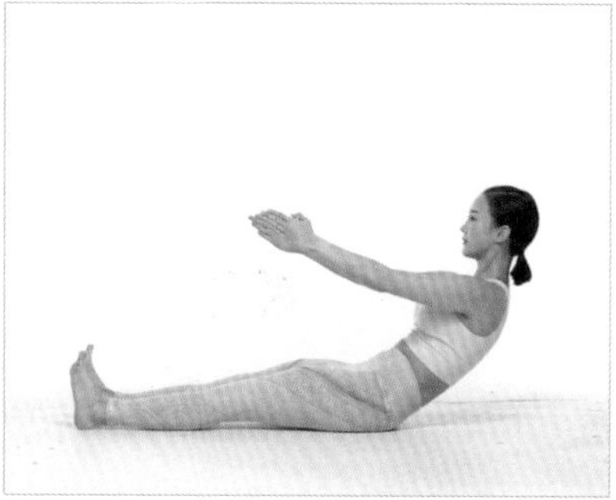

08 몸통 말아 올리기. (8회 2세트)

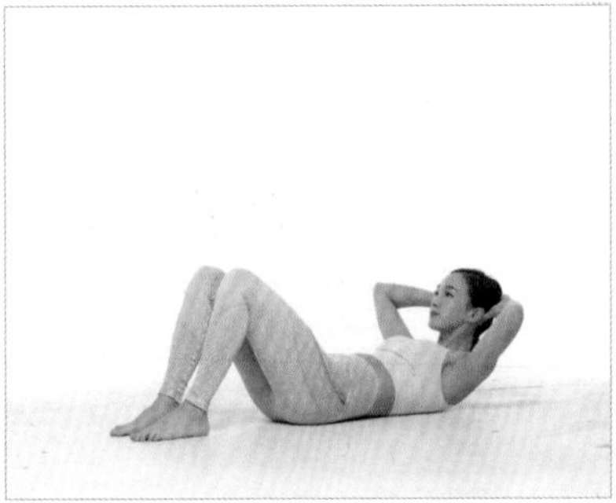

10 팔꿈치 짚은 플랭크. (10초 3세트)

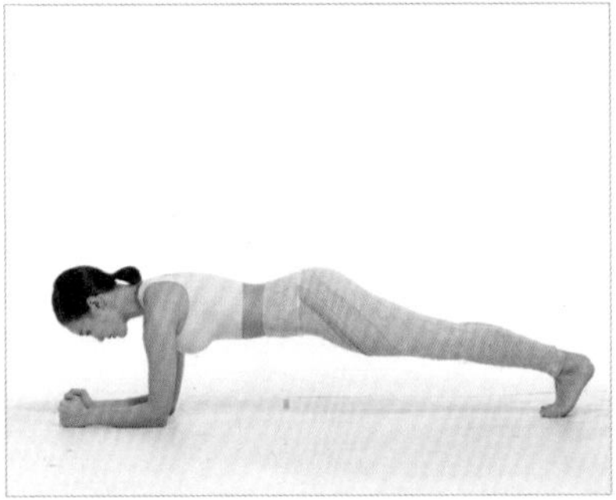

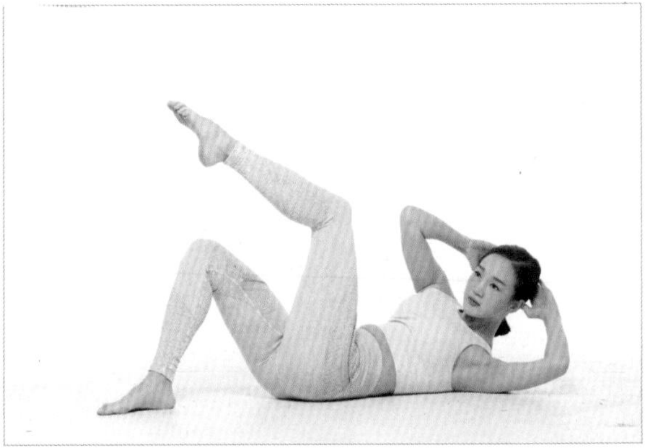

09 몸통의 옆면과 앞면을 탄력 있게 만들어주는 복사근 강화 운동. (8회 2세트)

01 가볍게 보수팟 위 올라갔다 내려오기. 바닥을 바라보지 않고 먼 곳을 응시하며 보수팟의 위치를 인지하며 워킹.

02 최대한 보수팟에서 떨어지지 않기 위해 노력하며 발바닥 중앙이 보수팟 중앙을 밟을 수 있도록 와이드 니 업.

03 반대쪽도 번갈아 진행.

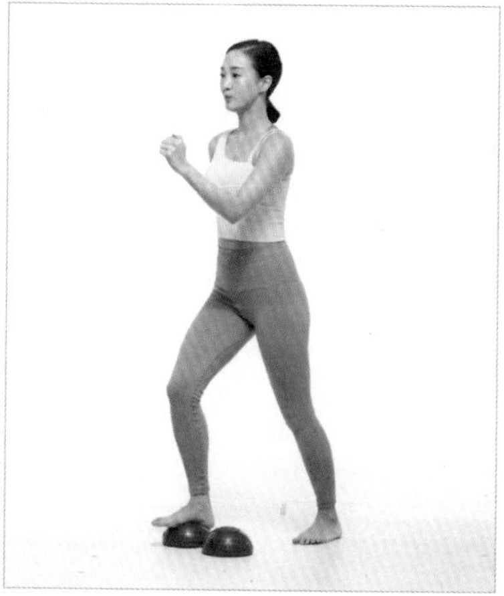

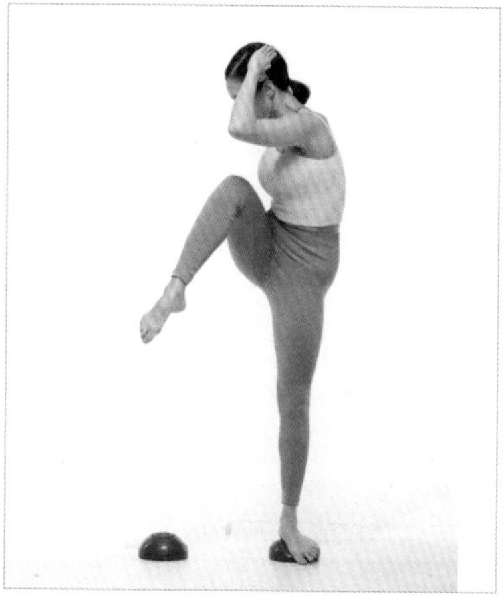

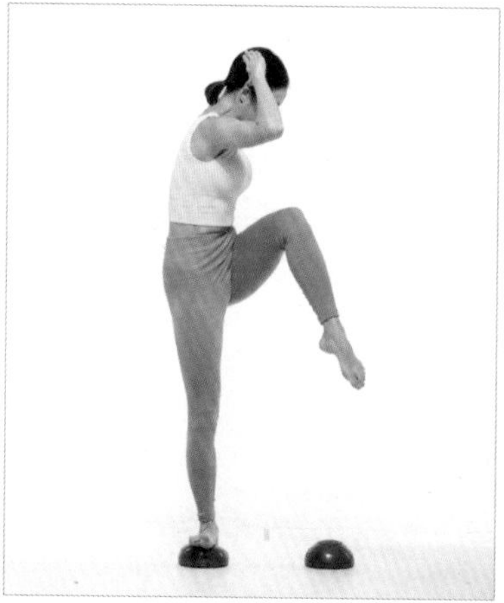

04 보수팟 공 모양으로 잡고 무릎 자세.

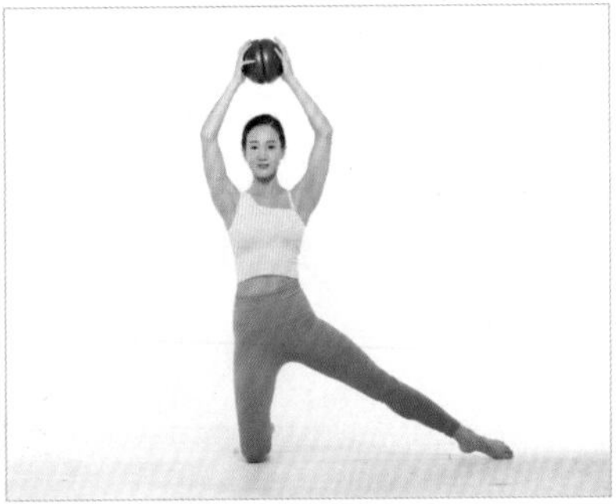

05 사이드 밴드.

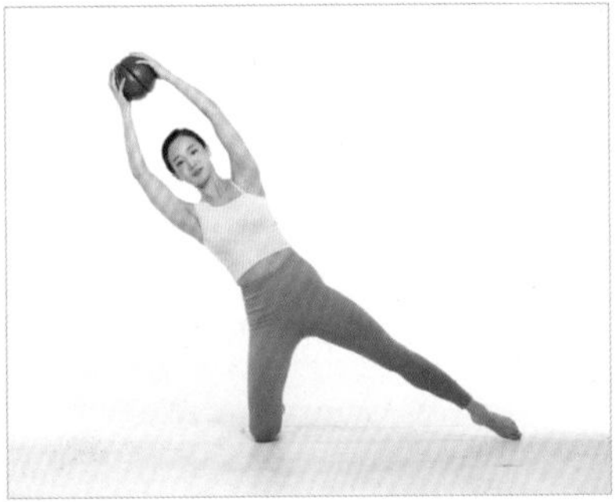

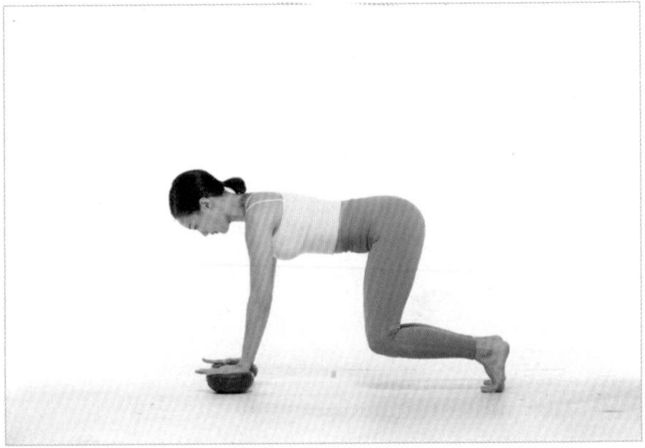

06 보수팟의 돔 부분이 바닥에 닿도록 두고 양손으로 보수팟을 짚어 밀어내며 네발 자세 플랭크.

보수팟을 이용한 복부 운동은 더 많은 굴곡을 도와주어 척추가 뻣뻣한 경우 효과적으로 운동할 수 있어요.

07 복부 힘으로 몸통 말아 올리기. 목이 과도하게 구겨지지 않도록 주의합니다.

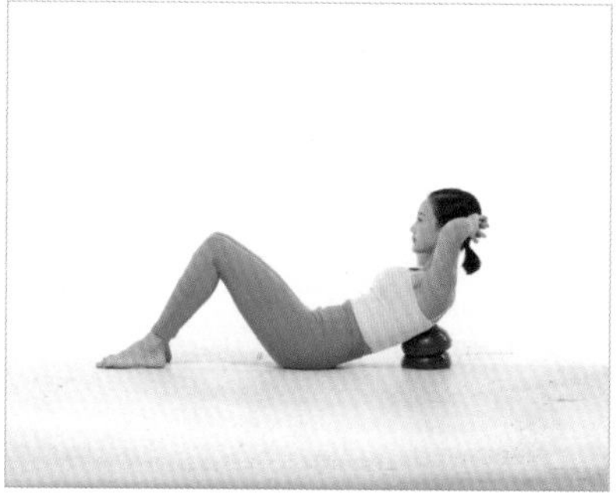

08 보수팟의 반동을 이용해 빠르게 밀어내며 펌핑.

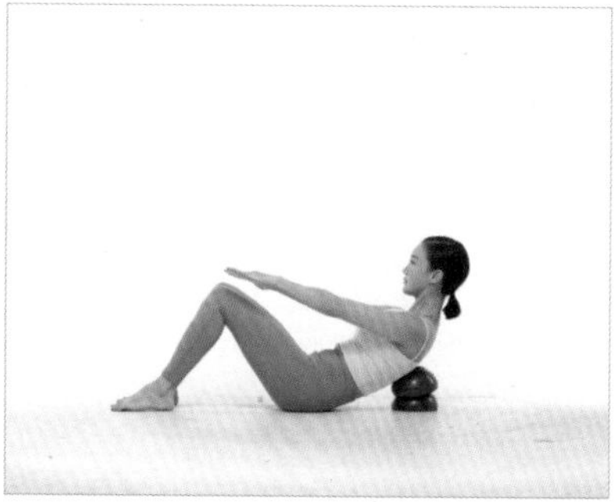

09 복사근 운동. 골반을 최대한 좌우로 흔들리지 않게 고정하며 좌우 이동. (좌우 8회)

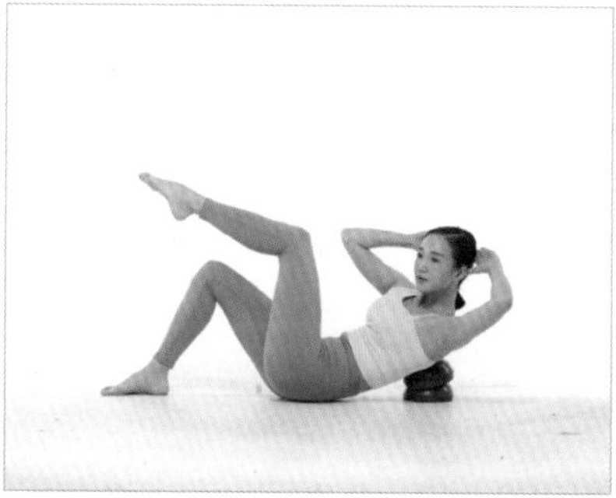

10 누운 자세로 휴식.

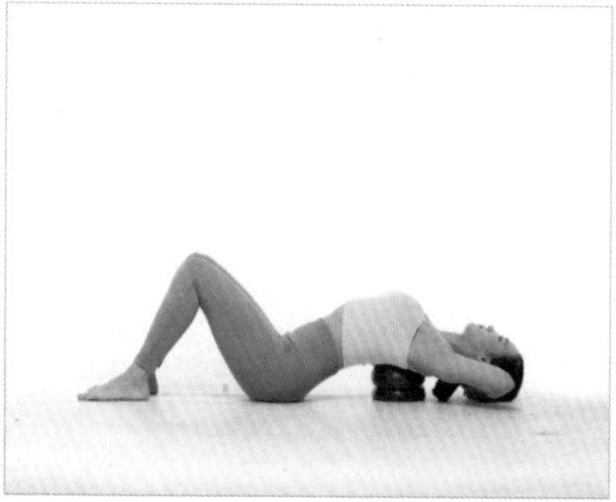

15 엉덩이, 허벅지 활력 채우는 날

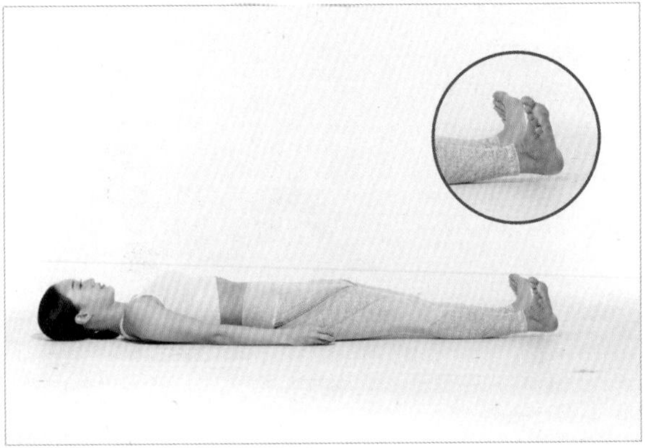

02 발목을 최대한 크게 동그랗게 그리며 풋 서클.

01 누운 자세에서 한쪽 무릎을 깊숙이 가슴 앞으로 끌어당기며 고관절 굴곡근 스트레칭.

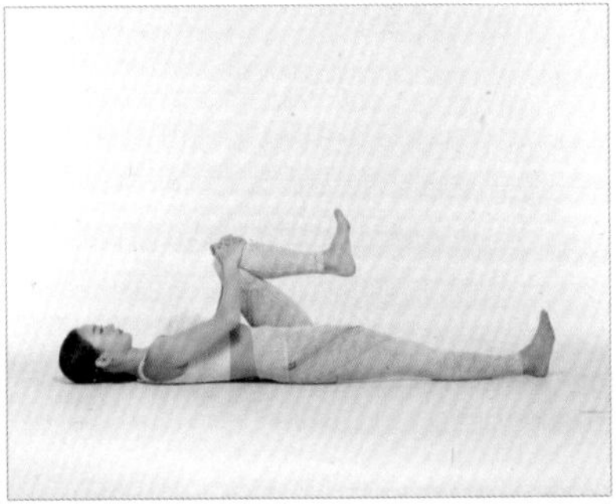

03 양 발로 바닥을 강하게 짚어 엉덩이를 천장으로 밀어내며 힙 브릿지.

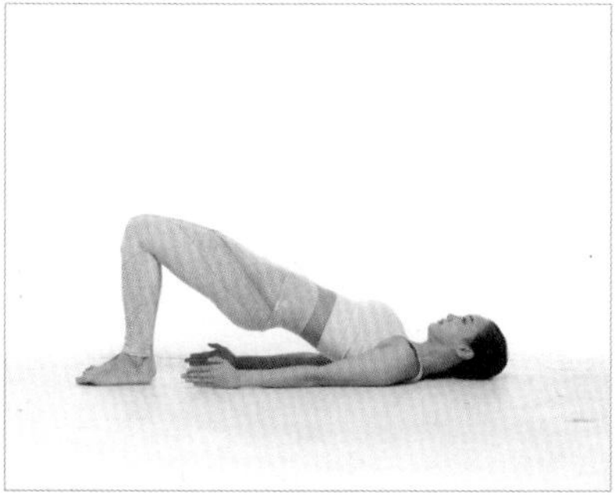

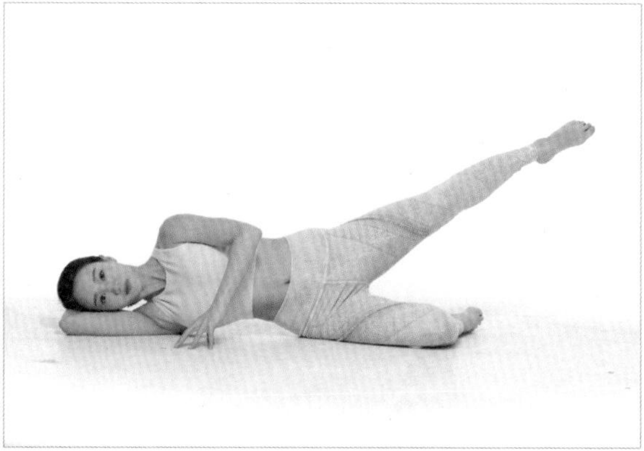

04 옆으로 누운 자세에서 다리를 천장으로 들어 올리며 사이드 킥.

05 양손으로 바닥을 짚고 엉덩이 힘으로 다리를 들어 올리는 네발 자세 킥.

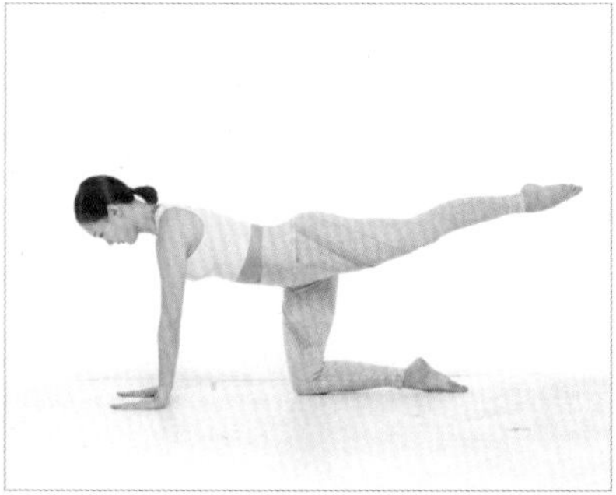

06 스쿼트. 발 뒤꿈치로 바닥 지면을 누르며 엉덩이 체중을 뒤로 보내며 깊게 앉기.

07 와이드 쿼트. 발바닥으로 바닥 지면을 강하게 누르며 척추를 세워 깊숙이 앉기.

08 사이드 런지. 한쪽으로 체중을 실으며 좌우 이동하기.

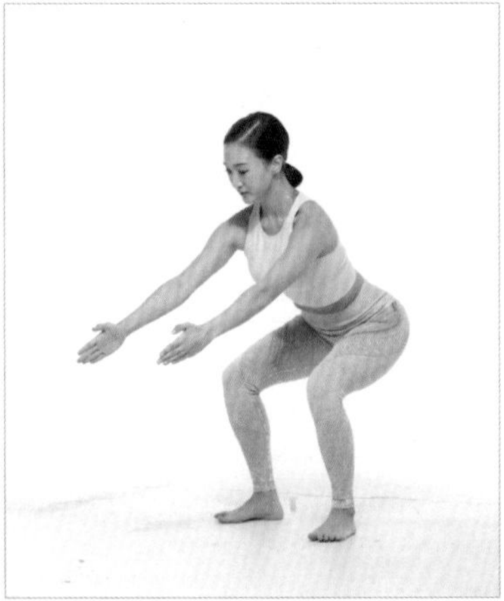

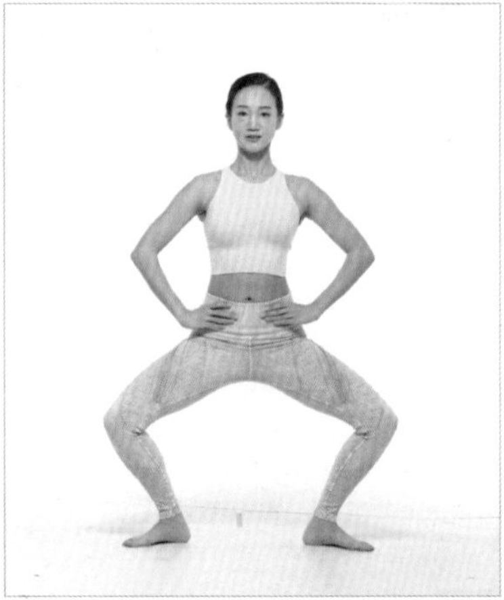

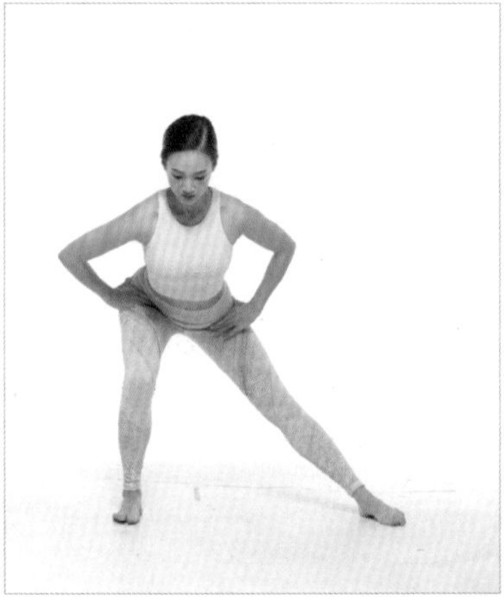

09 런지. 앞 뒷다리를 ㄱ, ㄴ자로 만들며 깊게 앉았다가 발 힘으로 일어나기.

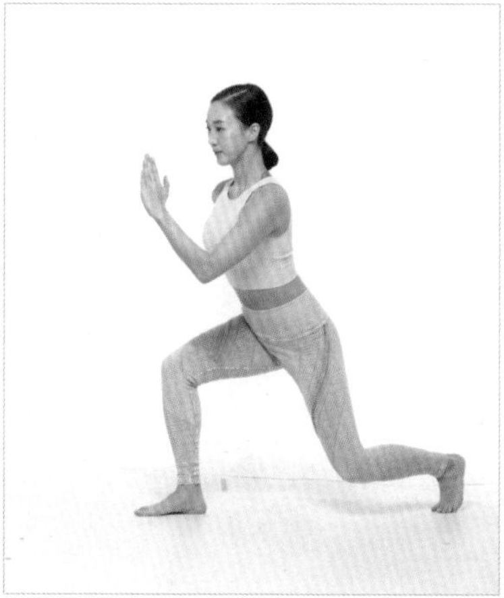

10 탄력있는 종아리를 만들어주는 종아리 운동.

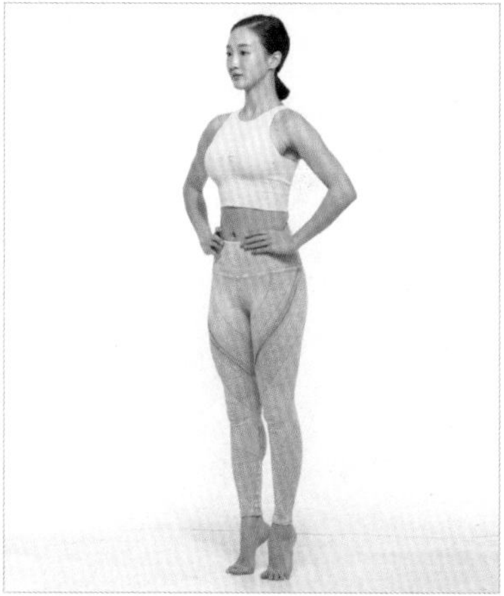

16 보수팟으로 엉덩이, 허벅지 활력 채우는 날

01 보수팟 위로 올라갔다 내려오며 중심 잡으며 가볍게 걷기.

02 보수팟 위에서 중심 잡으며 스쿼트 힙업 스쿼트.

03 차렷 자세에서 한발씩 체중 이동하며 한 발 균형 잡기.

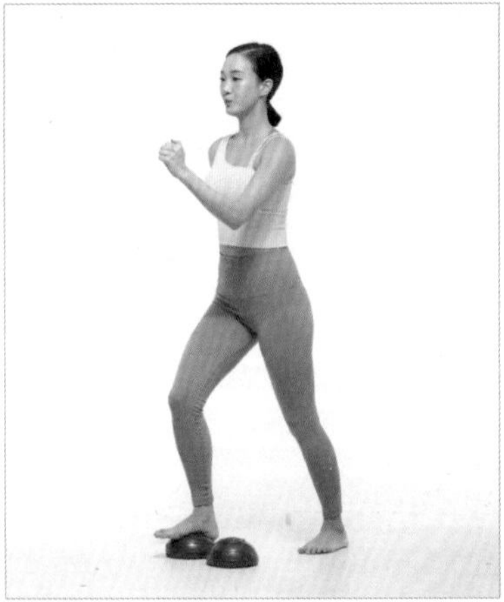

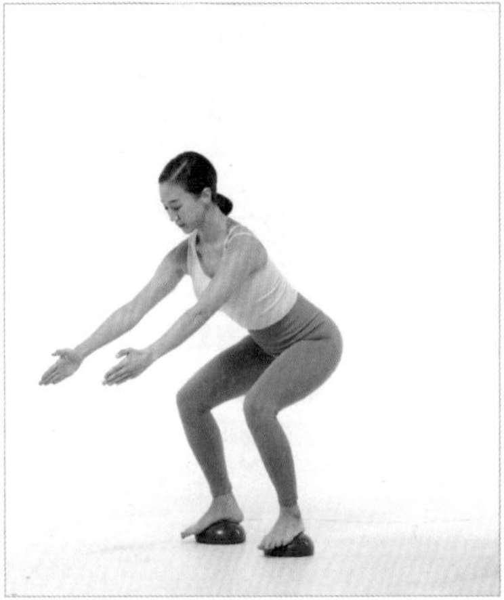

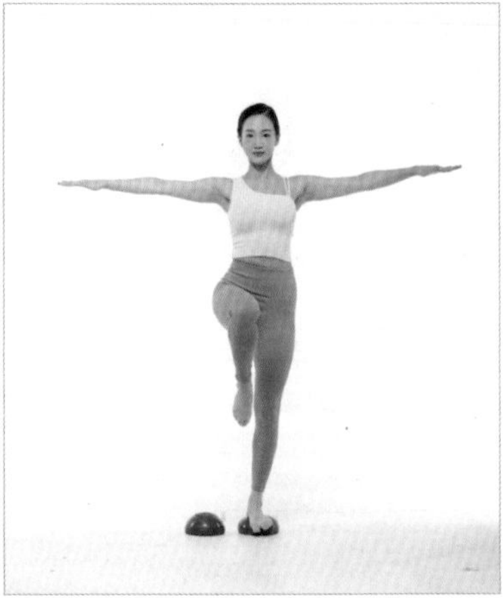

04 보수팟 위에 두 발을 넓게 올려두고 좌우 이동하며 사이드 런지.

05 무릎 아래 보수팟을 두고 발목은 꺾어 바닥 지면을 누르며 싸이 스트레치. 이때, 허리가 뒤집어지며 배를 내밀지 않도록 주의합니다.

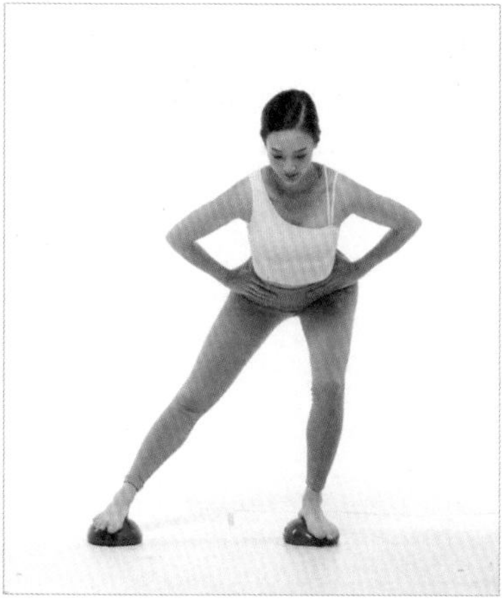

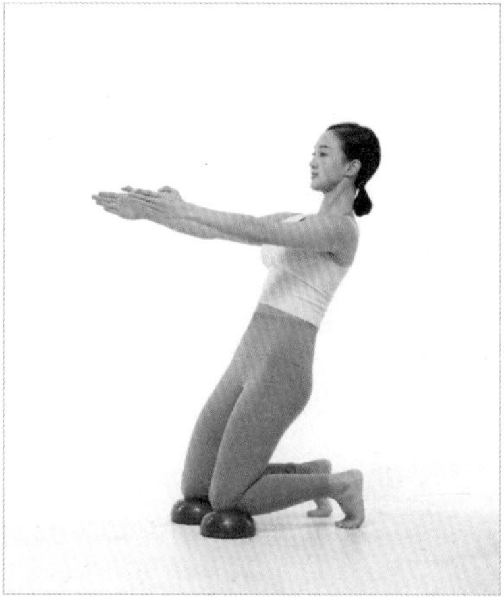

06 한 손은 보수팟, 반대쪽 무릎 아래 보수팟을 두고 밸런스를 잡으며 네발 자세 킥.

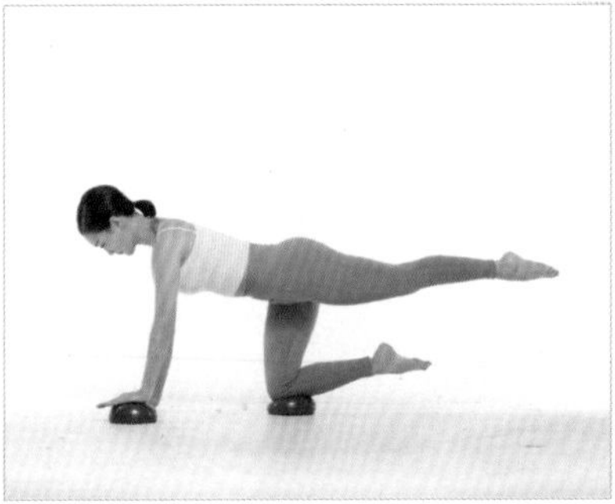

07 보수팟돔이 바닥을 향하게 두고 발바닥으로 보수팟을 누르며 힙 브릿지.

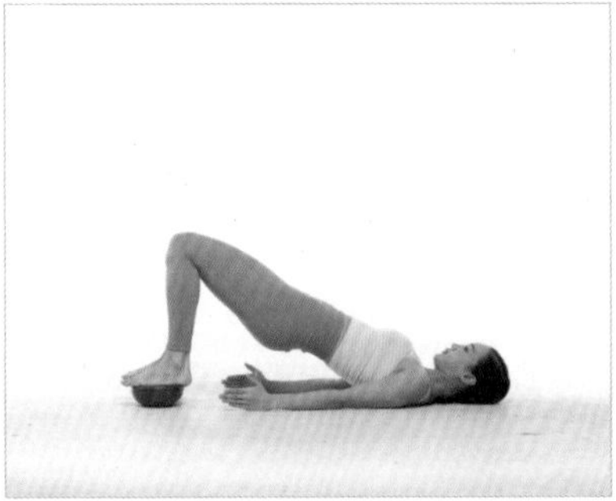

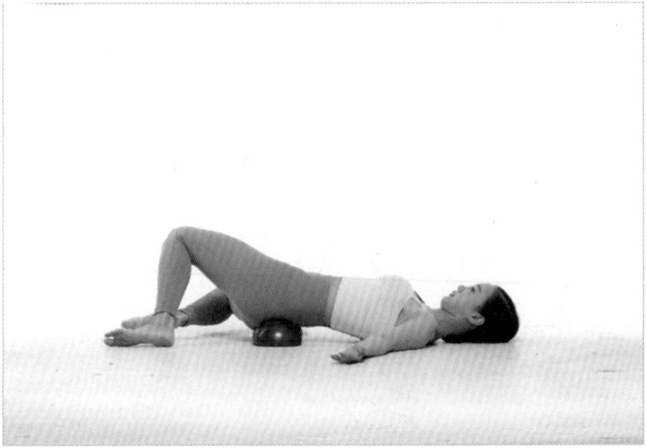

08 보수팟을 엉덩이 아래 두고 무릎을 좌우로 왔다 갔다 이동하며 엉덩이 근육 풀기.

01 선 자세 와이드 니 업. 복부에 힘을 준 상태에서 강하게 무릎과 팔꿈치를 교차하며 좌우 반복. (10회 1세트)

02 사이드 런지. 다리를 넓게 벌린 상태에서 무릎과 몸통을 좌우 벽으로 밀어낸다 상상하며 중심 이동. (10회 1세트)

03 점핑잭. 두 다리와 두 팔을 동시에 모았다가 열며 빠른 속도로 점프. (10회 1세트)

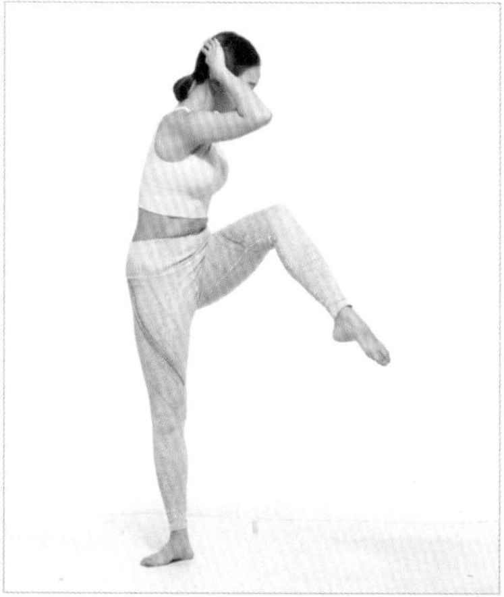

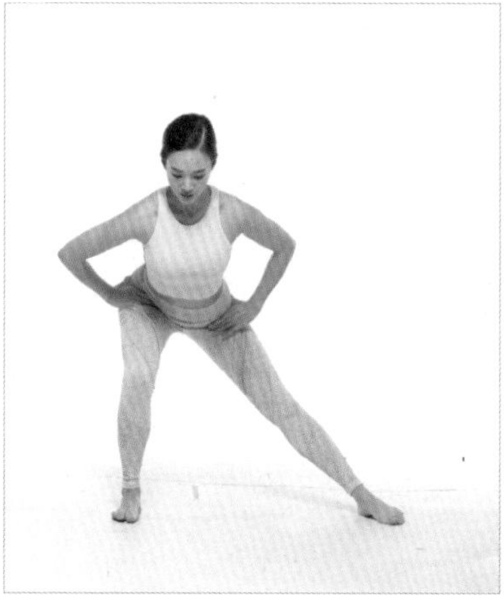

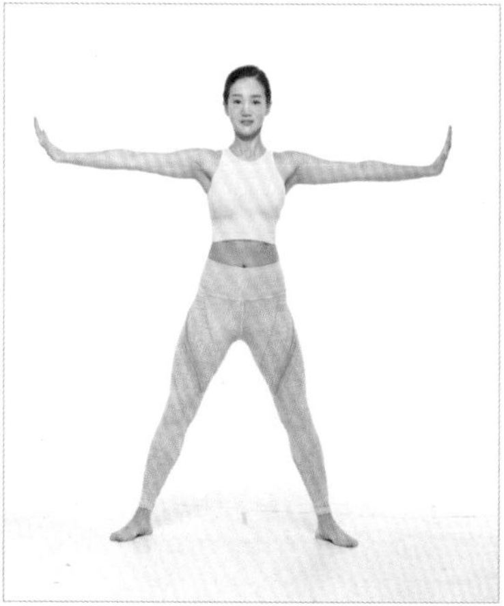

04 두 무릎 자세에서 허벅지 안쪽에 공이 있다 상상하며 허벅지 안쪽 운동.

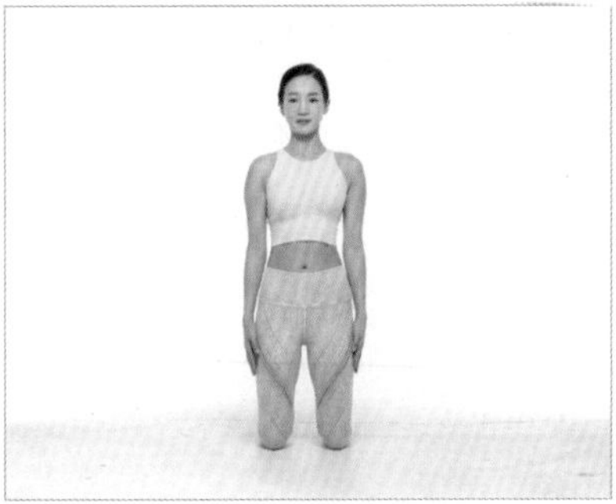

05 몸을 Z자로 만들며 엉덩이와 발등을 서로 밀어내며 싸이 스트레치 하는 동시에 허벅지 안쪽을 강하게 모으기.

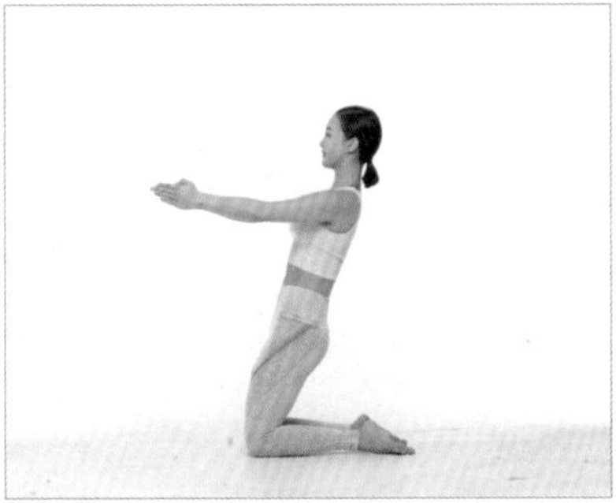

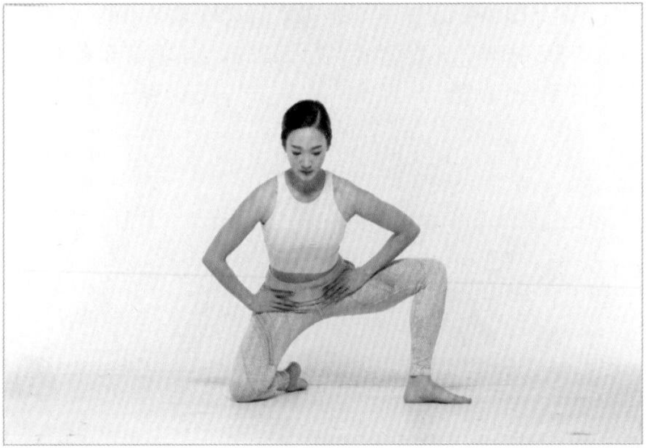

06 뻐근한 허벅지 안쪽을 정리해 주는 내전근 스트레칭.

07 허벅지 안에 공이 있다 상상하며 뒤꿈치를 들었다 내리기.

* 보수팟 또는 수건을 이용해 허벅지 안을 고정하면 더 큰 자극을 느낄 수 있습니다.

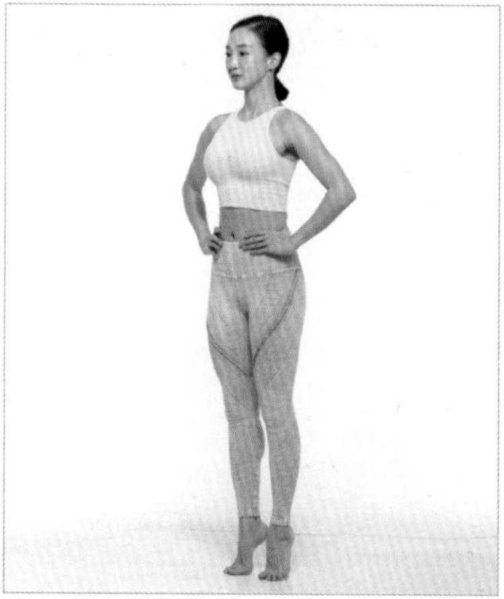

08 발바닥과 다리 전체를 사용하는 한 다리 밸런스.

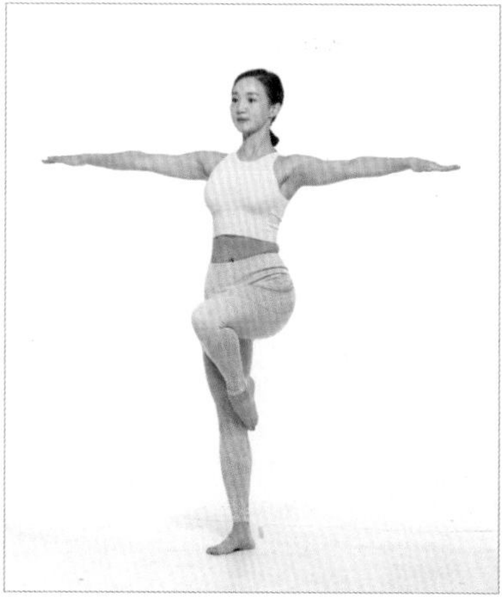

18 수건으로 미운 허벅지 안쪽 정리하는 날

01 누운 자세에서 한쪽 발을 수건에 걸기.

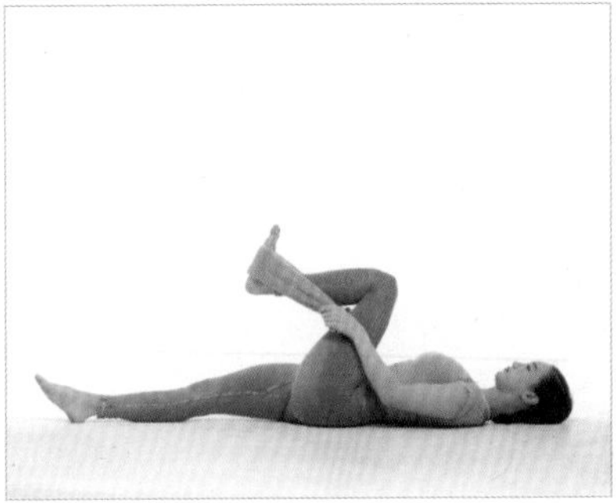

02 가슴 앞으로 다리를 당기며 햄스트링 스트레칭.

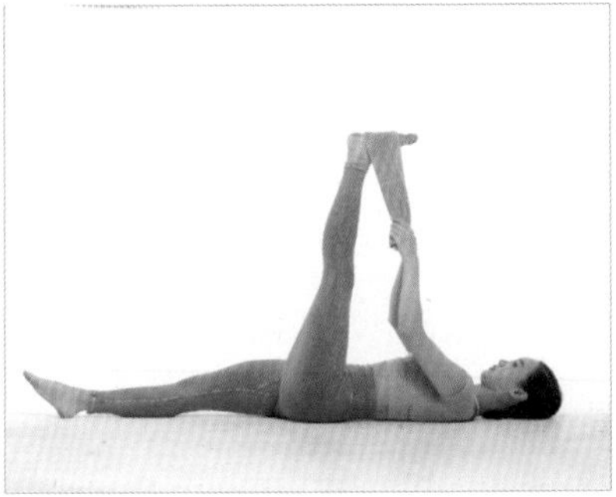

03 같은 쪽 팔로 다리를 넘기며 허벅지 안쪽 스트레칭.

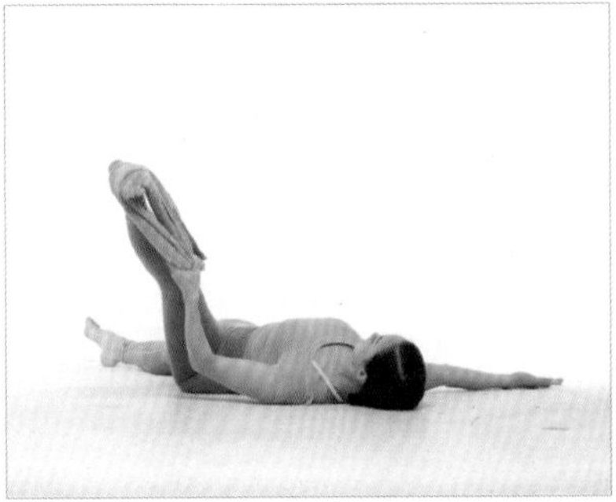

04 무릎 사이 수건을 말아 끼워 두고 호흡하기.

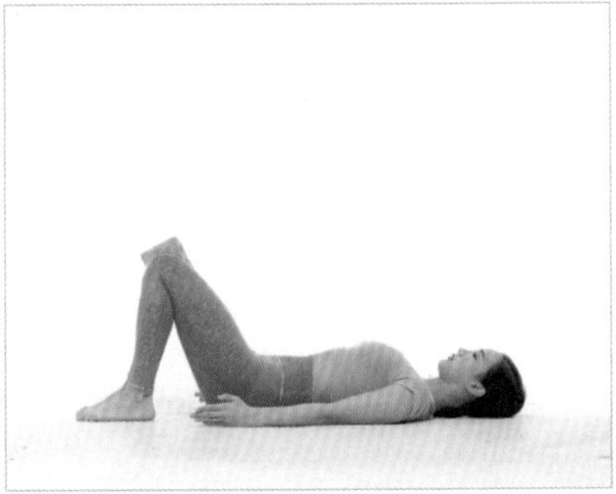

05 무릎으로 수건을 누르며 허벅지 안쪽 운동.

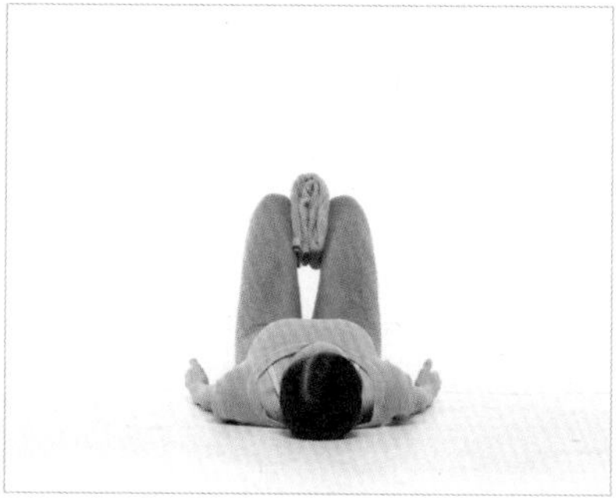

06 천천히 엉덩이를 들어 올리며 힙브릿지.

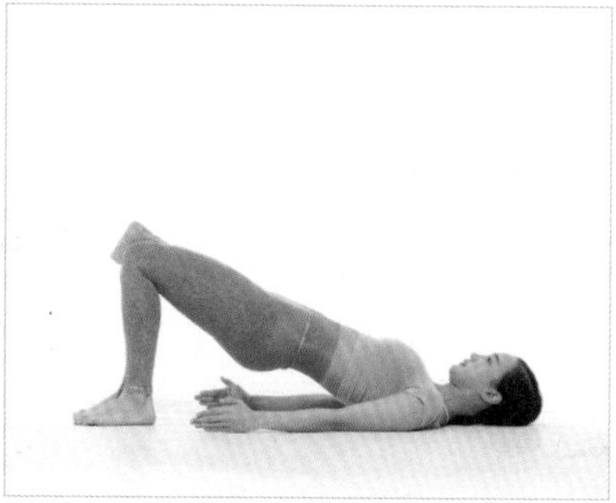

07 꼬리뼈에 수건을 두고 천천히 무릎을 열며 허벅지 안쪽 스트레칭.

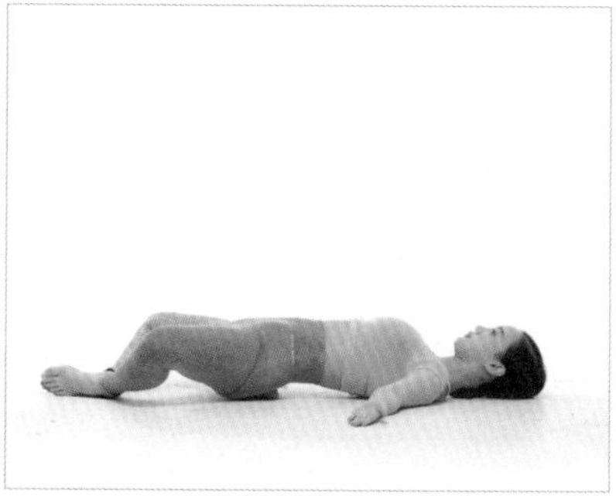

08 수건을 엉덩이 밑에 가볍게 깔아 두고 등을 동그랗게 말아 무릎을 손으로 껴안으며 휴식.

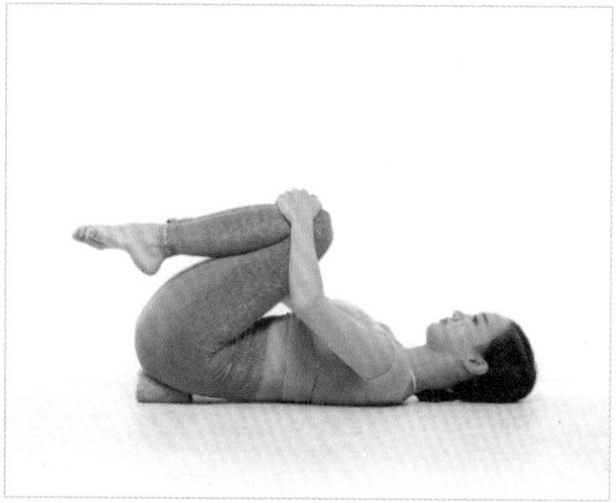

19 매끄러운 종아리 만드는 날

01 선 자세 종아리 운동. (한 발씩 좌우 8회 2세트)

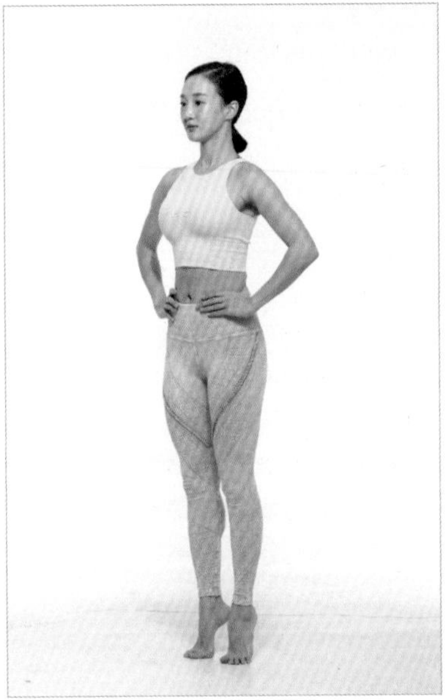

02 발 안쪽에 동굴을 만든다 상상하며 발바닥 사이즈를 줄였다 다시 넓게 바닥으로 퍼뜨리며 발바닥 운동.

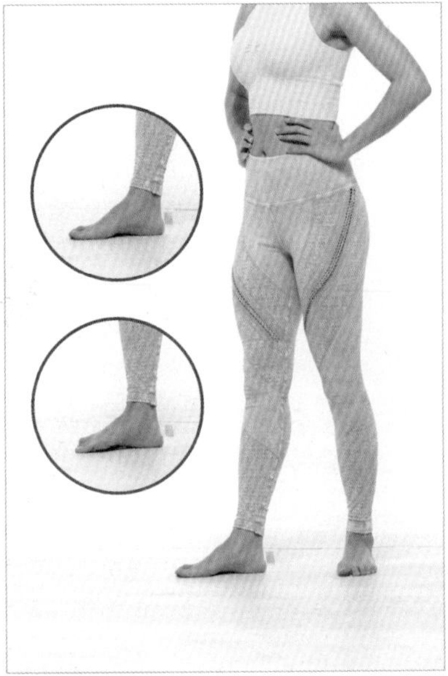

종아리는 신체의 가장 아래에서 전신을 받쳐주고 감당해야 하는 신체 부위인 만큼 관리가 필요합니다.
오래 서 있었던 날, 외출 시 많이 걸은 날, 육아로 지친 날과 같이 다리가 무거운 날 움직임을 통해 피로감을 덜어주세요.

03 네발자세 발뒤꿈치를 멀리 바닥으로 밀어내며 종아리 스트레칭.

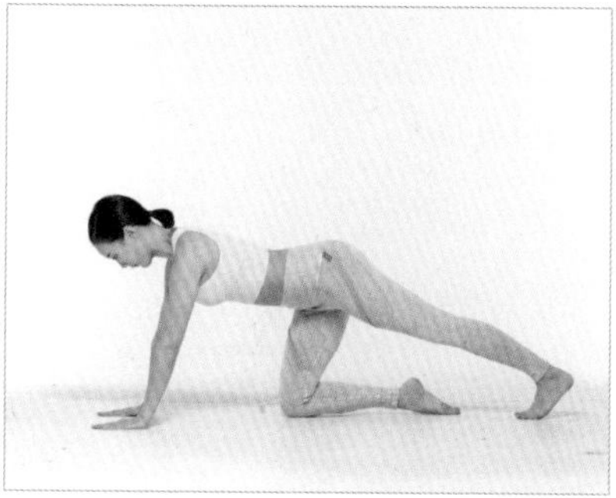

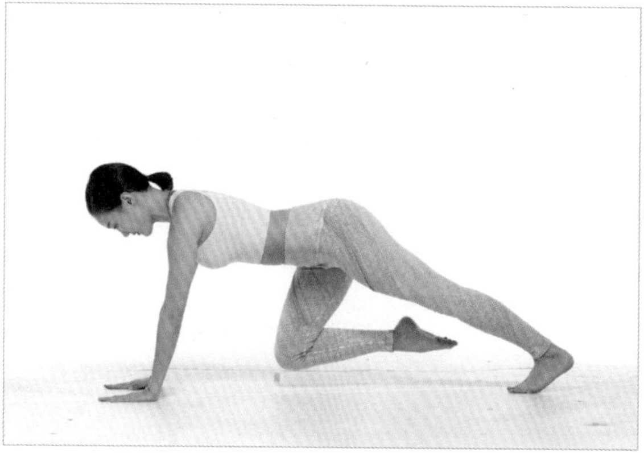

04 종아리 스트레칭 자세에서 앞쪽 무릎을 들어 올리며 뒷 종아리에 힘을 실어주는 종아리 운동.

05 무릎꿇고 앉은 자세에서 한 무릎씩 들어 올리며 정강이, 발등 스트레칭.

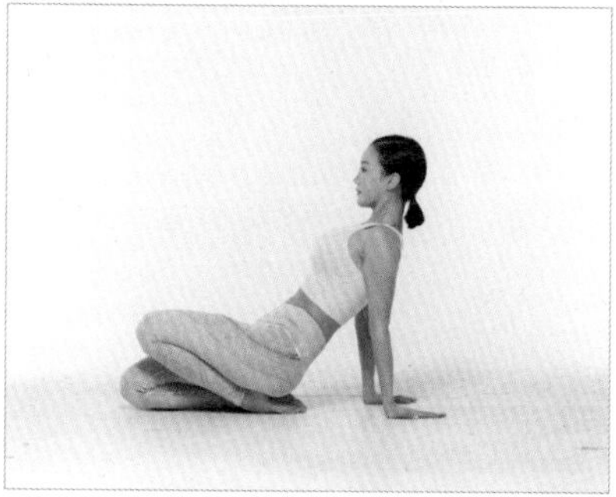

06 누운 자세에서 한쪽 발을 같은 쪽 엉덩이 옆에 두고, 다른 한 발로 체중을 허벅지에 실어 부드럽게 앞쪽 허벅지 스트레칭.

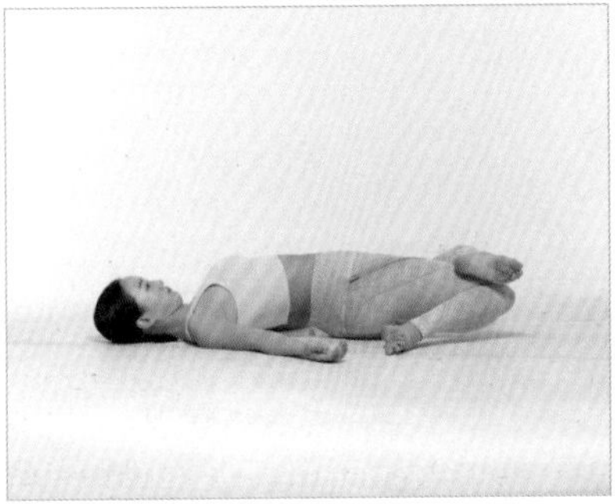

07 편안하게 누운 자세에서 두 다리를 뻗어 풋 서클.

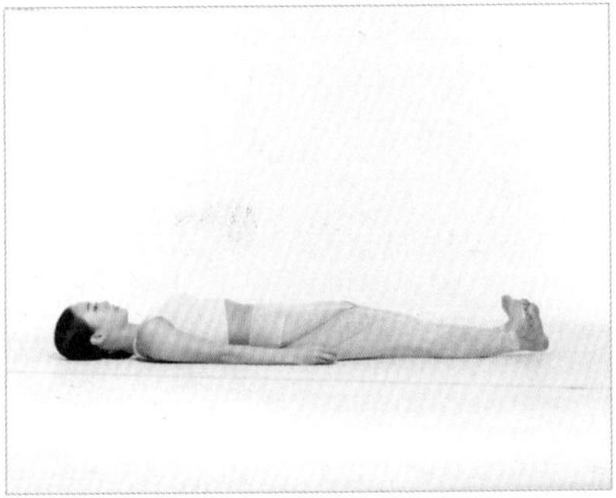

08 누운 자세 호흡.

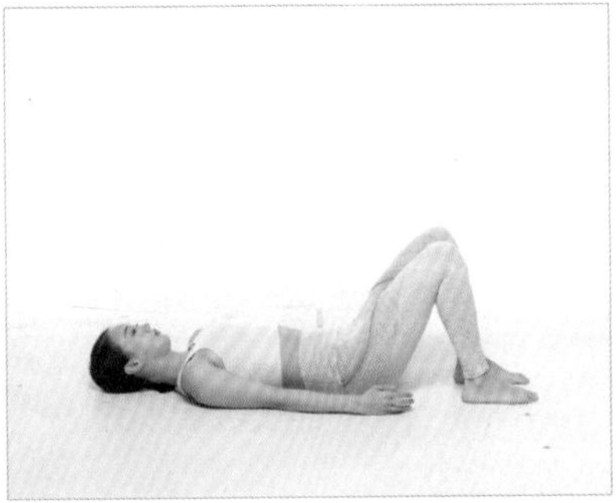

01 리커버링으로 종아리 쓸어주며 종아리 근육 풀기.

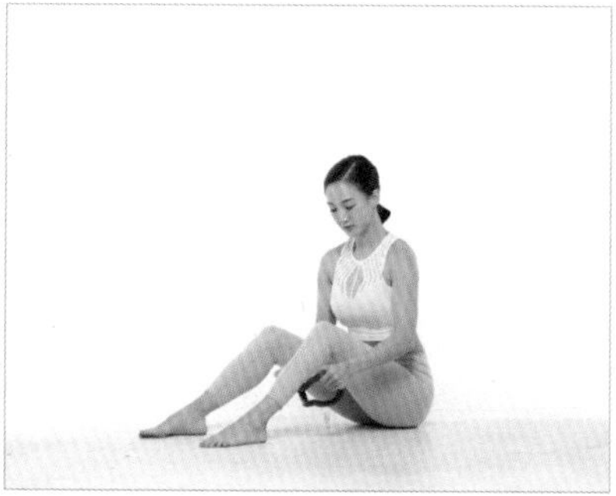

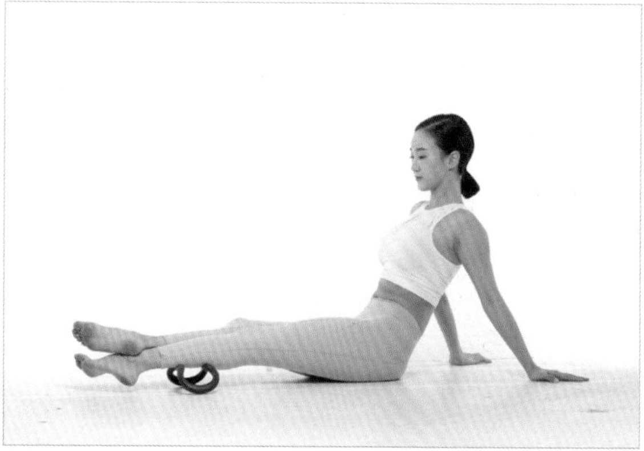

02 리커버링 볼록하게 가로로 두고 종아리 좌우로 스윙하며 종아리 근육 풀기.

03 리커버링을 종아리에 끼워 발목 회전하기.

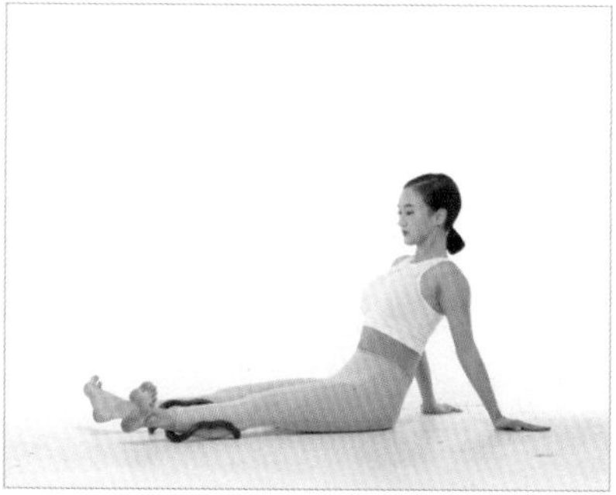

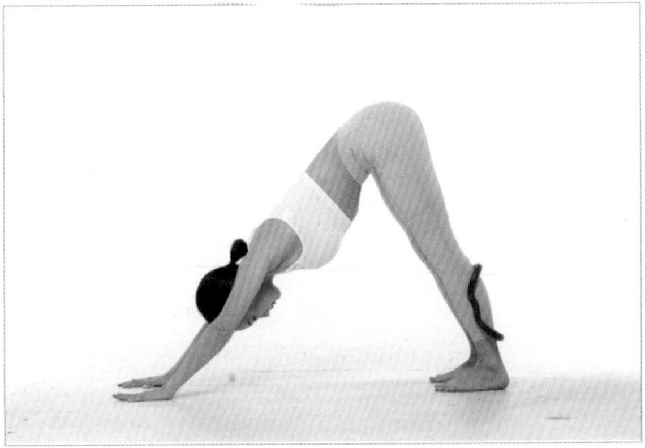

04 종아리에 리커버링을 착용하고 네발 자세에서 뒤꿈치로 바닥을 밀어내며 종아리 스트레칭.

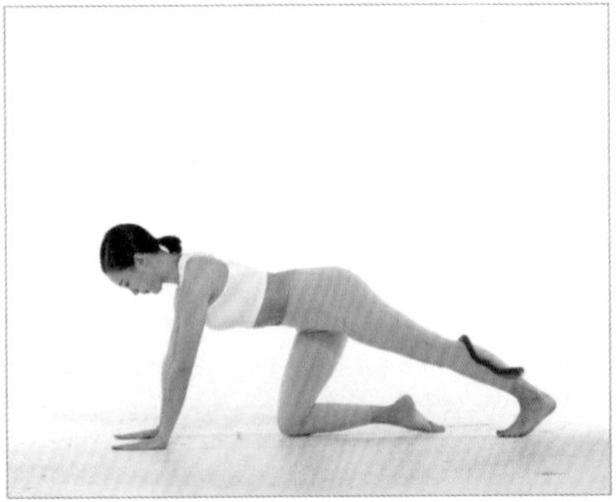

05 네발 자세에서 무릎을 펴 엉덩이를 천장으로 밀어내며 파이크 자세.

06 리커버링을 착용하고 선 자세에서 한 발 균형잡기.

07 두발로 단단하게 바닥을 누르며 섰다가 뒤꿈치를 들어 올리며 종아리 자극.

08 선 자세로 종아리 스트레칭. 통증이 없다면 가볍게 걷기.

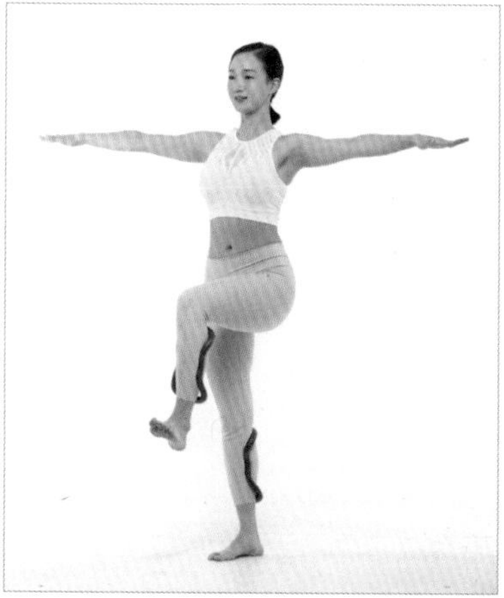

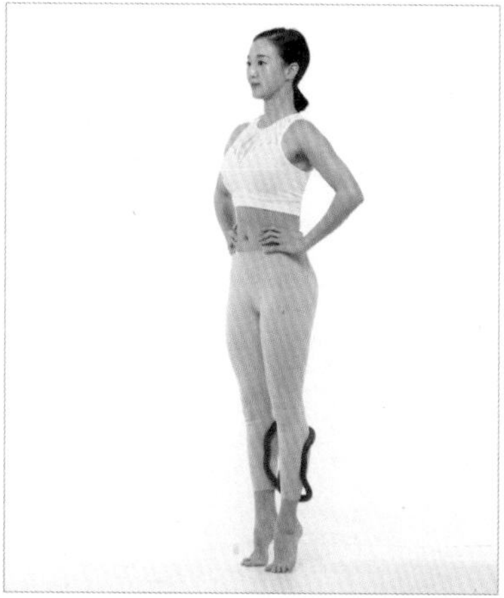

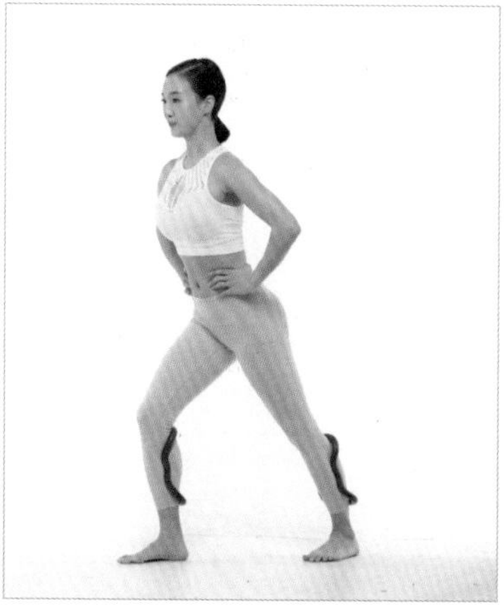

21 무기력한 날, 운동으로 활력 채우기

01 종아리 운동. 뒤꿈치를 들었다 내려놓으며 발목 종아리 관절 웜업. (10회)

02 힙을 뒤로 보내고 발바닥의 힘을 느끼며 스쿼트. (8회)

03 두 다리와 팔을 모았다 열며 최대 속도로 점핑잭. (8회)

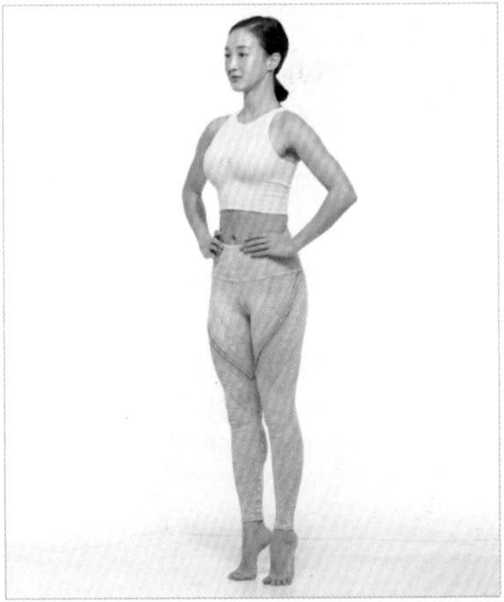

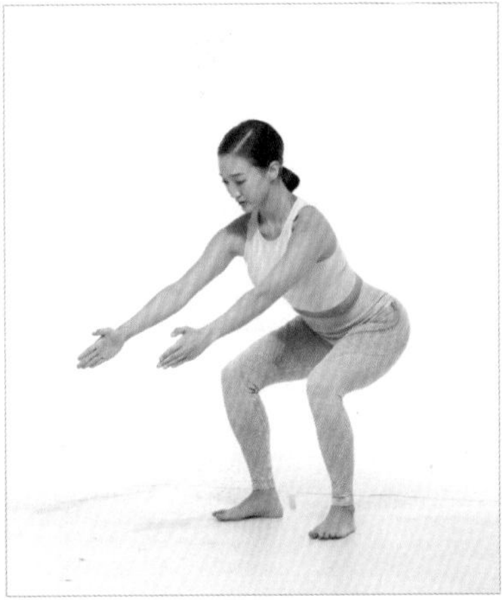

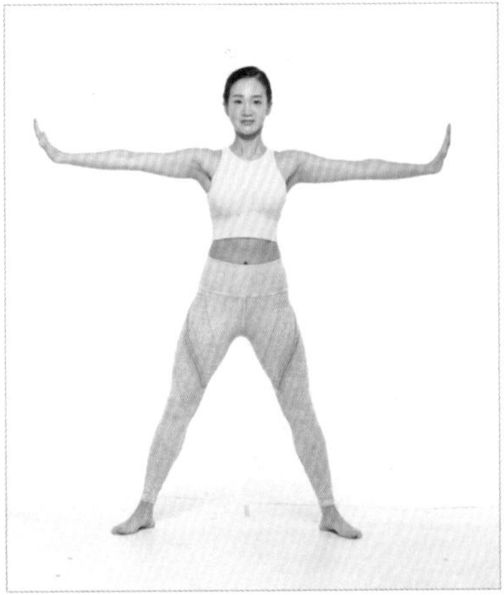

04 와이드 스쿼트. 척추를 발레리나처럼 길게 세우며 깊게 앉기. (좌우 8회)

05 런지. 두 발로 지면을 강하게 밀어내며 빠른 속도로 진행. (좌우 8회)

06 최대한 바닥에 발을 쿵쿵 떨어트리지 않도록 주의하며 빠른 속도로 니 업. (좌우 8회 3세트)

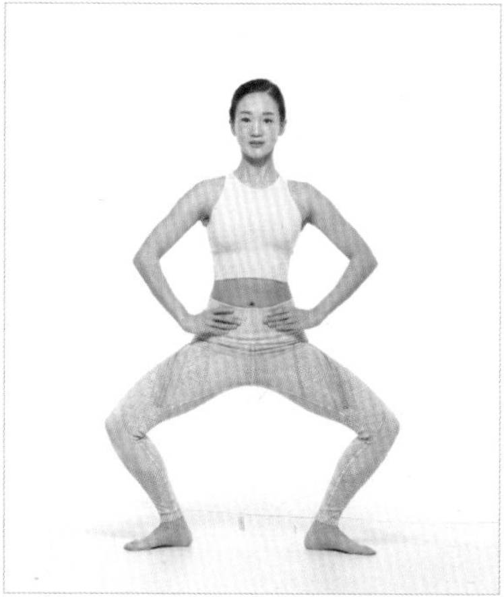

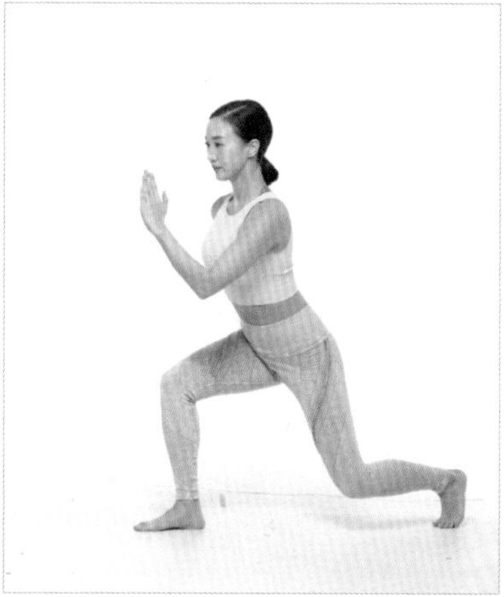

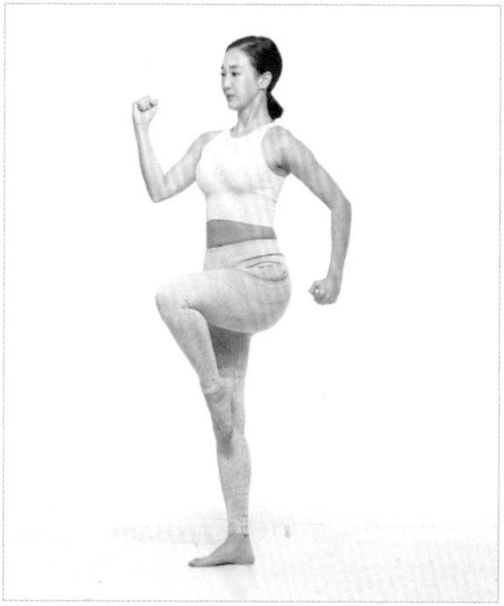

07 와이드 니 업. 몸통이 꼬이듯 복부에 힘을 주고 강하게 좌우 반복. 다리가 바닥에 툭툭 떨어지지 않도록 주의합니다. (좌우 8회 3세트)

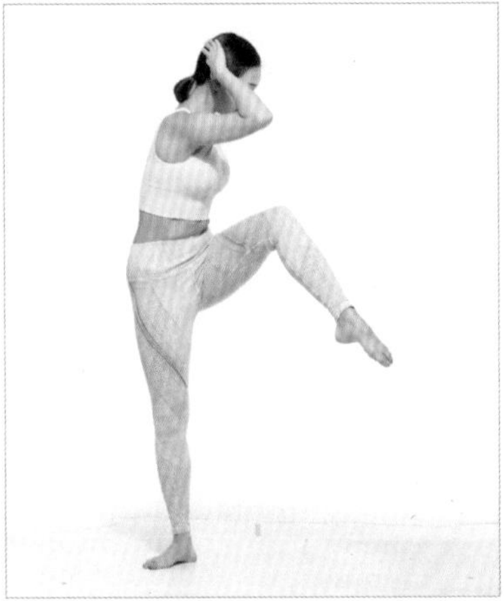

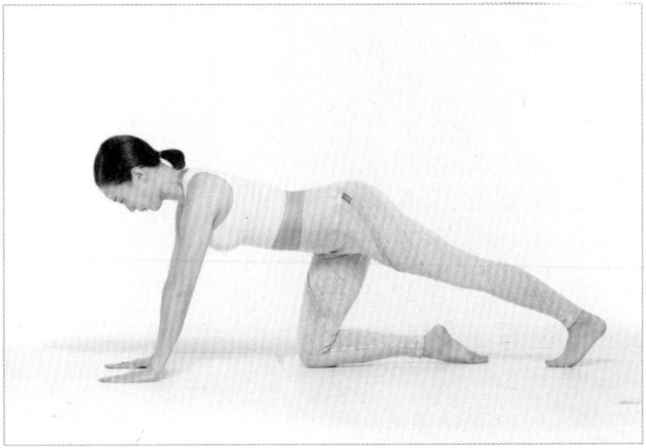

08 종아리 스트레칭.

01 선 자세 롤 다운. 곧게 등을 세운 상태에서 먼 곳을 바라보고 섰다가 천천히 머리부터 숙여 등을 동그랗게 말아 내려갑니다. 체중은 발과 머리 사이 복부가 있을 수 있도록 발 앞쪽으로 배꼽 중심을 이동합니다. (2회)

02 종아리 운동. 뒤꿈치를 가볍게 들었다 내리며 종아리와 발목 주변 관절을 웜업합니다. 이때 갈비뼈가 앞으로 나오거나 배를 내밀지 않도록 주의합니다. (8회)

03 스쿼트. 척추가 사선으로 길게 뻗는다고 생각하며 머리끝과 엉덩이를 최대한 서로 반대 방향으로 늘려줍니다. 복부와 갈비뼈가 바닥으로 떨어지지 않도록 충분히 호흡하며 동작합니다. (8회)

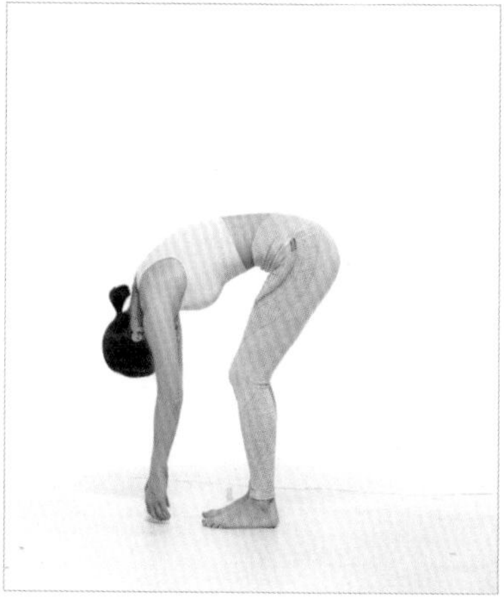

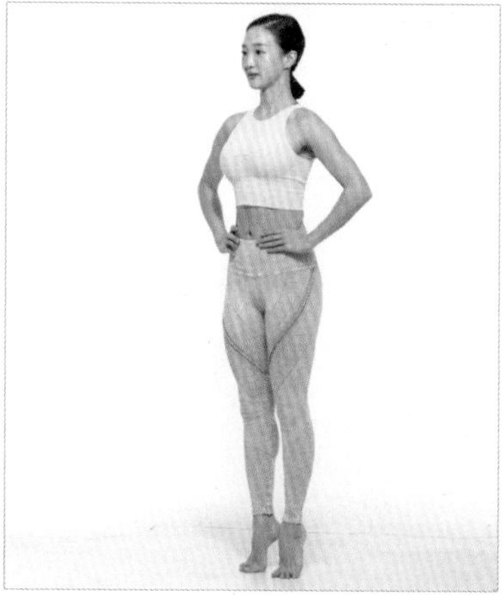

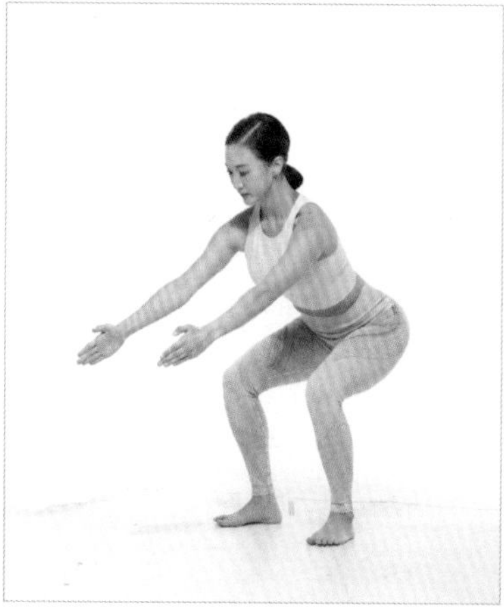

04 한 발 균형잡기. 양팔은 옆으로 벌려 중심을 넓게 좌우로 고정하고 한쪽 무릎을 들어올리며 밸런스 잡습니다. 가능하다면 눈을 감고 최대한 오래 균형을 잡아봅니다.

05 싸이 스트레치. 발등은 바닥 지면을, 엉덩이는 단단하게 조이며 밀어내고 척추를 최대한 길게 뽑아내며 뒤쪽으로 기울어집니다. 이때 엉덩이에 힘이 빠지지 않도록 주의합니다.

06 사이드 밴드. 발끝과 배꼽, 머리가 일직선이 되는 이미지를 그리며 멀리 포물선을 그리며 멀어졌다가 옆구리를 조이며 제자리로 돌아옵니다.

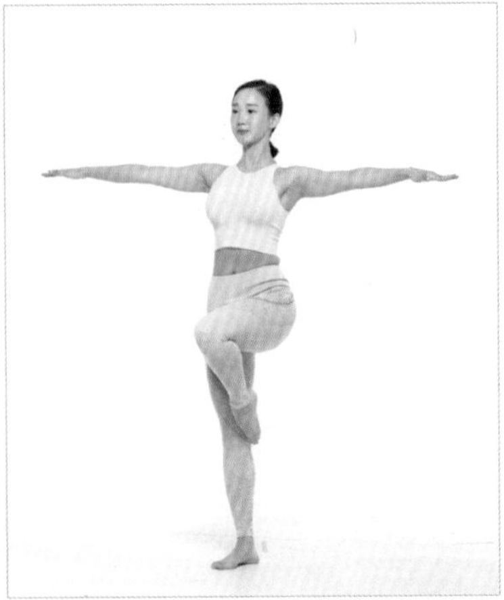

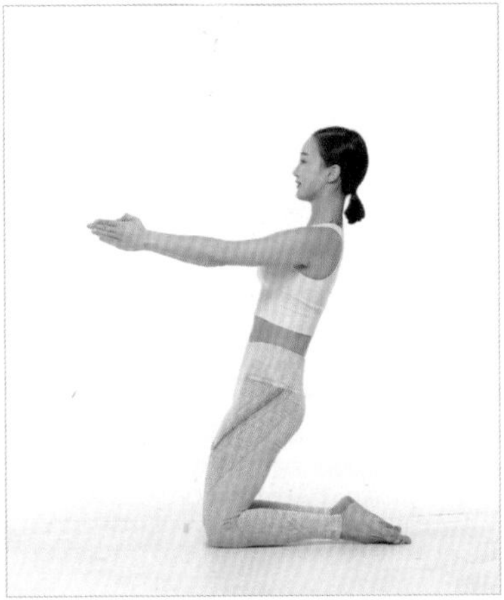

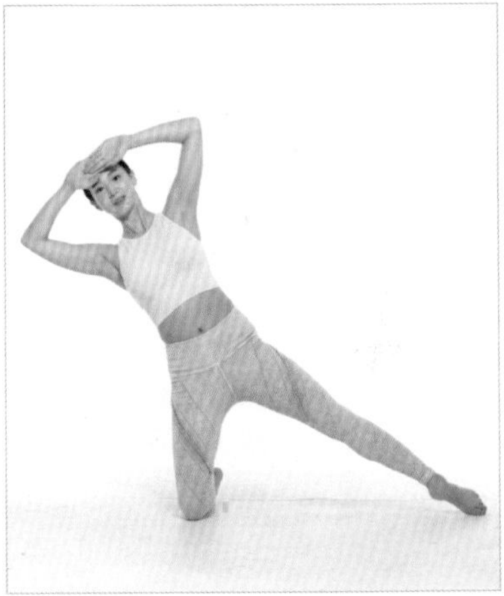

07 손으로 강하게 바닥 지면을 밀어내는 동시에 호흡과 함께 배꼽도 등으로 붙여주며 일으켜 세웠다가 내려갈 때는 최대한 조절하며 내려갑니다.

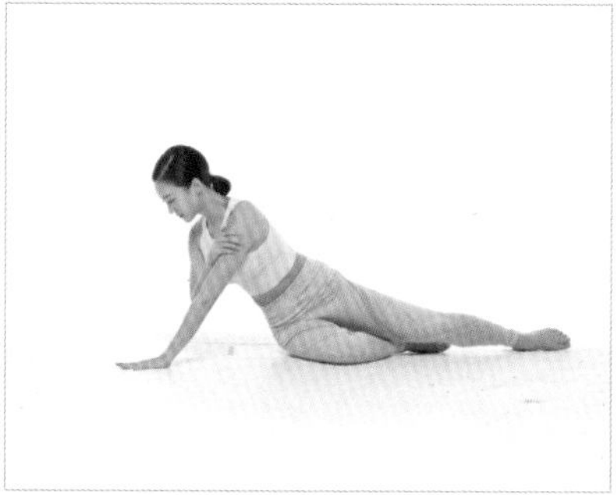

08 네발 자세 플랭크. 머리, 윗 등, 허리, 골반 길게 일직선이 되는 이미지를 상상하며 강하게 바닥일 밀어냅니다.

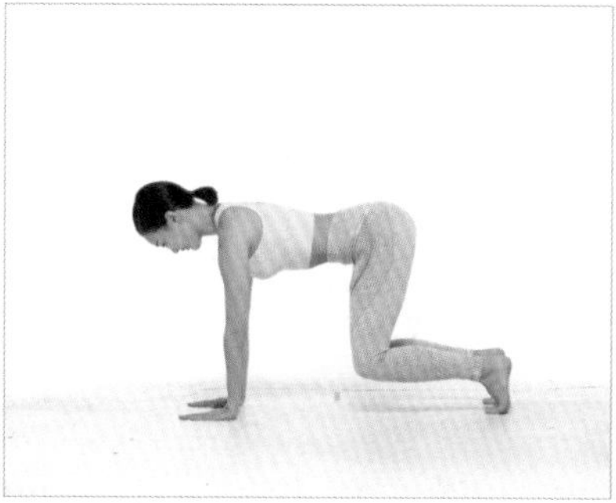

09 파이크 자세. 양손과 바닥을 단단하게 서로 밀어내며 엉덩이를 가장 먼 천장으로 보낸다 상상하며 지지합니다.

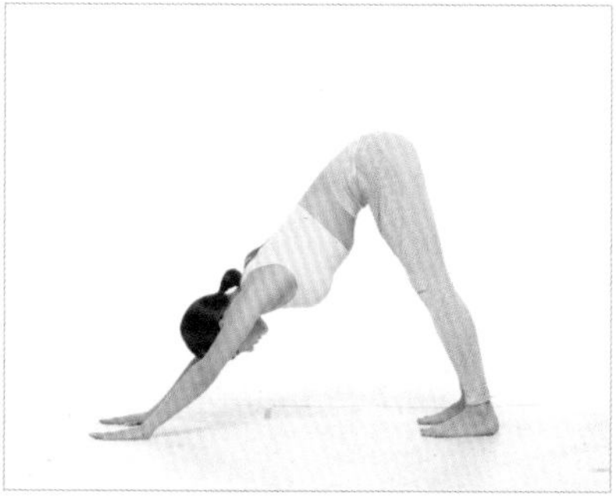

10 휴식 자세.

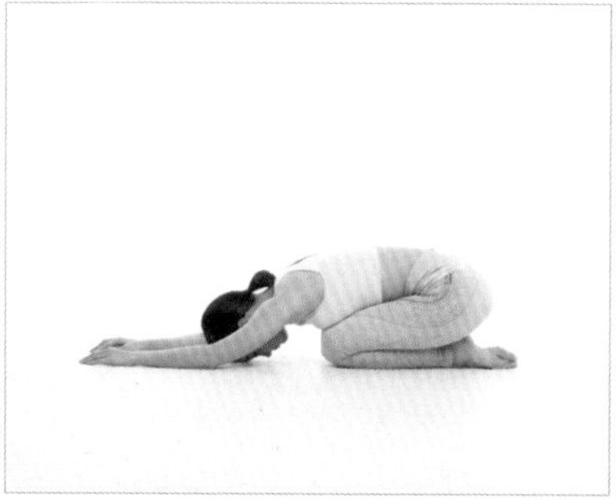

퇴근 후, 홈트

초판1쇄 발행 2021년 06월 03일
초판2쇄 발행 2021년 08월 25일

지은이 Youky 조유경
펴낸이 최병윤
편　집 이우경
펴낸곳 리얼북스
출판등록 2013년 7월 24일 제2020-000041호
주소 서울시 서대문구 증가로30길 29-2, 1층
전화 02-334-4045 팩스 02-334-4046

종이 일문지업
인쇄 이든북스

ISBN 979-11-91553-02-4 10510
가격 14,500원

협찬 | 리커버링 (리커버링)
보수팟 (주식회사 나음케어)
아크로 스튜디오